U0310762

全景女科临证求真

——京华带教录

罗 愚 著

辽宁科学技术出版社
LIAONING SCIENCE AND TECHNOLOGY PUBLISHING HOUSE

拂石医典
FU SHI MEDBOOK

图书在版编目（CIP）数据

全景女科临证求真 / 罗愚著.—沈阳 : 辽宁科学技术出版社, 2022.5
ISBN 978-7-5591-2474-6

Ⅰ. ①全… Ⅱ. ①罗… Ⅲ. ①中医妇产科学—中医临床—经验—中国—现代 Ⅳ. ①R271

中国版本图书馆CIP数据核字(2022)第065259号

出版发行：辽宁科学技术出版社
　　　　　北京拂石医典图书有限公司
　　　　　地址：北京海淀区车公庄西路华通大厦B座15层
联系电话：010-57262361/024-23284376
E-mail：fushimedbook@163.com
印 刷 者：河北环京美印刷有限公司
经 销 者：各地新华书店

幅面尺寸：170mm×240mm
字　　数：298千字　　　　　　　　　　印　　张：21.75
出版时间：2022年5月第1版　　　　　　印刷时间：2022年5月第1次印刷

责任编辑：李俊卿　　　　　　　　　　责任校对：梁晓洁
封面设计：君和传媒　　　　　　　　　封面制作：王东坡
版式设计：天地鹏博　　　　　　　　　责任印制：丁艾

如有质量问题，请速与印务部联系　　　联系电话：010-57262361

定　　价：98.00元

前　言

2018年3月6日，在著名的北京朝阳区北三环东路11号，我开始了北京中医药大学特聘专家的带教工作，按照传统中医传承模式带教。

2019年7月，北中医医院管理处等部门要求特聘专家整理一年来的医案，以此医案为引，即有了此书之由来。

一、关于本书内容的说明

北京医案完全由现场手记文字整理而成，所以不少缺漏。武汉病例的现场记录，始于2018年末，由于诊务繁忙，日诊近百人，助手代为打字，错、漏也不少，尤其2019年之前记录十分简省，常常没有记录处方。

纲要部分，主要是在北京的两次公开课和几次沙龙讲述的内容，通过语音等整理而来，另外还有一部分在带教群发的碎片文字内容。

医案部分，以2018年3月到2019年3月北京中医药大学国医堂诊疗显效的若干个医案为主，有较详细的案尾按语和对话记录，并有多处诊后说明。

附案是为了与主案互参，以武汉病历记录为主，补足北京带教主案的内容，以方药为主，病历记录简略，并仅作案尾按语说明。

除按语及部分极难辨识的原记录符号，医案部分尽量保持原记录不变。尤其武汉病历成书采用时，基本未调整记录顺序，未分开主诉症状、脉诊、舌象，而是直接体现现场记录情况。

医案突出选择了多囊卵巢综合征、胎停育现象、卵巢早衰或储备功能下降以及双侧输卵管堵塞、甲状腺疾病混杂病例，以匹配笔者在北京带教的主要内容。

在北京中医药大学的公共课，一次题目为《全景女科学徒养成》，另一次题目是《从多囊卵巢综合征到胎停育》。

笔者分别开设有胎停育工作室、多囊卵巢综合征工作室、脾胃病工作室、癥瘤工作室和脑病工作室、外感病工作室等，所以还选择了部分脾胃、癥瘤、抑郁相关医案加以说明。

按语和对话内容对于传统部分，从先天精气的思考实践展开，并以药味叠加法开始展示诊疗的相对闭环样式，除了对一般传统中医文献知识的传承，还有对于经典文献所代表的中医核心内涵的再挖掘即深度的发现式的传承；创新部分，除了遵循传统习惯总结的内容，本书按语还突出了现代西医免疫异常病理现象的中医诊疗经验，以及在当前环境中的细节创新，尤其在现代西医交融并行环境方面的创新。除了现代西医没有发现的新的病理现象，如我们按照传统中医观察习惯总结的咽项综合征、各种类敏感综合征等，更多的是从现代西医病理现象之中总结的诊疗经验，如狭义的变态性疾病以及自身免疫性疾病。

二、关于本书脉诊的说明

在反复思忖之后，我认为，如果展开本书脉诊记录部分的探讨，势必要求阅读者具有一定的脉诊基础知识和技能养成，而这些需要一部专门著作指导，如通过全景脉学基础教程之类的学习才行，所以本书目前未展开专门的脉诊记录及其运用部分的探讨。

但既然记录了大量脉象，事实上本人又专注于脉学建设，这里确有必要做适当的解释。

常常自称全景脉学创始人，其实是迫于形势，当前中医脉学环境不简单；全景脉学内容本身，都是当代语境下的一种表述，是基于现场脉象表现的一个表述体系。

我认同脉诊是传统中医的标志，脉诊确实与传统中医的人体动态活体诊治体系极为匹配；我在多个场合反复说过，脉诊是传统中医体系天然的最佳诊察手段。到目前为止，通过我二十七八年的总结，发现脉象与现代西医的生理和病理现象之间确实有部分对应。

我认为，从传统脉学著述中的脉象到现场体认、继而凭脉施行诊治之间，有着巨大的隔膜。目前流传的各种传统脉学著述，基础部分是混沌的，没有进行成熟的基础的要素化描述建设。比如脉象概念虽然是形象化的比拟，但是形象化的对象主要是脉象概念，形象地表现了脉象概念之间的差异，如弦牢芤革之类；也有大类脉与独立要素混合，如浮脉，到底是空间浮起、脉象浮层还是上浮趋势？如虚脉，是空虚还是无力？还是独立的"虚脉大而松，迟柔力少充"？还是崔紫虚云：形大力薄？

传统脉象只能大概其地类比说明现场的粗略的指感碎片，还有大量脉象表现是传统脉象概念所不能描述的。

总之，传统脉象概念与现场触觉具体指感表现的描述相距甚远；脉诊的运用，更依赖于操作者的个人现场指感来支撑并实践，虽然部分前贤或许指感精妙，而一般表述终归粗浅。

所以张璐于《诊宗三昧》中曰："皆是也，皆非也，皆似是而非者也"；即使有事实上的要素化内容，也常常因为含糊其辞而成为现场障碍，如前述浮脉，浮沉迟数、大小长短之类。

进一步举例，如弦脉，在当代语境下适当分别出脉管和脉动两个基础成分对象部分再要素化，则主要应该理解为对于脉管紧张这个现场现象的抽象，然后以琴弦的样子来比喻这种紧张抽象；实际上在现场，很多偏于僵硬的脉管也被归于弦脉；而单纯的紧张度，很难成为独立脉象，分度也异常复杂，在不同基础脉象前提下则更为复杂。传统脉象如滑涩弦虚之类的指感内容，是可以在一个人的现场脉象的不同点位同时大量呈现的，浮层弦有张力和粗条细条扭曲、按下滑泡夹杂涩点、久候各种虚弱松软，这就是全景，能分能合，还有传统脉象没有出现过的描述，如僵硬、干燥、无名指加压后远端的塌陷等。

全景脉学尝试了先划分脉象成分，然后对成分加以要素化的分别，其中，确定了手指触觉的直接对象——脉管的基础成分地位；基于现场指感的描述体系，触觉对象相对明确，不是形象化却含糊的脉象概念描述，也不是基于理想化的脉象成分的要素化。简单举例，如将血流作为触觉独立成分，实际上现场手指并不能单独触及血流，所以全景脉学以血流在搏动作用下的脉管基础成分的运动为主作为一个成分即波流，其要素化如流利度，以滑涩要素进行描述。另外，脉管质地的娇嫩与粗糙、干燥与潮润、凹陷与凸起等要素，是传统脉象概念所缺。

以上是为本书不专门探讨脉诊的部分具体原因。

到目前为止，一共招收北中医毕业弟子14人，因特聘带教接触6人，带教之外竟然认识8人，这是我与北京中医药大学的一场机缘。

感谢我的父母，让我在50多年的人生岁月里，横草不拈，竖草不拿，能够专心于自己的所思所想。

感谢徐安龙校长举行了北中医的特聘，感谢黄金昶教授和代红雨教授的大力推荐。

弟子汪柏庭、吴孟儒、黄炎芳、王慧如、向雨、陈文文、吴悠云、柳墨涵、鲁云参与了本书的文字整理工作，在此一并表示感谢。

目录

上篇　全景女科纲要

下篇　带教医案

上篇　全景女科纲要

全景女科是指女性生殖疾病及女性易感疾病的全景脉学体系下的诊治方法，同时也包括因一般疾病在女性群体中具有的特殊表现特点而总结出的特殊诊治方法。

女性生殖疾病与现代医学妇产科范畴类似，我们通常称之为妇科；女性易感疾病是指相对于男性而言发病率更高的某些疾病。这里的疾病概念主要指西医疾病概念。西医疾病概念视域下的女性易感疾病包括一部分女性易感的过敏性疾病，例如荨麻疹；免疫性疾病，如红斑狼疮、类风湿性关节炎、干燥综合征、雷诺综合征等；神经性疾病，包括精神性疾病，如焦虑/抑郁、尿敏感等。过敏，即过度敏感的简称，不光指皮肤的过敏，还有鼻、眼、皮、肠等很多异常放大的感觉，例如尿路敏感，神经、精神症状的过敏，例如围绝经期综合征时所表现出的异常难以名状的各种不适症状。

我一直在强调，要当一个好的妇科学徒，一个好的妇科专家，除了要掌握妇科生殖内分泌系统疾病知识外，还要掌握女性常见易感疾病，更重要的是对个体各种病理倾向的掌握。因此我们觉得需要推出一个超越女性生殖疾病范畴的概括性更广的概念，以区别于目前妇产科概念范畴下所约定俗成的妇科内涵。当然，推出这一概念，本身也与中医不太喜欢割裂地看待人体生命现象有很大关系。

全景女科是在传承了四代中医妇科诊治经验的基础上，对广大女性相关的易感疾病及女性相关一般疾病的表现特点进行的总结，发现了一些初步的规律：一个是从看月经不调、不孕到PCOS的泛化的多囊类现象，可以看出人体本身精血及阳气不足；一个是通过诊治胎停育及其他女性易感疾病，发现其背后的主要原因是女性基础病理状态体现的燥结。在上篇，我们将逐一展开论述。

第一章

全景女科学徒培养概述

目前以中医院校教育模式培养出的中医学子常常会面临一些非常尴尬的问题。院校教育所传授的知识并不能很好地契合将来就业的要求，可能还需要漫长的再培养、再摸索过程。如何将传统中医与现代医学知识相融合以用于临证，是现代院校教育难以回答的问题；再具体到中医教育方面，如何将宏大的中医理法转化到涉及种种细节的临证实践中，如何把知识点变成诊疗技能，如何分清"花架子"和"真切技能"，认识到"冷坐空想"与"现场实战"的不同，更是少有传授，基本靠个人摸索，凡此种种，致使中医学子毕业后能够真正运用中医学校里学到的中医知识来独立临床行医的人少之又少，中医疗效受到质疑，中医学子的自信力也普遍受挫。这对中医的传承和中医学子个人发展来说都是难以回避但又必须解决的问题。

那么，如何培养一名合格且全面的中医师呢？这需要经过严格的基本功训练和广泛的临床实践。完整的全景女科医师培养模式包括以专带基，通过多囊卵巢的治疗练就中医基本功（三轴：甲状腺、肾上腺、生殖内分泌轴，与多囊同时出现的会有高泌乳素血症等）；看好多囊就可以看胎停；多囊过度到胎停治疗的时候就会看风湿免疫性疾病；解决绝大部分的不孕不育，盆腔因素的、输卵管因素的、非内分泌因素的之后，就可以看完整的不孕不育；多囊的卵泡会调，月经不调、顽固的出血或痛经、腺肌症等妇科的绝大多数疾病就会治疗了，从而达成以专带广、专广合一的过程。

"以专带基"指通过专科疾病诊疗实践，完成医师基本功的训练。在此阶段，全景医师培养模式选取的专科疾病为脾胃病，脾胃病多发且多变，涉及种种用药细节，以此病来锻炼医师对于药味与药量的细致把握，重点观察患者

"四道"（消化道、呼吸道、泌尿道、生殖道）用药后反应。

"以专带广"指在基本功得到训练的基础上，拓展诊疗实践，此阶段重点关注泌尿（肾系）疾病。这类疾病既顽固又变化迅速，其并发症会涉及到人体各个系统，又具备较为明确的理化指标以验证临床效果，且极为考验医师的判断能力与应变能力。

"专广合一"则是在前一阶段的基础上，在对内科疾病有了足够的诊疗经验与能力后，再拓展实践到外科、妇科、儿科等各科，进而成为一名能够独当一面的全景医师。这个过程既深且广，耗时较长，一般需要7~10年的时间，如果一个中医学子从一进校门就开始按此思路培养，与院校教育培养硕博士的时间相当。但如果让中医学子在院校毕业后再按这个过程培养，并不是一个很好的选择。如何兼顾成才速度与医师能力，是一个急需解决的问题，故而，我们又进一步摸索出一套全景女科学徒培养模式。

全景女科学徒培养模式，虽名为"学徒"，但实际的培养目标也是足以独立诊疗的合格中医师。这个过程同样也包括以专带基、以专带广、专广合一3个阶段。

"以专带基"阶段选取的疾病为多囊卵巢综合征。多囊卵巢综合征几乎涉及了妇科疾病的大部分内容，性激素紊乱、卵泡发育及排卵障碍、月经异常、不孕不育，甚至还涉及到糖脂代谢、痤疮等内科及皮外科内容，通过对多囊卵巢综合征的诊疗实践，可以让学徒们掌握女性的生理病理基础、妇科疾病的诊疗思路及用药细节、生殖障碍中女性方面的相关内容，树立从先天生殖到后天各个方面的全景观。

"以专带广"选取的拓展疾病为不孕不育及胎停育。多囊患者本身即不易怀孕，怀孕后又极易发生胎停育，而不孕不育及胎停育本身涉及的因素又极广，内分泌、免疫、生殖器官状态、年龄等方方面面，诊疗中需逐一排查，以此类疾病作为扩展，延续性好，而又不失广度。

"专广合一"：学徒在经历了多囊卵巢综合征、不孕不育、胎停育3个小专科的实践之后，基本全面打通了妇科疾病诊疗，足够成为一名合格的女科医生，实际就业独立诊疗已经没有问题，更有实力和精力者，在此基础上再全面开放实践，拓展到其他疾病的诊疗也有了前提和保障。

整个全景妇科学徒培养模式耗时3～5年，如果在院校中已熟练掌握了基本的现代妇科相关知识和中医基础知识，耗时可能更短。如此，既保障了中医学子的就业生存问题，又可以使其迅速成长为能保证中医疗效的合格医师，增加中医自信力，促进中医传承与发展。

第二章

从多囊到胎停育

笔者是在2006—2008年才开始对多囊卵巢综合征（以下简称"多囊"）的诊疗规律进行总结，后来慢慢关注到很多多囊患者怀孕后掉胎，开始治疗多囊的胎停，再后来2010—2011年开始初步总结胎停育的诊疗经验，以多囊患者为特殊群体，选择潜在的或确诊的自身免疫异常人群进行诊疗实践。高凝状态（燥结），比如血小板升高或降低，D-二聚体高（活血化瘀通络、化痰通络散结法）都可能出现胎停，尤其是出现过一次胎停的患者。直到2011—2013年我对整个多囊治疗、月经不调、不孕以及胎停的病理原因等加以总结、贯通，发现多囊容易不孕、胎停育，胎停育有相当一部分是多囊——它们有统一的基础病理：精气不足，营血燥结。

针对多囊卵巢不孕患者，我们认为治疗应以受孕为首要目的，而促进月经形成则为次要目标。接近三个月的闭经才需要适当催经。因为有时盲目催经后看似形成了月经，但仅会形成无排卵性的内膜脱落，不仅没能使卵泡、内膜充分生长，反而使得卵泡发育及生殖内分泌环境更加恶劣。

因此，我们对多囊卵巢不孕患者提倡适时受孕，积极保胎。而其治疗核心为首重卵泡调整，同时促进内膜生长。多囊相关性不孕表现为无排卵性不孕，故调整窦卵泡的发育是治疗的核心。

首诊以青少年闭经为主诉的患者，以改善全身症状（肥胖、痤疮等）及通经为着手点，通经可以根据乳胀、腹痛、白带量是否增加为依据进行辨证及加减变化。

首诊以痤疮和肥胖多毛为主诉而不需要再生育的患者，可以人为制造不孕状态，即突出升雌、降雄、降促黄体素、降泌乳素、降孕酮，一升四降，出现部分卵泡黄素化，有月经无排卵，减少痤疮。

首诊以不孕不育为主诉者，若月经未行，且少于三个月，仍然以调卵泡、月经为治疗手段。

第一节 从卵核心到内分泌三轴

一、卵泡的分类与结构

卵泡是卵巢的基本结构和功能单位，它由一个卵母细胞及包围卵母细胞的卵泡细胞及细胞周围组织等组成。与其他器官的功能单位在人出生后基本结构、位置不再变化不同，卵泡的结构及位置会因持续发育而有所变化。

依据卵泡大小、形态、结构，一般将卵泡人为划分为如下几个阶段。

1. 原始卵泡　直径0.03～0.06mm。含有一个初级卵母细胞，周围包绕单层扁平的颗粒细胞，其外侧有一薄层基膜，颗粒细胞对卵母细胞起支持和营养作用。这是卵细胞储备的唯一形式，称为卵泡库。

2. 初级卵泡　直径＞0.06mm。卵母细胞周围包绕的单层颗粒细胞由扁平变为立方或者柱状，颗粒细胞增殖，卵母细胞增大，透明带逐渐形成。透明带持续维持到胚胎发育早期阶段，约于受精后第4天末开始解体，其对保护卵子、精卵识别及精卵特异性结合、营造胚胎发育的微环境有重要意义。卵母细胞与颗粒细胞之间形成间隙连接，细胞间形成电耦联与代谢耦联。

3. 次级卵泡　直径约0.12mm。卵母细胞周围包绕的颗粒细胞变为2层或以上是次级卵泡形成的标志，颗粒细胞之间形成较大的间隙连接。之后，卵泡膜细胞由基质细胞样细胞逐渐发育而成，卵泡膜与颗粒细胞之间以基膜相隔，内膜层为膜细胞和毛细血管网，外膜层为结缔组织和少量平滑肌纤维。此时卵泡由外到内分别为卵泡膜、基膜、颗粒细胞、透明带和初级卵母细胞。

4. 窦前卵泡　直径0.12～0.2mm。由次级卵泡发育而来，卵母细胞周围包饶多层颗粒细胞，并出现卵泡膜间质上皮细胞。

5. 三级卵泡　也叫窦状卵泡。窦腔或者称卵泡腔的出现，标志着三级卵泡的形成。常规又把直径0.3～0.4mm的窦状卵泡称为早期窦卵泡。随着卵泡的生长，卵母细胞及周围包绕的部分颗粒细胞被卵泡液挤到卵泡腔的一侧，形成一个向卵泡腔中央突出的半岛，称为卵丘，此部分的颗粒细胞也称为卵丘细胞；而紧贴透明带的一层呈放射状排列的颗粒细胞又称为放射冠；其余卵泡腔外围的颗粒细胞则称为壁层颗粒细胞。卵丘细胞与卵母细胞之间形成缝隙连接，实质上形成了卵丘卵母细胞复合体。

6.成熟卵泡　又称格拉芙卵泡。直径18～24mm。卵泡向卵巢表面隆起，卵泡壁变薄，形成次级卵母细胞及第一极体，次级卵母细胞停留于第二次减数分裂中期，卵母细胞与透明带之间的卵周间隙变得比较明显，第一极体即位于其中。

依据卵泡腔的有无，分为腔前卵泡型和有腔卵泡，窦前卵泡及以前的卵泡统称为腔前卵泡；依据卵泡的发育阶段，又分为原始卵泡、生长卵泡和成熟卵泡。

二、卵泡发育

对于卵泡发育的起始时间，依据不同节点有不同的提法。以直接形成卵巢的细胞来源计算，始于胚胎发育第8周后次级性索的形成，由次级性索细胞分离、分裂增殖、分化，形成卵原细胞、原始卵泡。胚胎第5个月后，生殖细胞不再分裂增殖并大量退化消失，到出生时一般认为卵巢内已经没有具有增殖能力的卵原细胞，原始卵泡数量逐渐减少，由巅峰时期的500万～700万个原始卵泡，减少到出生时的70万～200万，7～9岁时减少到30万～50万个，青春期开始时，仅剩约4万个左右，而女性一生真正能够发育成熟并正常排出的卵子，仅有400个左右，绝大部分卵泡都在不同时期以不同形式退化、闭锁、凋亡了。

（一）原始卵泡的启动

原始卵泡内初级卵母细胞直径增大是原始卵泡发育启动的最早特征性表现。原始卵泡发育启动的微观机制目前依然不十分明了，一般认为，原始卵泡的启动过程不受促性腺激素（Gn）类激素的影响，而且，原始卵泡启动后，即不可逆转。虽然认为原始卵泡发育启动不受Gn影响，但是从胎儿期5个月开始即发现卵巢有部分原始卵泡的发育生长，然后很快退化，目前认为或与母体Gn的刺激有关。此外，有研究显示，增加促卵泡激素/黄体生成素（FSH/LH）浓度，可以增加参与初始募集的原始卵泡数，缩短其在原始卵泡库中停留的时间。原始卵泡池卵泡以固有速率募集发育为次级卵泡，称为卵泡的初始募集。目前研究认为，多种卵泡内分泌、自分泌、旁分泌因子以及卵巢微环境可能参与了此过程，在调节原始卵泡的启动与抑制中发挥了关键作用，其中包括胰岛素、KL/c-kit-FOXO3a信号通路、表皮生长因子（EGFs）、碱性成纤维生长因子（bFGF）、白血病抑制因子（LIF）、骨形成蛋白（BMPs）、角质化细胞生长因子（KGF）、神经生长因子（NTs）、抗苗勒管激素（AMH）、生长分化因子-9等数十种。此外，目前的研究观察到，卵母细胞可以决定自身及卵泡的生长发育，卵母细胞控制颗粒细胞的增殖与分化，当卵母细胞生长到一定程度时，又会分泌一些因子抑制颗粒细胞分泌促进卵母细胞生长。将卵母细胞从有腔卵泡中取出时，卵母细胞存在自发育现象。可以猜想，卵母细胞本身即存在一种原始的发育冲动。 综合来看，卵巢微环境、体细胞、生殖细胞三者之间的良性互动才能维持正常的卵泡初始募集及卵泡池的相对有序稳定。

（二）卵泡生长

原始卵泡发育为次级卵泡大约需要270天，在卵泡刺激素（FSH）缺如的情况下，原始卵泡依然可以发育到窦卵泡早期大约直径0.3～0.4mm。因此，在青春期之前，不断有原始卵泡的无用消耗。促性腺激素释放激素（GnRH）的抑制状态，约从8～10岁开始解除，循环中FSH、黄体生成素（LH）逐渐开始升高，卵泡发育逐渐开始有Gn的支持，而下丘脑-垂体-卵巢之间的互动，逐渐形成正常的性激素6项的周期性变化，从而表现为正常的月经周期。发育到次级卵泡时，颗粒细胞已经开始出现FSH、雌激素、雄激素的受体，卵泡膜细胞出现LH受体和合成类固醇激素的能力。而次级卵泡即构成了窦前卵泡池，青春期开始，FSH水平的周期性波动导致窦前卵泡的周期性募集生长，从而变为生长卵泡。窦卵泡的募集称为周期募集，一般时间短暂，大约集中于月经的第

1~4天，被募集的卵泡群体称为卵泡簇。过去认为每个月经周期仅存在一个募集波，但最新发现认为，一个正常月经周期中存在多个募集波。从次级卵泡发育成为直径2mm的窦卵泡，大约需要65天，此期可称为Gn反应生长期。从直径2mm的窦卵泡开始，颗粒细胞数量明显增加，对FSH的反应性也明显提高，卵泡生长开始快速提速，此期可称为Gn依赖生长期。从直径2mm发育到直径18mm的成熟卵泡，大约需要20天，后15天大约相当于月经周期的卵泡期。此期卵泡直径生长速度一般为1~3mm/d，临近排卵时可达3~4mm/d，排卵前5小时最多可增长7mm。

（三）卵泡成熟

卵泡的成熟最关键的是卵母细胞的成熟，即在排卵前数小时，充分发育的优势卵泡恢复并完成第一次减数分裂的过程。月经中期的LH峰启动了自然状态下卵母细胞的成熟。卵母细胞成熟包括细胞核、细胞质和细胞膜的成熟。

1.细胞核的成熟　细胞核的成熟是卵母细胞成熟的关键。光镜下第一极体的形成是卵母细胞成熟的标志。

2.细胞质的成熟　胚胎发育早期，胚胎发育所需的物质如RNA、蛋白质几乎均由原卵母细胞提供，存在母源控制。因此，卵母细胞细胞质的质量对胚胎发育有重要意义。而细胞质的成熟，难以定义和检测，线粒体作为一个独特的细胞器，常作为胞质成熟的重要标志。此外，具有阻止多精子受精作用的皮质颗粒的增多与迁移也是胞质成熟的重要指标。

3.细胞膜的成熟　细胞膜的成熟还包括其外透明带的协同变化，体现为更微观的为受精做好准备的分子水平的变化。细胞核、细胞质、细胞膜、透明带等的同步成熟，才能保证卵子受精和发育的能力。

一个理想的成熟卵子，形态上应该满足以下几个方面：合适的卵周间隙，第一极体形态完整，卵母细胞胞质均匀，合适的透明带厚度且无异常颜色。过大卵周间隙、第一极体的破碎都提示卵母细胞的老化，意味着卵母细胞质量和受精能力的下降。透明带的厚度<18.6μm时，卵母细胞受精效果最好；透明带≥22μm的卵子极难自然受精，需行单精子注射。

（四）排卵

突出于卵巢表面的成熟卵泡发生卵泡膜及卵巢包膜的溶解、破裂，卵泡液溢出，卵母细胞及其周围的卵丘细胞自卵丘壁的破口被缓慢释放，周围平滑肌收缩形成血体，这一过程称为排卵。一般认为，排卵发生有几个前提条件：①LH峰的出现，血孕酮（P）＞15.6nmol/L提示有排卵；②颗粒细胞与卵母细胞间缝隙连接的丢失与电生理耦合的解除；③卵丘的膨胀；④孕酮的协同作用，孕酮缺乏或受体异常将不能排卵。

（五）卵泡闭锁

卵泡在发育的各阶段逐渐退化，即为卵泡闭锁。高峰时期，人类胚胎大约有卵母细胞700万个左右，但其中大约2/3在发育为原始卵泡的过程中消亡；出生后1年约存留70万～200万个；青春期之前又有一次卵泡闭锁高峰，这三次卵泡闭锁高峰主要为卵母细胞所诱发，这是腔前卵泡的闭锁形式。而有腔卵泡的闭锁则被认为由颗粒细胞所诱发，是青春期后卵泡闭锁的形式。由卵母细胞诱导的卵泡凋亡具体机制，目前尚无统一意见，或许为凋亡，或许为自噬。而颗粒细胞诱导的卵泡闭锁，主要因FSH等激素的缺乏所引发。闭锁的卵泡直径一般＜10mm，且有意思的是，生长卵泡闭锁后，不是直接消失，而是先退化为具有一定内分泌功能的结构，最后才变为纤维体。

三、卵泡发育的激素、因子调节

卵泡发育的相关激素，主要是指下丘脑-垂体-卵巢轴所分泌的性激素的调节，此外，甲状腺、肾上腺也对性轴有影响，另外较为重要的内分泌、旁分泌、自分泌因子包括胰岛素、IGFs系统、AMH、激活素-抑制素-卵泡抑素（ACT-INH-FS）系统、GDF-9、BMPs等。

（一）原始卵泡的启动调节

原始卵泡的启动，目前认为与性轴的影响无关，整个卵泡发育的进程都是由卵母细胞发育程式所编排。前已略有述及多种因子参与原始卵泡的初次募集，卵泡启动募集是各种刺激及抑制因子综合作用的结果，以下略作展开论述。

目前研究发现，卵母细胞分泌的GDF-9、BMP-15作用于颗粒细胞，促进颗粒细胞的增殖、分化，是卵泡生长启动所必需，同时二者又抑制FSH对颗粒细胞的正性作用，抑制颗粒细胞FSH受体的表达，精确调节颗粒细胞的增殖、分化，防止FSH诱导的孕酮产生，防止卵泡过早黄素化。另一方面，颗粒细胞在卵母细胞的刺激下生成Kit配基（KL），KL也是卵泡生长启动所必需。KL与表达于卵母细胞的c-kit结合，启动卵母细胞生长，同时也与基质细胞上受体结合，促进基质细胞向卵泡膜细胞的转化。FOXO3a信号通路抑制卵母细胞的发育启动，KL则通过抑制FOXO3a信号通路活性而起作用。

EGF/bFGF也是由卵母细胞分泌的促进原始卵泡启动及窦前卵泡发育的因子，其受体表达于颗粒细胞，通过旁分泌的方式促进颗粒细胞表达KL而促进休眠卵泡的发育启动。

白细胞抑制因子（LIF）是一种诱导分化因子，在各发育阶段颗粒细胞及卵母细胞中均表达，其通过自分泌、旁分泌作用，促进颗粒细胞KL mRNA的表达，从而促进颗粒细胞、卵泡膜细胞增生，促进原始卵泡的发育启动。

KGF促进上皮细胞增生。窦状卵泡的卵泡膜细胞可分泌KGF。即原始卵泡前颗粒细胞分泌KL诱导基质细胞转化为卵泡膜细胞，而后者又分泌KGF以旁分泌的形式作用于邻近的颗粒细胞促进其生长。

胰岛素可诱导扁平颗粒细胞向立方颗粒细胞转变，同时诱导基质细胞转化为卵泡膜细胞，通过与KL、LIF的相互作用最终诱发原始卵泡的发育启动。

此外，一般认为初级卵泡末期颗粒细胞方表达FSH、雄激素、雌激素受体，但颇有趣的是，低剂量雄激素具有促进原始卵泡启动募集的作用，此过程有IGF-1的参与。另外对卵巢储备低下的妇女研究显示，应用雄激素可能增强FSH受体在卵巢中的表达，提高颗粒细胞对FSH的敏感性，促进初级卵泡的生成。而高剂量的雄激素又可抑制卵泡的发生、发育、成熟，诱导卵泡凋亡。

AMH是目前研究较多的少数抑制原始卵泡启动募集的因子之一，另外也抑制FSH依赖性的优势卵泡选择。其由卵巢颗粒细胞分泌，是外周血可检测到的最早卵泡产生物质，在人类所有<6mm的生长卵泡中均发现其表达，卵泡越小，含量越高。其以旁分泌的形式作用于邻近卵泡，抑制其他原始卵泡的启动及其他生长卵泡的生长。

（二）下丘脑-垂体-卵巢轴（HPO）与性激素

对于生长卵泡的调节，性轴无疑在起主导作用，从青春期前GnRH被逐渐解除抑制，出现GnRH的周期性分泌，到Gn的周期性分泌，到作用于卵巢卵泡，支持卵泡的生长，卵泡生长又分泌性激素，反馈于下丘脑、垂体，总体上体现为下丘脑-垂体与卵巢的互相促进，直到生育期建立周期规律的复杂性轴内分泌网络，形成规律的排卵周期。以下略作展开。

1. GnRH　GnRH是神经内分泌激素，分泌GnRH的神经细胞起源于胚胎发育早期的鼻区，后移行到下丘脑弓状核。其主要作用于腺垂体，促进Gn的释放，但也作用于边缘系统、杏仁、海马、室周器官，起神经递质或神经调节物的作用。GnRH神经元本身存在内在脉冲性或节律活性，但同时也接受上游神经系统的神经递质及多种激素的共同调节，因而行为及精神性改变即可引发GnRH的分泌紊乱，常见如心理压力、体重改变、营养缺乏、过度运动等。同时其接受自身分泌的超短反馈抑制、Gn的短反馈抑制、性激素的长反馈调节。GnRH从低频开始释放，逐渐加快释放频率，进展到夜间活跃性释放，直到形成完全成人型释放模式。

正常月经周期的产生和维持依赖于GnRH特定范围频率和幅度的脉冲式释放，持续的GnRH输注反而不能引发卵泡发育及规律月经的产生。GnRH对FSH、LH的作用不同：高频率的GnRH释放引发LH的释放，低频率则引发FSH的释放，且其对FSH合成与分泌的总体控制明显比对LH小，因此外周血中LH脉冲模式与GnRH基本同步。而其脉冲的幅度和频率又主要受其调节的生殖周期内类固醇和性腺肽的反馈作用，月经周期中卵泡早期低频低幅、卵泡晚期低频高幅、排卵期高频高幅，由此形成一个性轴内的自我调节的相对闭环。

GnRH间接通过Gn促进生长卵泡的发育、成熟及排卵，但其直接作用于卵泡细胞时，却诱导颗粒细胞的凋亡，促进卵泡闭锁；排卵期又可以促进卵母细胞成熟及排卵；同时又直接参与黄素化及黄素溶解，作用复杂。

2. FSH　FSH由腺垂体分泌，是生长卵泡的存活因子，主要作用包括促进窦前、窦卵泡颗粒细胞增殖与分化，从而促进卵泡生长发育；激活颗粒细胞芳香化酶，从而促进雌激素的合成和分泌，与雌激素协同进一步促进颗粒细胞的生长，以及卵泡内其他各种细胞的增殖、分化；在前一周期的黄体晚期FSH水平及活性升高，超过一定阈值后募集一组窦卵泡持续生长；卵泡晚期诱导颗粒细胞LH受体的形成，从而调节优势卵泡的选择与非优势卵泡的闭锁。FSH的周期募集，主要在月经期第1～4天，此时一般窦卵泡多为2～5mm，此大小的卵泡对FSH敏感性明显增加而被募集。同一募集波内不同卵泡发育阶段不完全相同，且同一月经周期存在多个募集波，而生长越快的卵泡其FSH阈值越低从而发育为优势卵泡，一般一个月经周期仅有一个优势卵泡，少数情况下会出现2个乃至多个优势卵泡共存的现象。与优势卵泡一同生长的其他卵泡，会出现"从属"现象，通过内分泌、旁分泌等形式支持优势卵泡的发育。卵泡晚期时，卵泡直径约9～10mm，开始表达LH受体，而FSH水平开始下降，失去FSH支持而LH受体表达不足的卵泡即逐渐闭锁，因此几乎所有闭锁卵泡直径均<10mm。

3. LH　LH也由腺垂体分泌，为生长卵泡发育所必需，其主要作用为刺激卵泡膜细胞合成雄激素，为性激素的合成提供底物；通过复杂的后续反应促使卵母细胞成熟及排卵；维持黄体功能。此外，LH也被观察到有促进颗粒细胞对FSH的反应性从而刺激雌激素合成的作用。低剂量LH还能诱发颗粒细胞LH受体的形成。但是，过量的LH由于促使雄激素的大量生成，促进颗粒细胞孕激素合成，反而导致颗粒细胞凋亡、卵泡闭锁。

4. 泌乳素（PRL）　PRL是垂体分泌的具有广泛、复杂作用的多肽类激素。在人类其主要作用为促进乳腺分泌组织的生长、发育，启动和维持泌乳活动，使乳腺细胞合成的蛋白增多，还可影响性腺功能，以及参与免疫调节。PRL是应激激素，其分泌有昼夜节律，入睡后分泌增多，清晨睡醒前达峰值，清醒后迅速下降。其分泌与性别、年龄密切相关，但一般不随月经周期变化，部分女性排卵期升高而卵泡期降低。高蛋白饮食、运动、紧张、性交、乳头刺激、睡眠障碍均可引起PRL生理性升高。其分泌呈持续性，主要接受下丘脑多巴胺水平的抑制性调节。 虽然血液中PRL水平一般不随月经周期而波动，但卵泡发育过程中卵泡液内PRL水平却会有明显变化。适量的PRL促进黄体酮的产生，高水平的PRL则抑制GnRH、FSH、LH的分泌，也可直接作用于卵巢而抑制孕激素、雌激素分泌。

5. **雄激素** 人体内存在的雄激素主要有睾酮、脱氢表雄酮（DHEA）、雄烯二酮、硫酸脱氢表雄酮（DHEAs）及雄酮等，雄激素是多种起基本相同作用的甾体类物质的总称。因发现的顺序及生物活性不同，一般说的雄激素主要指睾酮。女性体内雄激素大部分来源于卵巢，小部分来源于肾上腺及皮肤。卵巢内雄激素主要由卵泡膜细胞、间质细胞、卵巢门细胞、黄体细胞合成，主要是雄烯二酮及睾酮，也主要作用于卵巢局部。 雄激素作用十分广泛，靶器官遍布全身各个组织、器官。其对卵泡发育的影响，主要作为颗粒细胞合成雌激素的底物，从而间接促进卵泡的生长发育。另外，现在发现，雄激素本身也可直接调节卵巢颗粒细胞增殖、促进FSH诱导的颗粒细胞分化，从而增加卵泡募集，以及解除卵母细胞减数分裂抑制，以促进卵泡成熟及排卵。卵泡液内雄激素/雌激素的比值决定了卵泡的发育，比值低时卵泡发育好。过高的雄激素水平则导致卵泡闭锁。而且，高雄激素水平可促进LH的释放。此外，不同的雄激素具体作用还有微小差别，近年来人们逐渐关注到DHEA对卵巢储备的改善作用，其可增加颗粒细胞中FSH受体的表达，因其活性低于睾酮，可竞争性与雄激素受体结合，以及通过类雌激素作用与雌激素受体结合，从而促进窦前卵泡及小窦卵泡的生长，抑制卵泡闭锁。

6. **雌激素** 雌激素也是多种起基本相同作用的甾体类物质的总称，人体内雌激素主要有三种：雌二醇（E2）、雌酮（E1）和雌三醇（E3），三者之间可相互转化，E3是前两者的代谢产物。循环中的雌激素主要是由卵巢颗粒细胞分泌的，还有少量雌激素为肾上腺生成的雄激素于循环中转化而成，也是绝经后女性雌激素的来源。有意思的是，卵泡发育早期的颗粒细胞并不表达LH受体，也不能合成雌激素的前体物质雄激素，而只合成孕酮（P），颗粒细胞合成雌激素的底物必须由卵泡膜细胞合成后扩散、转运入颗粒细胞之中。而颗粒细胞合成的孕酮则可转运至卵泡膜细胞用于合成雄激素。颗粒细胞和膜细胞两者协同完成雄激素、雌激素、孕酮的分泌。 雌激素也具有广泛的全身性作用，其对卵泡发育的影响主要体现为促进颗粒细胞增殖分化，增加颗粒细胞等的缝隙连接，促进窦腔形成，通过自我激发增加颗粒细胞雌激素受体的含量，与Gn协同促进卵巢生长及LH、FSH受体的表达，增强芳香化酶活性，通过负反馈影响Gn的分泌，对下丘脑因血浓度高低而表现为正、负反馈的双重调节作用。一般认为雌激素是卵泡获得Gn反应的必需物质，在优势卵泡的形成过程中起决定作用，是卵泡成熟所必需，临床也可观察到虽然雌激素水平低，但在补充FSH后卵泡仍可生长到排卵大小，乃至可以受精的情况，只是胚胎不能持续发育，由此说明，雌激素对卵母细胞的成熟有关键影响。

7. 孕激素　孕激素也属于甾体激素，人体天然孕激素有两种：孕酮及17α-羟基孕酮。非孕期孕激素主要由颗粒细胞和排卵后的黄素化颗粒细胞（黄体细胞）合成，主要是后者合成和分泌，少量由肾上腺合成。孕激素的全身作用主要是促进子宫内膜分泌相的转化，促进乳腺小叶、腺泡发育以及调节性行为，升高基础体温。其对生殖轴主要起负反馈抑制作用，另外有加强黄体功能的作用，可以促进颗粒细胞孕酮生成的增加。其对卵泡发育的影响，细节尚不甚明了，一方面可能抑制卵泡发育启动及抗颗粒细胞凋亡，一方面又可能促进了卵母细胞的成熟，参与排卵的调节。

8. 卵巢分泌的肽类激素　除甾体激素外，目前发现卵巢还分泌肽类激素，主要有3种，它们既可来源于卵巢，也产生于垂体等其他部位，依据它们对FSH影响的不同，分别称为抑制素（INH）、激活素（ACT）、卵泡抑素（FS）。INH的主要作用是选择性抑制FSH的产生，包括FSH的合成和分泌，也能增强LH的活性。ACT主要增加垂体GnRH受体，提高垂体对GnRH的反应，刺激FSH分泌，也抑制PRL、ACTH、生长激素的反应。FS则通过与ACT结合使其失活，抑制FSH的合成和分泌，同时也降低FSH对GnRH的反应。

9. 性轴内激素的互动　人体状态是复杂的立体信号网络综合作用结果的呈现，性轴内的7类激素也有着比较复杂的相互关系。GnRH神经元本身具有内在的节律性而形成了GnRH的脉冲式释放，因而成为性腺轴系的原始动力。青春期之前，体内外各种因素综合作用导致GnRH分泌的抑制，随着身体各器官发育的逐渐成熟，体内多种内分泌激素水平的综合变化以及精神、环境因素的影响，GnRH分泌的抑制逐渐被解除，下丘脑–垂体–卵巢之间逐渐形成互动，到生育期时，稳定的性腺轴形成，直到绝经前的数年，因为卵泡的耗竭而走向解体。

正常情况下，下丘脑分泌GnRH，通过门脉系统运送到腺垂体，刺激垂体FSH、LH的释放，同时GnRH又通过自分泌、旁分泌形式抑制自身的释放。月经初期，即相当于周期募集卵泡的早期，因为循环中的低雌激素水平解除了对垂体FSH分泌的抑制，垂体FSH的分泌增加，FSH作用于生长卵泡，促进颗粒细胞增殖、分化，引起雌激素合成的增加，此时一般为月经周期的第7天；而LH作用于膜细胞，促进雄激素大量合成，为雌激素合成提供充足底物，同时低水平的LH也可协同FSH、雌激素诱发颗粒细胞LH受体的形成。随着卵泡不断发育，颗粒细胞FSH受体越来越多，卵泡内雄激素/雌激素比值越来越低，卵泡生长也越来越快。

升高的雌激素，协同FSH促进卵巢内各种细胞生长发育，但反馈作用于垂体，抑制FSH的分泌；同时反馈作用于下丘脑，刺激GnRH的分泌频率与振幅，促进LH的分泌。排卵前雌激素的分泌达到第一个高峰。当循环中雌激素水平维持特定高值、特定时间，将诱发排卵前LH峰值的出现，进而促进卵泡的最后成熟及排卵，而迅速升高的LH本身又直接抑制GnRH的分泌，导致自身的合成减少。此外，特定低值的雌激素又可以同时抑制GnRH分泌振幅及垂体Gn的释放，在绝经期女性补充低剂量雌激素的治疗中尤其明显。

由于E2对GnRH分泌的正反馈作用，排卵前，FSH也会出现一个小高峰，在FSH作用下，颗粒细胞也出现PRL受体，为排卵后黄体细胞接受PRL的支持作用作准备。

排卵之前，孕酮一直处于低值水平，逐渐缓慢升高，排卵后，颗粒细胞合成孕激素开始快速增加，而雌激素合成下降，导致FSH、LH进一步迅速下降，升高的孕酮也直接抑制抑制GnRH的分泌，导致Gn释放的进一步减少。排卵后，孕酮水平升高，逐渐进入黄体期，排卵后7～8天，黄体细胞的成熟，又增加了雌激素的分泌，使雌激素出现第二个血浓度高峰，升高的雌激素同孕酮一起抑制FSH释放，FSH的进一步下降导致黄体开始萎缩，雌激素、孕激素合成也相应减少，对Gn释放的抑制再次解除，如此，进入下一个周期的循环，形成一个相对的闭环。

PRL作为相对独立的一环，对整个HPO主要起抑制作用，尤其在受到环境、精神等因素刺激后，高水平PRL全面抑制下丘脑–垂体–卵巢卵泡的功能。只有生理低剂量的PRL对黄体起一定的支持、营养作用。

ACT–INH–FS系统也深度参与、影响HPO轴及卵泡发育。ACT在黄体晚期逐渐升高，月经期达到高峰，促进垂体GnRH受体形成，从而促进FSH的分泌。随着卵泡的生长，ACT分泌减少而INH分泌增加，INH在卵泡中期达到峰值，卵泡晚期开始下降，黄体中期降至最低点。INH的增加协同雌激素的负反馈进一步使FSH下降，并可抑制颗粒细胞孕激素的产生，防止卵泡过早黄素化。卵泡早期升高的GnRH也刺激FS的表达，FS既可直接抑制FSH的合成与分泌，降低FSH对GnRH的反应性，也可通过结合ACT使其活性降低，从而导致GnRH对FSH分泌的促进作用低于对LH的作用，表现为雌激素对FSH的选择性抑制。

（三）排卵的调节

排卵是一个很复杂的生理过程，受到多种激素和多种因子的调节。LH、FSH、孕酮、雌激素等水平的变化，启动一系列复杂的信号转导，LH峰的形成诱导卵母细胞第二次减数分裂的启动，孕酮的合成增加，诱导ADAMTS–1、COX–2和前列腺素的产生，激活纤溶酶原系统、基质金属蛋白酶、胶原酶等，作用于卵泡壁及卵巢表面上皮，导致卵泡壁破裂；同时排卵前FSH水平的增加使卵母细胞从卵泡附属物上释放，最后从破裂的卵泡中慢慢流出排入腹腔。

四、内分泌三轴的互动

对于内分泌三轴来说，上游的下丘脑、垂体是共同的通路器官，因而存在一些交叉的影响因素，生理状态下存在一定的互动关系，病理状态下交叉致病更加明显，尤其是肾上腺、甲状腺疾病导致的生殖病变。

（一）肾上腺轴与性轴

生理状态下，女性循环中雄激素主要来源于肾上腺，尤其是青春期前及绝经后，生育期虽然卵巢生成的雄激素更多，但主要是用于合成雌激素，而非释放进入血液循环之中。前已述及，低水平的雄激素有助于原始卵泡的初始募集，其本身也参与女性正常发育，因此，肾上腺轴对性轴的形成也具有重要的辅助作用。而在病理状态下，本身皮质醇增多即可阻断Gn的释放，肾上腺皮质激素释放激素（CRH）和促肾上腺皮质激素（ACTH）的增加也影响下丘脑–垂体释放GnRH、Gn，从而影响性轴功能，导致卵泡生长受阻。更主要的是肾上腺因增生或其他皮质激素合成受阻导致的雄激素的异常增高，将直接对抗雌激素作用，并反馈抑制下丘脑GnRH分泌，直接及间接抑制卵泡生长。目前认为，雄激素过多在多囊卵巢综合征（PCOS）的发生中起核心作用。此外，卵巢来源的雄激素过多又可诱导肾上腺雄激素的合成增加，从而在PCOS患者中形成了恶性循环。

（二）甲状腺轴与性轴

甲状腺主要分泌三碘甲状腺原氨酸（T3）和甲状腺素（T4），二者不仅参与机体的物质、能量代谢，影响神经系统发育，而且对男女性腺的发育等有重要影响。人卵母细胞、颗粒细胞存在甲状腺激素的受体，甲状腺激素可协同FSH诱导颗粒细胞芳香化酶的合成增加，从而促进雌激素的合成；可以调节LH与hCG受体的功能，刺激颗粒细胞合成孕酮；可以促进血浆性激素结合球蛋白（SHBG）的合成而参与性激素的代谢；也可直接影响类固醇激素的合成而参与HPO轴的调控。病理状态下，甲状腺功能减退时，雄激素清除下降而合成增加，影响卵泡的正常发育；另外，促甲状腺激素释放激素（TRH）合成增加本身可引起高泌乳素血症以及GnRH分泌节律的紊乱，甲减时多巴胺分泌的下降会减弱对PRL分泌的抑制，也导致高泌乳素血症。因此甲减时，甲状腺轴从多个途径抑制HPO轴正常功能的发挥，从而影响卵泡的生长发育。目前观察到甲亢也可以导致女性月经紊乱、不孕的发病率明显升高，因而稳定的甲状腺功能对性轴的正常运转意义重大。

五、多囊卵巢综合征患者的卵泡发育

多囊卵巢综合征（PCOS）是一类在多个基因和多重环境因素综合作用下，由HPO轴和肾上腺功能紊乱紊乱所引起的临床异常表现综合征，以雄激素过高的临床或生化表现、持续无排卵、卵巢多囊样改变为主要特征，常伴胰岛素抵抗和肥胖，相当部分患者还合并自身免疫性甲状腺疾病。PCOS不但会引起排卵障碍导致不孕，还会导致卵子质量下降，使流产率明显增高。其内分泌特征为：雄激素升高，部分为肾上腺来源；雌酮升高，E2维持早卵泡期水平，无排卵期峰值出现，E1/E2＞1；LH升高但无排卵期LH峰值出现，FSH水平正常或降低，LH/FSH 2～3，但肥胖患者因瘦素等对中枢LH的抑制，LH/FSH常可在正常范围；AMH升高，多为正常2～4倍；胰岛素升高；因无排卵发生，孕酮长期偏低。

由于雄激素高、E1高及胰岛素水平高及孕酮水平低、SHBG浓度下降等综合因素的影响，下丘脑GnRH表现为高频脉冲释放，下丘脑、垂体对GnRH敏感性也增加，使LH、垂体激活素结合蛋白、FS分泌增加，LH-卵泡膜细胞-间质细胞功能亢进，而FSH-颗粒细胞功能下降，使卵巢内雄激素过高，且不能大量转化成为E2，卵巢内高雄激素抑制卵泡生长，乃至诱导颗粒细胞凋亡、过早黄素化而不能形成优势卵泡，小卵泡仅能维持卵泡早期E2水平，而此水平雌激素对下丘脑-垂体形成正反馈，进一步刺激LH的分泌，对FSH的分泌呈现负反馈，抑制FSH分泌，导致LH持续维持较高水平而无周期性波动，低水平FSH不足以支撑小卵泡的进一步发育，导致发育停止，从而导致恶性循环，形成多囊样改变。

高胰岛素水平对卵巢和肾上腺雄激素的分泌均有刺激作用，对本病的发生起重要作用。①胰岛素本身直接刺激垂体LH的分泌及促进卵巢合成雄激素的酶的作用，并上调卵泡膜细胞LH受体数量。②胰岛素通过IGF-1协同LH促进雄激素合成和分泌，而IGF-1本身也刺激原始卵泡生长、发育，促进间质细胞的增殖。③胰岛素本身抑制肝脏SHBG的合成，导致循环中游离雄激素水平升高。

ACT-INH-FS系统对HPO轴、卵泡发育有重大影响。在高雄激素状态下，众多小卵泡使INH分泌增高，也导致FSH分泌下降，同时还诱导LH受体表达增加，进一步使雄激素合成增多，另外INH也抑制SHBG的分泌而使游离雄激素水平升高。ACT分泌减少，减弱对雄激素分泌的抑制作用，也减弱FSH的生理作用，减弱对颗粒细胞雌激素合成的刺激作用。

部分神经介质及其他多种因子也参与本病的发生。目前发现黑皮素及其衍生物活性增强，可负反馈抑制Gn生成和分泌。瘦素是脂肪细胞分泌的肽类激素，是中枢神经系统-下丘脑与外周器官对话的介质，它从下丘脑-垂体和卵巢两个层面调节卵泡发育和成熟。卵巢内瘦素浓度明显升高，将使卵巢对Gn的敏感性下降，并且抑制E2的分泌，从而影响卵泡的发生、发育，抑制排卵。

正常情况下，FSH和LH对卵泡生长发育的促进存在一个交接的过程。月经早期，此时卵泡大多在2~5mm，对FSH反应性明显增强，在较高的FSH作用下，快速发育，而FSH却逐渐下降。到月经第7天时，同一募集波内某个FSH阈值最低的卵泡发育为优势卵泡，其颗粒细胞出现LH受体，在LH的作用下进一步快速发育，此时一般大小为7~10mm，在<7mm卵泡的颗粒细胞中不能检测到LH受体的表达，因而非优势卵泡因为缺乏LH受体不能继续发育下去，最终走向凋亡、闭锁，因此，一般闭锁卵泡均<10mm。而在PCOS患者中，卵泡中存在高水平的LH，卵泡直径仅为4mm时，其颗粒细胞中即可检测到LH受体，这使颗粒细胞对LH反应提前而导致孕酮合成增加，卵泡膜细胞雄激素合成增加，颗粒细胞提前黄素化。

PCOS患者常存在卵巢间质增生的情况，这是因为多个未成熟卵泡提前闭锁、凋亡，转化形成间质组织的缘故，而增生的间质又会生成更多的雄激素，导致雄激素进一步增高。

虽然PCOS患者卵巢呈现多个卵泡同时生长的情况，但是整体而言，PCOS患者卵巢却呈现高储备情况。这是因为，AMH主要在小卵泡中分泌，在所有<6mm的卵泡中，都有AMH的分泌，而PCOS患者双侧卵巢往往有超过24个B超可见的小卵泡，故其AMH一般是正常人群的2～4倍，而AMH的重要作用即为抑制原始卵泡的初始募集，因此，PCOS患者卵泡池的消耗反而低于正常人群。

由于高AMH的抑制，每次进入初始募集的卵泡数量虽然减少，但由于FSH未被完全抑制，依然可以支持卵泡发育到有腔卵泡阶段，而且由于没有优势卵泡的存在，不存在优势卵泡对其他卵泡发育的抑制作用，在高雄激素水平下，多个卵泡接受的激素水平相对平均，使得卵巢内同时有较多的卵泡发育，从而表现为B超下的多囊样改变。

六、B超检查

在各种无创仪器检测技术中，B超是使用最广泛的检查手段之一，因其具有方便、快捷、无创、无辐射、相对直观等特点，使其在妇科检查中得到广泛应用，对了解子宫、卵巢、盆腔基本情况十分有益；对于PCOS、未破裂卵泡黄素化综合征（LUFS）等多种妇科常见病、多发病具有诊断意义；可以相对直观了解卵巢内5级及以后窦卵泡数目、排卵与否、子宫和卵巢以及输卵管形态、子宫内膜厚度及是否为生长期或分泌期等。这些实实在在发生的物理现象，显然不是中医三个指头即可简单把握的。借助B超检查，可使人类的感官能力得以延伸，中医也应该好好利用和发挥。

临床实践中，一般是卵泡不长，故而内膜也薄，但也常有卵泡长而内膜薄或卵泡不长而内膜厚的情况。卵泡的具体大小及形体是否饱满均与卵子质量高度相关，观察卵泡生长速度及大小对在不孕不育治疗中指导患者同房时间，从而提高受孕率十分重要。因此，借助B超检查，可以指导临床诊疗策略。

虽然B超可分辨的囊腔或实性结节的最小直径已经可以精确到0.1mm，但主要是在测量浅表部位软组织如甲状腺、乳腺等时才能达到如此的精度。而在卵泡的监测中，由于卵巢位置较深，且卵泡为疏松结缔组织，当其直径较小时难以与周围间质相区别，故实际报告卵泡大小时，一般直径<2mm的卵泡均不做描述，能分辨出的卵泡的直径多在2～3mm左右。

一般情况下，卵泡的生长速度为1～3mm/d，临近排卵时生长变快，可达3～4mm/d，月经第11～13天，优势卵泡可长至18mm左右，排卵前5小时最多可增长7mm。因此，在行卵泡监测时，一般卵泡直径12mm时每3天监测一次，直径14mm时每2天监测一次，直径16mm时每天监测。成熟卵泡直径正常范围为18～24mm，但一般≥20mm，<18mm的卵泡为未成熟卵泡，一般不能排卵；高质量卵泡应该饱满，长短径差距一般应<3.5mm；卵泡位置应该位于卵巢表面。前已述及生长卵泡的周期为85天左右，因此，为了解患者卵泡生长的大致规律，一般需连续监测2～3个月经周期，尤其是对有卵泡生长异常及卵泡异常的患者。

通常情况下，B超下子宫内膜分为A、B、C三型。A型内膜（常见于月经后到排卵前）：此时内膜厚度一般为4～9mm，能明显看到宫腔内有三条线，即外层和中央为强回声线，外层和宫腔线间为低回声区。B型内膜（常见于排卵前后）：排卵时内膜厚度约为9～12mm，呈现弱三线征，宫腔线断续不清。C型内膜（常见于排卵后到下次月经来潮前）：厚度约10～14mm，为均质强回声，无宫腔中线回声。一般认为，内膜厚度<7mm时受精卵难以种植存活，较好的内膜厚度应该是9mm及以上。若子宫内膜厚度>14mm，则应警惕不良病变。

目前西医逐渐开始重视卵巢及子宫内膜下血流状态的评估，血流越充足、阻力越小，表明卵巢储备功能越好、妊娠率越高、流产率越低。这与中医的瘀血其实是十分接近或者等同的概念，也提示我们在妇科诊疗时，尤其是在不孕不育的诊疗中对活血化瘀法的应用应该提高重视。

七、全景女科实践的探索与初步总结

从可考的陈仲川先生开始算起，本门传承已有四代，重点就是看妇科病。因为受限于观察手段，虽然传统中医对人体生命现象有很多有意义的概括性统合认识，但随着我们对人类各种生命现象的入微观察，发现中医有相当一部分对生命现象的认识是值得商榷、需要改进的。例如对于女性月经的认识，大有将月经这种终端现象当做本质来对待的趋势，似乎每月准时阴道有出血即是正常，或者认为月经不调会导致身体变差及其他疾病，而事实上，每月准时来月经也未必就正常，月经不调也不会导致其他疾病或身体变差。而引起月经不调的背后的原因才可能导致其他疾病。中医过去也没有所谓卵巢、子宫内膜的概念，全都以胞宫、肾来概括了。但现在我们应该了解，我们治的是卵泡，干预的是卵泡的生长，调整的是内膜的质量，卵泡和内膜是妇科治疗终端的核心所在，更微观的层面，我们调整的是HPO轴，是一个复杂的系统。

虽然目前总体上认为原始卵泡的启动不受Gn影响，但通过越来越多的研究人们认识到，Gn并非对原始卵泡启动完全不起作用，雄激素、胰岛素等多种激素和细胞因子都参与原始卵泡启动的调节。虽然中药有部分有所谓性激素样作用，但中药的成分十分复杂，主要指的是类雌激素、类雄激素。从微观细节来说，单纯中药中补充的那点雌激素微不足道，而且对早期卵泡生长而言，FSH才更加重要，雌激素只是卵泡生长后的产物，但它可以正反馈促进卵泡进一步生长。而中药复方对卵泡的调节则涉及HPO轴的方方面面、各个层级，同时，中药复方对甲状腺轴、肾上腺轴一样有调整作用，在全景女科临床中，我们针对一些不育不孕患者往往就是将甲状腺轴与性轴一起调整。我们相信，即使是对于原始卵泡的启动，中药复方也对其有所影响，一是中药直接对卵母细胞的作用，一是对其他相关因子的调整，例如调整高胰岛素血症、胰岛素抵抗后改变IGF的浓度等。还有诸多细节有待我们去探索。

目前，依据本门传承和临床观察，结合观察卵泡生长的细节，我们认为，在发育卵泡的生长成熟过程中有几个关键时期，卵泡大小有相对固定的范围，例如2～5mm，7～10mm，18mm。依据B超卵泡的大小，我们将卵泡生长分为六个阶段，分别为：卵泡直径（D）<4mm；4mm≤D<6mm；6mm≤D<9mm；9mm≤D<12mm；12mm≤D<17mm；D≥17mm。依据不同卵泡大小与阴阳精气的先天奇经八脉现象精细匹配，相对更加针对性地用药，可以提高疗效。而排卵之后，则换为突出调整黄体功能，兼顾下丘脑、垂体、甲状腺乃至额叶高级神经中枢功能，月经期则依据具体情况用药。

相对而言，LH受体偏阳、偏督脉，壳、膜、外胚层，都是阳精气、督脉；FSH受体、颗粒细胞偏阴、偏任脉。卵泡早期，7mm以下，主要是FSH受体发挥作用，促进卵泡生长，当然，LH受体也间接发挥作用促进雌激素的生成；卵泡9mm以上，主要是LH受体发挥作用，FSH受体活性下降，数量减少；在7～10mm阶段，存在FSH受体到LH受体主导的交接过程。FSH一般作用为阴精气作用。雌激素以阳精气为主同时有阴精气作用，雌激素仍然是女性常见主要代表性激素，所以有多种变化。LH为阳精气。雄激素作用以类似阳精气为主。P是阳精气作用。PRL本身为阴精气。

因而早期以补阴为主而兼顾补阳，由阳助阴、由阴生阳，卵泡晚期以补益阳精气为主。当卵泡10mm以上，进入快速生长阶段，直至排卵，LH受体作用体现为由督脉到冲脉而跷脉的变化过程。督者，凸也；冲者，盛也；跷即伸缩。而GnRH脉冲生发器应该属于神的范畴。

具体在PCOS的病理类比中，性轴类比水火象简要举例如下：

1. 雄激素高　雄激素高多生化血分营分热，也有气分热，但是湿热燥热均有。

2. 雌激素低　雌激素低多相对雄激素高而营分热。雌激素低为阳精气不足为主，同时有阴精气不足。

3. LH/FSH高或LH高　精营热。

4. PRL升高　精营二分虚燥多，化生营气分或有血分热。

5. 雌酮高而雌二醇低　营气热。

参考文献

[1] 孙莹璞, 相文佩.人类卵子学[M].北京：人民卫生出版社，2018.

[2] 王庭槐. 生理学[M]. 第3版. 北京：人民卫生出版社，2015.

[3] 李和, 李继承.组织学与胚胎学[M]. 第3版.北京：人民卫生出版社，2015.

[4] 沈铿, 马丁.妇产科学[M]. 第3版.北京：人民卫生出版社，2016.

第二节　多囊卵巢综合征的全景分析

一、多囊卵巢综合征的病机阐述

多囊卵巢综合征以慢性无排卵和高雄激素血症为特征，可并发生殖、内分泌方面多重问题，表现为月经不规律、不孕、多毛、痤疮，严重影响患者身心健康，为引起不排卵性不孕的主要原因。

目前该病确切的发病原因尚不清楚，可能是由于某些遗传基因与环境因素相互作用的结果。而根据传统中医认识，生殖、月经都与肾为相关，《内经·上古天真论》曰："女子七岁肾气盛，齿更发长；二七天癸至，任脉通，太冲脉盛，月事以时下，故有子"。《圣济总录妇人无子》中指出，"妇人所以无子者……肾气虚弱故也"。肾为先天之本，藏精，主生殖。卵子乃生殖之精，故肾精充肾气盛，肾主生殖的功能方能正常，卵子方能成熟而顺利排出，所以肾虚为本。对于多囊引起的不孕，大多数学者也认为其多虚实夹杂，兼而有之。兼夹以痰湿血瘀为主，痰湿血瘀为标。而应用全景中医的"先天理论"和"三分五体"模式，可以将"肾虚痰湿血瘀"这一基本病机进行更为精细化的分析。

中医理论是建立在"精气"、"阴阳五行"、"象思维"基础上的医学理论，其赖此解释人体生理、病理发生发展的过程。《素问·金匮真言论篇》曰："夫精者，生之本也。"《灵枢·决气》有"两神相搏，合而成形，常先身生，是谓精"，所以"两精相合"是人体生命发展及发生的本源，精是人体发生发育、再生修复和维持生命的根本。"先天理论"梳理了人体从一元精络到先天奇经八脉，至后天奇经八脉，再至十二经络，最后成为脏腑象的发生过程，认为五脏均有先天精络的存在，先天之精决定了人体脏腑、经络等组织的功能。而"三分五体"模式，将先天精气分为组分、位分、动分，其有形组分包括精、血、营、液、津。阳精化气则生气分和阳营（功能为主和搏动表现为主），气分有无形气，营分的无形阳营虚损，故而实病则见有形痰湿水饮水象，有气虚血瘀在后天循环生成过程中的反向互动。阴精成形即血阴营，实病则血瘀营结或者气分痰湿水饮化火象。卫分多变，而偏于气，则卫分之精为阳精气。

多囊患者本身精、血分不足，其中以阳精气不足为主，兼具气（津液）营分有结；体胖者多督阳不足而津液结，体瘦者多督阳不摄而营血结。但同一个病人具有复杂的阴阳精气变化，单纯固定的督阳相火同津液结的病理不足以有效锁定病情，还需现场结合四诊信息判定。对于多囊相关性不孕的根本病机则概括为精虚络阻。精虚代表先天精气不足，络阻代表后天奇经八脉之有形成分的结滞。阳属动，阴属静。由于多囊相关性不孕表现为无排卵性不孕，即有卵泡的产生，而不能产生优势卵泡，所以精虚主要定位为阳精气不足。在阳精气不足的基础上又产生血瘀、营结以及津液结。

二、多囊治则治法

针对这样的病机，"补通"是贯穿多囊治疗始终的治疗方法。而依据女性气血阴阳周期性变化，治疗应注重月经周期疗法。

（一）上半个月：卵膜心法

注重滋补精气，膜卵并生，兼化痰饮水湿，解郁散结通络，养卵化卵，重卵顾膜。

形象类比现代生理机制，卵泡、黄体调整为一级调整。以上半个月为基础的相关调整，具体包括卵泡调整和内膜调整，卵泡调整又包括促进卵泡生长与排卵，内膜调整则包括促进内膜生长与内膜增厚及内膜异位症的诊疗。其中，促进卵泡与内膜生长并排卵是最直接的基本诊疗，即第一个细化的"补通"，此过程中常常可以兼顾输卵管的调整。子宫内膜异位症则是贯彻全程地使用化瘀法，输卵管堵塞也是如此，肌瘤及其他肿块则大半个月都会使用化瘀和通络之法。

（二）下半个月：黄泌心法

下半个月的补通，主要是调整黄体功能、泌乳素和直接调整月经状态。

行经期为女性生殖周期中非常重要的排泄期，所以该时期的治疗大法以泄为主。将患者体内的有形实邪（痰湿结等）因势利导，趁此机会排出体外，以散结化饮、化瘀，通络为主。同时还可用药辅助崩解卵巢外的包膜，以促进后期成熟卵泡的排出。由于泄法会影响卵泡的生长，所以需要注意使用有度。行经期的治疗又分为三期：前2～3天为排泄期，主要以活血化瘀通经为主；第4天开始加用补精气之药；第5天开始以补精血药物为主，准备培养卵泡。

对于卵巢储备功能低下的多囊病人，尽量利用行经期来改善卵泡发育不良之外的其他病理因素，从而保证在其他各期集中力量促进卵泡发育。行经期其他病理得到一定程度控制之后或者急需促进卵泡启动生长的时候，从月经第4天开始，就可以使用上半个月的助卵方案。

三、多囊相关性不孕的治疗

对于多囊引起的不孕，治疗有其特殊法门。其治疗必须首重卵泡调整，不可盲目催经，其次兼顾内膜调整，在此基础上适时受孕，且受孕后即积极保胎，方保无虞。

1. 首重卵泡调整　多囊相关性不孕表现为无排卵性不孕，故调整窦卵泡的发育是治疗的核心。首重卵泡调整即突出卵泡发育，对月经次之，在将近3个月闭经时才催月经（防癌防变）。如始基卵泡状态逐渐得到改善，有利于形成略为改良的窦卵泡，继而容易形成优势卵泡和成熟卵泡，对之后形成规律月经和怀孕打造良好的基础。对于有怀孕要求的患者，一般可以从窦卵泡调整直接开始，直到形成优势卵泡和成熟卵泡，然后催排。整个调节卵泡发育的过程，可以持续到将近3个月，即可以有16天以上甚至80天以上而排卵怀孕的患者。

关于催经的注意事项：3个月为最后闭经期限，到近3个月时必须催经，之前甚至要抑制行经。盲目催经是害人的，需要与患者做好沟通。盲目催经的危害大致可以归纳为对卵泡发育以及发育环境的破坏，盲目催月经只是内膜脱落的出血而已，内膜不需要很厚，有时7～8mm就会有脱落，类似月经，但是这样不仅没有顾及卵泡发育，内膜也没有充分生长，卵泡发育及其环境更加恶劣。促进卵泡生长的用药变化很大，精准用药也难以取效，因此需要慢慢积累，况且，粗暴地催经一般会使用温燥和化瘀通络药，对卵泡发育及其环境不利。

具体治疗方法上，因为窦卵泡的发育受到大量复杂的限制和干扰，存在多重矛盾交结的情况，因而中药的运用规律也应从药味叠加开始。现在暂时还没有针对多囊病理现象的成熟组方，只有基于全景医理的基本原理如精分的用药叠加法，灵活变通，边治边摸索的个体化诊疗方案。

卵泡期从先天精分不足论治，按照先天奇经八脉及先天奇恒之腑诊治，突出一二味主药，以三到八味药，及精分药味的叠加（渊源于陈士铎系列的方药结构）展开治疗，边治疗边观察卵泡发育及内膜匹配，以捕捉有效药味并组方。

例如单味药补精，菟丝子药力平和，多用有效少害，是最常用的单味药，最大剂量可以用到90g。仙灵脾有温通之功，合并使用后可显著改善形寒畏冷，振奋精神，最大剂量可以到60g。巴戟天和补骨脂的叠加，尤其大剂量加入，需要注意雌激素变化。

菟丝子法：填充先天督脉阳精气、助益脑髓（卵泡、睾丸）皮毛，固敛带脉阴精髓，能激动冲脉阳精气并化生阳维脉，化生营卫阳气且持久，兼顾任、跷诸脉阳气。

巴戟天法：补益冲脉阳精气入督脉，助益脑髓筋骨，充养并伸展跷脉宗筋阳气，化生营气且持久，兼顾任、脉维脉。

人参法：特指吉林参。党参大剂量有部分替代作用。冲脉大药，替代并补益冲脉精气且持久，化生营卫，直接补益带脉、阳跷脉及维脉，兼顾任脉。

白术法：补益带脉阳精气化生维脉阳精气，其次补益冲脉阳精气，贯通后天五脏生成脾象运化。

基于"全景脉学"的"现代妇科性轴相关脉诊技术"（如雌激素受体特异脉象、孕酮相关脉象、泌乳素相关脉象等），结合月经的一般生理病理特征，尤其着重对卵泡的观察，确定后天奇经八脉有形组成成分的病理状态；同时结合四诊，例如妇科人中诊等，总结出针对六个不同时期卵泡的用药方案：

D<0.4cm：任脉、带脉、维脉组分为主，重点在于阴精气的补充与气分变化、卫气营三分、津液营分阳气或血营分阻滞与气分变化，结合舌脉用药。

0.4≤D<0.6cm：任脉、督脉组分为主。

0.6≤D<0.9cm：任脉、冲脉、跷脉组分为主。

0.9≤D<1.2cm：任脉、督脉、带脉、维脉、跷脉组分为主，兼顾其他病理现象而具体用药。

1.2≤D<1.7cm：督脉、冲脉组分为主，兼顾任脉。

1.7cm左右：针对促排卵用药。

在前面两期的小卵泡，可考虑运用固涩法而非补法。因为此时卵泡太小非补法所能为之。固涩法即金樱子法，运用金樱子等固涩药的固涩之性，先抑制，然后突然释放形成一个长卵泡的冲劲。对于0.6cm以下的卵泡，身体本身的FSH可以发挥作用，所以暂时不需大补阳气，只需滋阴，同时结合多囊状态运用散结、通络大法。如果卵泡>1.2cm，这个时候需要中药辅助生长卵泡，也就是以补气、壮阳结合活血化瘀之法。

2. **内膜调整**　结合月经的一般生理病理特征，重卵顾膜，边治边观察卵泡发育，兼顾卵泡与内膜的匹配。同时注重内膜增厚与内膜异位症的诊疗。

3. **适时受孕**　多囊病人如果以怀孕为第一目标，在前期卵泡调整的基础上，监测卵泡发育状况，直至出现优势卵泡和成熟卵泡，然后催排卵，适时受孕。

4. **积极保胎**　多囊病人怀孕后易出现胎停育等问题，故在发现怀孕后即需积极进行保胎治疗。

四、诊疗实践技巧

在具体临床实践时，又有诸多诊疗用药技巧，是全景女科学徒需要熟悉和掌握的，即："**一药多能、一药多法，叠加多法，复合治疗。**"

"**一药多能，一药多法**"是指，菟丝子可以护肝，长期服用可以保肝；可以增加心脏动力、泵力，增加每搏输出量，增加精分冲脉气分的作用，增加气分冲脉动力；固摄无形精气，收敛有形分泌物。由于菟丝子含有丰富的雌性激素，可长卵泡，长内膜。

菟丝子的固涩法：以窍为主的收涩先天精气的带脉。菟丝子可以固无形精气，也可以固涩偏精微物质的有形之体。

"**叠加多法**"是指，如失摄病理，虽然治疗精分和固摄冲带可以对带维有一定作用，但针对性不强，所以可以叠加补充针对冲带的固摄药物，针对不同的三分五体、奇经八脉的收摄功能，叠加不同的针对性药物，使之更全面、完整、立体、精细，有更精细的分类与对应精细的用药。

"**复合治疗**"是指，每一个病理有主要的（抓独）、有合并的（兼顾）精分、血分、气分、卫分，多分异常，所以在多种药物叠加用药的基础上，可以使用白术法与菟丝子法的叠加，白术法：补益带脉阳精气，化生维脉阳精气，其次补益冲脉阳精气，贯通后天五脏生成脾象运化。包括以类比肉体为支撑的实体的表膜的固涩，肉体象的本体的虚弱松弛和本体分泌物的失摄。而菟丝子是作用于以窍为主的先天精气的带脉的收摄，其固摄的对象不同，药法不同。

（一）首诊法与复诊法

首诊以全身改善和局部调整为目标。全身改善包括对各种不适，如肥胖等的调整；局部则先通经而以内膜0.6cm及乳胀、腹痛、带增为依据，然后重点从经后期状态突破。

复诊则直接从经后期状态突破。先滋补精气，偏于阳精气，注重血肉有情，如紫河车、鹿茸、龟板，合参补、宁、敛（覆盆子、五味子、桑甚子、锁阳）潜、疏五法，膜卵并生，注意皮膜类型用药，或控脂之首乌、女贞、枸杞或利水之泽兰、泽泻；然后阴阳精气并补而化痰饮水湿，再解郁散结通络，养卵促卵化卵，重卵顾膜，最后根据经前状态及经期，解郁通络活血，温通或滋。

（二）先天阴阳精气叠加用药法

多囊治疗中的"补法"涉及到一个全景中医重要的先天阴阳精气叠加用药法。

阳精气用药法，最平和的单味药从菟丝子开始，逐渐增加剂量，然后选择叠加山药、芡实、巴戟天、仙灵脾、淡大云、鹿茸、黄芪等。最完整的阳精气方根从人参、白术、巴戟天三药开始，逐渐增加剂量，然后叠加仙灵脾、淡大云、鹿茸、黄芪等，常常继续叠加茯苓、补骨脂、葫芦巴、锁阳、枣仁、覆盆子、远志、狗肾、驴鞭等；阴精气则多从熟地、当归、枣皮三药开始叠加；临证处方，阴阳精气药味也常常彼此叠加。

菟丝子、肉苁蓉、巴戟天、仙灵脾、补骨脂、白术、人参、山药为补充阳精气主要用药；熟地、枣皮、当归、白芍、覆盆子、女贞子、五味子、麦冬、石斛为补充阴精气主要用药；其中，在怀孕前期内膜生长的调理主要依靠阴精气药物叠加法，例如黄精、山药、女贞子、何首乌、当归；龟甲胶，可以滋阴精而散结，针对多囊的小卵泡予以治疗；营血不足一般必用二地或归芍；蛇床子辅助卵泡发育；巴戟天与仙灵脾为直接提高黄体并提高黄体生成受体的中药，而且是对三轴同时具有正向提高作用，也大致吻合其中药的温阳特征。

（三）其他针对性用药

痤疮泽兰，暗斑益母，赤缕凌霄，条痕茜草。血脉凝滞桃红四物，皮膜丹皮赤芍。膜样血块，经行不畅，加续断杜仲。

卵巢增大也属于痰结，用药以鳖甲（小鳖甲煎）、白芥子、皂角刺、穿山甲、大贝、海蛤、夏枯草、玄参、牡蛎、礞石、山楂、海藻、昆布。

鳖甲、僵蚕、夏枯草、大贝母、皂角刺、穿山甲、海藻、甘草用以散营分痰热瘀滞；寒痰选用白芥子、莪术。

西药的配合：近3个月或至少2个月以上闭经且内膜超过1cm者，为防癌防变，以黄体酮撤退出血。性轴型可以结合使用克罗米芬5天，雌激素低可以补佳乐，胰岛素抵抗而肥胖者加二甲双胍，雄激素太高痤疮者加达英-35。

第三节　胎停育的现代认识与全景分析

一、胎停育与流产的关系

"胎停育"这一名词，目前仅仅作为临床口语存在，是胚胎停止发育的简称。从概念的所指和实际使用来看，广义而言，所有自然流产都可以叫胎停育；而实际上的胎停育是指妊娠6周以后、12周以前的胚胎发育停止的现象。在教科书中并无胎停育的提法，而是直接将其定义为流产，习惯而言的胎停育，属于自然流产中的早期流产。两者之间的差别，或许仅仅在于胎停育单纯指胚胎发育停止而不涉及死胎的排出等后续一连串完整过程，在临床上，也间接减轻直言流产带给患者的心理压力，其实本质上来看，并无差别。

现代教科书对"流产"是如此定义的：胚胎或胎儿尚未具有独立生存能力而妊娠终止者，称为流产。不同国家和地区对流产妊娠周数有不同规定，中国大陆目前依然将妊娠未达28周、胎儿体重不足1000g而终止者称为流产，发生于12周之前称为早期流产，发生于12周及以后称为晚期流产。其中，发生在月经周期前的流产，即妊娠不足4周，称为隐性流产，也叫生化妊娠。而妊娠期的计算，目前统一人为规定为末次月经的第1日开始算起，因此，胚胎的实际生长时间，基本比我们常说的妊娠周数少2周，在组织胚胎学上即以受精为胎龄计算基点。因此，对于月经周期长的患者自然受孕后的生化流产，还需要灵活看待。实际的生化流产应是指胚胎实际形成后即受精后14天以内的流产。

目前的研究统计提示，胚胎着床后大约30%会发生自然流产，而自然流产中4/5左右为早期流产，其中50%~60%与胚胎染色体异常有关。在早期流产中，又有约2/3为生化流产，也即自然状态下，每20次受孕有3次会生化流产，这个比例不可谓不高。我们对以往人类发生的自然生化流产的概率有多少并未统计过，但可以预见的将来，这个概率肯定是会越来越高。PCOS患者生化流产的概率是普通人群的3倍，而PCOS的患病率有逐年增加的趋势，加之社会各方面因素导致女性的晚婚晚育，而年龄又是卵子质量下降的独立风险因素，也明显会推高生化流产等的发生率。过去，没有快速测早孕的方法，生化妊娠其实很少被发现，随着技术的进步，越来越多生化妊娠被早期发现，与之相对应的生化流产率也越来越高，给患者造成了极大的心理压力。因此，胎停育及生化妊娠的研究与治疗将越来越重要。

按自然流产发展的不同阶段、结局，可以分为先兆流产、难免流产、不全流产、完全流产与特殊的稽留流产。中医、西医可以有所作为的阶段定位于先兆流产；大部分早期流产妊娠物多能完全排出，不需要特殊干预，不过在临床实践中，西医依然会积极给予药物及清宫术；而不全流产、稽留流产属于中医所谓"死胎不下"，在目前的医疗环境下，即使中医有可以起效的内科疗法，也已经没有了施展的空间，基本完全靠手术，故此将不做讨论。

综上所述，为方便中西医沟通交流，使概念所指具有连续性、临床治疗可及性和一致性，在此，我们建议，妊娠4周（受精龄2周）及以内的胚胎发育停止、流产称为生化妊娠或生化流产或隐性流产，基本属于难免流产，在我们未发现的情况下就发生了，临床可做的是预防下一次生化流产的发生；妊娠4周以上12周以内（受精龄10周以内）的胚胎发育停止称为胎停育，属于先兆流产的范畴；妊娠12周（受精龄10周）以内的胚胎发育停止、流产统称为早期流产；妊娠12周（受精龄10周）及以后发生的胚胎发育停止、流产称为晚期流产。随着彩超技术的发展与妇科专业彩超人员业务水平的强化提高，临床也应该逐渐普及受精龄的概念，以更准确判断胚胎发育的时期，更准确界定流产类型。

二、自然流产的病因

自然流产的病因包括胚胎因素、母体因素、父亲因素和环境因素。

（一）胚胎因素

胚胎或胎儿染色体异常是早期流产最常见的原因，占50%～60%。染色体异常包括数目异常和结构异常，前者以三体最多见，后者引起流产并不常见。

（二）母体因素

1. 全身性疾病　孕妇患全身性疾病，如严重感染、高热疾病、严重贫血或心力衰竭、血栓性疾病、慢性消耗性疾病、慢性肝肾疾病或高血压等，均可能导致流产。TORCH感染虽对孕妇影响不大，但可感染胎儿导致流产。

2. 生殖器异常　子宫畸形（如子宫发育不良、双子宫、双角子宫、单角子宫、纵隔子宫等）、子宫肌瘤（如黏膜下肌瘤及某些肌壁间肌瘤）、子宫腺肌病、宫腔粘连等，均可影响胚胎着床发育而导致流产。宫颈重度裂伤、宫颈部分或全部切除术后、宫颈内口松弛等所致的宫颈机能不全，可导致胎膜早破，是发生晚期流产的主因。

3. 内分泌异常　女性内分泌功能异常（如黄体功能不全、高催乳素血症、多囊卵巢综合征等），甲状腺功能减退，糖尿病血糖控制不良等，均可导致流产。

4. 强烈应激与不良习惯　妊娠期出现的严重的躯体（如手术、直接撞击腹部、性交过频）或心理（过度紧张、焦虑、恐惧、忧伤等精神创伤）的不良刺激均可导致流产。孕妇过量吸烟、酗酒、过量饮咖啡、吸食二醋吗啡（海洛因）等毒品，均可能导致流产。

5. 免疫功能异常　包括自身免疫功能异常和同种免疫功能异常。前者主要发生在抗磷脂抗体、抗B糖蛋白抗体、狼疮抗凝血因子阳性的患者，临床上可仅表现为自然流产甚至复发性流产，也可同时存在风湿免疫性疾病（如系统性红斑狼疮等）;少数发生在抗核抗体阳性、抗甲状腺抗体阳性的孕妇。后者是基于妊娠属于同种异体移植的理论，母胎的免疫耐受是胎儿在母体内得以生存的基础。母胎免疫耐受有赖于孕妇在妊娠期间能够产生足够的针对父系人白细胞抗原（human leukocyte antigen，HLA）的封闭性因子（blocking factor）。如夫妇的HLA相容性过大，可以造成封闭性因子缺乏，或自然杀伤细胞（NK cell）的数量或活性异常升高，有可能导致不明原因复发性流产。

（三）父亲因素

有研究证实，精子的染色体异常可导致自然流产。但临床上精子畸形率异常增高是否与自然流产有关，尚无明确的证据。

（四）环境因素

过多接触放射线和砷、铅、甲醛、苯、氯丁二烯、氧化乙烯等化学物质均可能引起流产。

三、自然流产的诊断

诊断自然流产一般并不困难，根据病史及临床表现多能确诊，仅少数需行辅助检查。确诊自然流产后，再确定其临床类型，决定相应的处理方法。

1. 病史　询问患者有无停经史和反复流产史；有无早孕反应、阴道流血，阴道流血量及持续时间；有无阴道排液及妊娠物排出；有无腹痛，腹痛部位、性质、程度；有无发热、阴道分泌物性状及有无臭味等。

2. 体格检查　测量体温、脉搏、呼吸、血压；注意有无贫血及感染征象。消毒外阴后行妇科检查，注意宫颈口是否扩张，羊膜囊是否膨出，有无妊娠物堵塞宫颈口；子宫大小与停经周数是否相符，有无压痛；双侧附件有无压痛、增厚或包块。

3. 辅助检查

（1）超声检查：可明确妊娠囊的位置、形态及有无胎心搏动，确定妊娠部位和胚胎是否存活，以指导正确的治疗方法。若妊娠囊形态异常或位置下移，则预后不良。不全流产及稽留流产均可借助超声检查协助确诊。妊娠8周前经阴道超声检查更准确。

（2）尿、血hCG测定：采用胶体金法hCG检测试纸条检测尿液，可快速明确是否妊娠。为进一步判断妊娠转归，多采用敏感性更高的血hCG水平动态测定，正常妊娠6～8周时，其值每日应以66%的速度增长，若48小时增长速度<66%，提示妊娠预后不良。

（3）孕酮测定：因体内孕酮呈脉冲式分泌，血孕酮的测定值波动程度很大，对临床的指导意义不大。

4. 宫颈机能不全的诊断　因宫颈先天发育异常或后天损伤所造成的宫颈机能异常而无法维持妊娠，最终导致流产，称之为宫颈机能不全。

四、先兆流产的表现

先兆流产（threatened abortion）指妊娠28周前先出现少量阴道流血，常为暗红色或血性白带，无妊娠物排出，随后出现阵发性下腹痛或腰背痛。妇科检查宫颈口未开，胎膜未破，子宫大小与停经周数相符。经休息及治疗后症状消失，可继续妊娠；若阴道流血量增多或下腹痛加剧，可发展为难免流产。

由于症状出现的或然性，部分流产并无出血等而直接发展为稽留流产，因此，随着技术的发展，先兆流产的判断应该提前，先兆流产的概念内涵应该扩大，彩超发现的胚胎生长迟滞、停止，尤其孕酮等血检结果的判定，均应该纳入先兆流产的考虑。

先兆流产的处理

一般处理包括适当休息，禁止性生活。黄体功能不全者可肌内注射黄体酮20mg，每日一次，或口服孕激素制剂;甲状腺功能减退者可口服小剂量甲状腺素片。经治疗，若阴道流血停止，超声检查提示胚胎存活，可继续妊娠。若临床症状加重，超声检查发现胚胎发育不良，血hCG持续不升或下降，表明流产不可避免，应终止妊娠。

五、胎停育诊断的特殊性

胎停育作为先兆流产的一种，部分有可挽救的机会，但流产的诊断是一种滞后诊断，等到发展为流产之时，结局已然注定，除接近28周的流产，胚胎绝大多数已经死亡，对于我们临床干预没有意义。因此，胎停育的诊断必须提前，乃至于略有胎停育的趋势，都应该提前积极干预，尤其是确诊PCOS，或甲减等其他内分泌异常，或有复发性流产病史，或其他较严重母体全身疾病，或封闭抗体阴性等。

显然，为了提前获得胎停育可能发生的趋势信息，必须借助B超和检验手段，不能等待流产的症状出现。就我们的临床观察而言，对于胎停育、流产的高危人群，B超检查与孕酮等检测应该比普通人群要频繁。一方面要依靠早期B超检查判断受精龄，一方面也要依靠孕酮、雌二醇、hCG值判断胚胎微观生长情况。虽然目前认为孕酮值波动较大，对流产的诊断无明显意义，但先兆流产的治疗中主要就是要用孕酮，据此反推，不能说孕酮值高低全无意义。对于高危人群，孕酮、雌二醇、hCG应该在正常高值相对更安全，这是临床保胎的直观体悟。

六、全景脉学的认识与处理

或许因为人们的就医习惯，我们临床诊治的不孕不育患者常常是西医"看剩下的"，在多家西医治疗而两三年未孕，或者复发流产，因而保胎对于我们接触的患者群而言十分重要。这促使我们对于流产可能的警惕性前置，所以非常关注胎停育现象。

显然，临床实践中，中医能够处理和有机会参与处理的胎停育、先兆流产是有限的，中医能够处理的还是以内科病为基础导致的胎停育、先兆流产，例如现代内分泌范畴的黄体功能不全、高催乳素血症、多囊卵巢综合征、甲状腺功能减退、糖尿病等，以及免疫功能异常，精子质量异常。治疗上来说，保胎并不限于孕后的保胎，超前的调整母体状态，提高卵泡、精子质量，更是保胎的基础工作。

中国人喜欢现象化的比喻，就如农业生产，提前翻整土地、施用农家肥以及选用优质种子，与播种后的田间管理一样重要。优良的土壤以及种子，显然可以让幼苗更好地抵抗各种病虫害，而不仅仅只是靠后期的化肥、农药。类似的，我们的保胎，原本就是治疗不孕不育的内涵之一，提倡男女同调，从改善卵泡生长，提高卵子质量，调整内膜环境，提高内膜容受，改善精子活力，促进受孕、受精卵种植，降低生化流产概率，到孕后持续用药，改善胚胎血供，避免胎停育发生，一以贯之！

我们基于先天精络论，认为先天精亏，络脉阻塞，阳维脉虚，带脉不束，冲脉不足，任督失调，脑、髓、脉、胆及生殖器异常是其一般规律。就内科相关机理而言，其特殊性在于络脉瘀阻程度较重，其他各环节具体轻重比例不同，如阳精亏轻重不同，阴精亏比例不同，气营二分毒邪轻重不同等等，及其结、滞类别或轻重不同，如气滞、气结，痰滞、痰结的不同。在日常的机理表述中，我们类比于西医免疫调节，尤其是免疫抑制。

治疗上，常常使用通络法，祛风通络如青风藤、穿山龙、徐长卿；化痰通络如山慈菇、猫爪草、黄药子（多在孕前使用）；尤其凉血通络法，如鸡血藤、鬼箭羽，可以贯穿孕前孕后诊治全程。当前现代西医常常使用肝素、阿司匹林、黄体酮及生物制剂如环孢素来进行治疗，与中医传统活血化瘀通络法保胎有近似之处。我们观察，肝素偏于活血，阿司匹林兼有通络，黄体酮偏于通络，环孢素偏于散结通络。

此外，我们也常将先天精气与HPO轴，丘脑-垂体-甲状腺轴与气营二分及卫分，丘脑-垂体-肾上腺轴与卫气二分及营分大略类比举例，如阴精气、阳精气叠加法与FSH、LH受体的类比；TSH与温阳法（附子、桂枝、干姜）、理气法（柴胡、香附、枳实）的类比；肾上腺轴的激活与温通法（麻附辛）的类比。

具体用药上，因寒、热，气、血、痰等结、滞之不同，有一些不同的经验用药，如：热气滞入筋络，用丝瓜络、路路通、桑枝、川楝子、郁金；热气滞入肉皮络，用桑叶、海桐皮、地骨皮；寒痰滞入络，用白芥子；寒痰气入络，用旋覆花；热痰滞入络，用瓜蒌皮、郁金、猫爪草、贝母；气郁入窍入络，用香附；痰郁入窍，用石菖蒲；虚痰阻窍，用远志；瘀血入络化热，用茜草；热痰结，用鳖甲、僵蚕、山慈菇；寒凝血瘀入络，用生蒲黄；寒凝血瘀成结，用五灵脂、两头尖（非旱半夏），等等。

第三章

月经不调现象与月经不调病

月经不调，属于中医用语，在漫长的历史中，也变成了中国人的生活用语，但是西医并无此病名。笼统地说，月经不调算一个症状、一种现象，泛指各种月经周期、量、色、质等的异常改变，乃至包括痛经等月经伴随症状。即使对于中医，也囊括了相当多的疾病种类。

综前所述，从器官水平看，所有影响卵泡及内膜生长的因素，都可以导致月经周期、量、色、质等的异常改变，其中，主要因素是内分泌的问题，少部分是急慢性感染或非感染炎症，极少数是因外伤。本质上各种因素也都是直接或间接影响了卵泡生长微环境或者内分泌稳态而导致月经周期等的异常。患者习惯上把经间期出血认为是来了月经，因为部分出血量还比较大。但若要深究，没有排卵的出血不叫月经，只能叫"阴道流血"或者"阴道出血"。而一些遗传性疾病、导致生殖器发育异常从未有过正常月经的疾病，则不宜放于此类讨论。

引起月经不调现象的原因，目前最多的还是PCOS，不再赘述；其次比较常见的是黄体功能不全导致的排卵期出血，大部分是一过性，少数患者经常出现提示卵巢功能的早衰；此外，未裂破卵泡黄素化综合征（LUFS）发病也越来越多；再次是甲亢或者甲减继发导致卵泡发育受阻而出现少经、闭经；而垂体疾病中最常见的当属高泌乳素血症，发病率也较高；相对少见的是肾上腺疾病继发月经不调，而肾功能衰竭也可以导致月经周期等异常。另有部分因其他疾病治疗药物引发的月经不调，例如糖皮质激素的使用，尤其是长效糖皮质激素使用导致，一些肿瘤化疗、免疫抑制剂等也可引起。

由于HPO轴乃至甲状腺、肾上腺轴也受高级神经中枢的影响，所以有相当部分的人可以因偶然的生气、工作压力、熬夜等情绪性或者生活作息的改变而导致短时期内的月经周期异常，但绝大部分都是短暂、一过性的，一般1~3个月经周期即可自行调整到正常状态，只有少数患者月经周期等的改变会持续。

炎症性疾病导致月经周期等紊乱相对发病较少见，例如卵巢炎、急慢性盆腔炎也可以影响月经，但更多是导致行经期的腹痛、痛经等伴随症状，而非是影响月经周期等。一些少见血管性疾病影响卵泡血供，也会导致月经不调。也有少数卵泡生长正常，但主要是子宫内膜的异常导致月经量的改变的疾病，例如子宫内膜炎、内膜息肉、炎症或刮宫导致的宫颈粘连、子宫内膜癌等。也有子宫内膜生长正常、内膜合格，但因内膜剥脱时血管收缩迅速出血极少的情况，此种是否作为病来看待，值得商榷。少部分也有凝血功能异常导致大出血、崩漏的情况。目前随着剖腹产率的增加，子宫憩室发生率越来越高，经常导致经期延长，是否需要治疗，也需视情况而定。类似的还有子宫肌瘤，因为凸向宫腔生长而导致出血淋漓不净或者大量出血的。

痛经作为行经最常见的伴随不适症状，往往也被归类为月经不调。除了腺肌症（本身也可以导致月经淋漓），最常见的是原发性痛经，因为子宫平滑肌与血管异常收缩导致。此外，腹腔内子宫内膜异位症也是痛经的常见原因。

由上可见，月经不调现象背后涉及的原因十分复杂，很多还不单纯是妇科的问题，治疗时自然不能一概而论。对于目前十分常见的PCOS导致的月经不调，事实上，西医也没有治疗方法。虽然有通过短效复合避孕药建立人工周期这一条路，但实际上用药后患者根本就无排卵，所以不能把建立人工周期的出血看成是规律的月经。只有部分患者通过人工周期3~6个月的训练，在停药后可以短期有正常周期月经，而大部分都是停药即月经又紊乱而完全无规律。

以上所列，有相当部分导致的出血表现为似乎是月经周期异常，但是否应该算作月经不调，也都值得商榷，例如子宫内膜炎、子宫憩室、子宫肌瘤、子宫内膜癌等。实际上我们觉得，月经不调应该限定为内分泌紊乱引起的卵泡、内膜、黄体发育异常导致的月经不规律与异常出血，其他因内膜炎症、肌瘤、癌变、解剖异常等导致的出血，都不应该算月经不调。

从中医角度来看，将月经不调当做一个病名也无不可，目前《中医妇科学》实际上已经依据具体症状细化了月经不调的病种分类，例如有所谓月经先期、月经后期和月经先后不定期、崩漏等。这就类似冠心病是一个一级病名，下面还有所谓心律失常型、不稳定性心绞痛等等。

中医的病因分类相对而言比较抽象、笼统，但凡各种层面导致的月经不调，均跳不出气血痰湿、肝肾范畴，或气虚、血虚，或气郁、气滞，或痰湿，或瘀血，或肝肾阴亏等。而治疗上，目前则以中西医结合的方法比较好。事实上，西医的某些病可以约略地对应中医的某些通用的证型说法，比如甲亢、甲减继发的月经周期异常，明显可以带入气郁法的治疗思路，或疏降或补通。因为情绪的焦虑、抑郁等高级大脑皮层活动异常引发的下丘脑神经-内分泌紊乱，那就更加对应于中医所谓七情致病了，最简单的，逍遥散就可以治疗。而黄体功能不全、卵巢早衰，多数都可以划入大肾虚的范畴。所以，现代的各种妇科相关检查，可以纳入中医的观察视野，作为诊断、治疗的参考。

这里，我们不做具体月经不调论治的细节展开，对目前临床最常遇见的PCOS或早衰型月经不调，病例中有所展示，诸君可认真体会。无论是从脑神经还是从卵巢、子宫本身论治，核心落脚点终归是调卵泡与内膜的生长，似乎很西化，但实质上与中医内生的气血、阴阳精气概念并无任何冲突。

另外，我们需要了解疾病的复杂性，我们不否定一些个案、特例的奇效，虽然我们本身的实践中也不乏有个案的疗效奇佳，但更多的相对平平的疗效才是常态！我们需要破除一些自我麻痹的幻想，患者3个月或半年的月经周期紊乱，真的是我们7天药就能治好的吗？微观观察已经无可辩驳地表明，卵泡关键生长期需要3个月时间，这就足以说明7天中药可以彻底改变影响卵泡正常生长的不利因素简直是天方夜谭。如果真的遇到7天中药就治好了月经不调的情况，恐怕我们更加应该相信，这是患者自身自愈调整的结果，我们不过是碰上俗语所云的"好运的医生治病尾"了吧！

附文

阴阳精气药味叠加法结合病机分型法治疗子宫内膜异位症

罗　愚　董昌盛

摘　要：子宫内膜异位症发病率较高，其引起症状严重、病灶累及部位多样、治疗方案复杂，疾病管理较为困难，临床疗效不佳，严重影响妇女生存质量。使用阴阳精气药味叠加法结合病机分型法治疗内异症，以阴阳精气药味叠加为基础，配合三寒三热证病机分型，疗效较佳，兹将具体方药与同道探讨。

关键词：子宫内膜异位症；阴阳精气；药味；病机分型；全景医学。

子宫内膜异位症（endometriosis，EMs）是指子宫内膜组织（腺体和间质）在子宫腔被覆内膜及子宫以外的部位出现、生长、浸润，反复出血，继而引发疼痛、不孕及结节或包块等。中西医对其治疗均有一定优势，但也存在一定不足，笔者在长期临床实践过程中，经过不断继承，采用阴阳精气药味叠加法结合病机分型法治疗子宫内膜异位症，疗效得到提高，现抛砖引玉，供同道参考。

1　子宫内膜异位症流行病学

子宫内膜异位症（endometriosis，EMs）在过去十多年来，发病率逐年上升，育龄期女性患病率为5%～15%，在不孕的患者中可高达48%[1]。虽然EMs是一种良性妇科疾病，但其引起症状严重、病灶累及部位多样、治疗方案复杂，疾病管理较为困难，因此多学者认为它是"综合征"的一种。其典型临床症状包括痛经、盆腔痛、性交痛、癥瘕、月经不调和不孕，严重地影响妇女的健康和生活质量[2-4]。

2　子宫内膜异位症疗效亟需提高

药物治疗和手术治疗是EMs治疗的两大方案，虽然手术治疗能够从源头上治疗，达到去除病灶的目的[5]，但疗效并不令人满意。药物治疗常为减轻症状和预防术后复发的首选治疗，药物的选择品种繁多，但是一旦停药，症状容易再次出现，因此其临床应用受到一定的限制。内异症有"不死的癌症""盆腔沙尘暴"之称，常表现出浸润、破坏、复发等恶性肿瘤行为，为难治之症，是妇科研究领域的热点和难点之一[6-7]。由于现代医学药物治疗依赖激素，副作用较大，手术及停药后复发率高，目前该病的临床治疗仍不够完善，缺乏较理想的治疗方法[8-9]。十数年来，我们常常以精气药味叠加法作为底方加减，结合子宫内膜异位症几个常见病机，分型治疗子宫内膜异位症，疗效尚可。

3 阴阳精气药味叠加法的概念及用法

阴阳精气药味叠加法，是师承的一套用药处方的经验方法，由单味补精气药或基本方根开始，根据病理需要，逐渐增加或删减补益精气药味。该法药味加减细腻精准、层次分明、进退有序、便捷实用。

此法最后形成的处方样式，与清代医家陈士铎的大部分方药结构基本一致，其阳精气序列：最平和的单味药从菟丝子开始，逐渐增加剂量，然后选择叠加山药、芡实、巴戟天、淫羊藿、淡大云、鹿茸、黄芪等。最完整的阳精气方根从人参、白术、巴戟天三药开始，逐渐增加剂量，然后叠加淫羊藿、淡肉苁蓉、鹿茸、黄芪等，常常继续叠加茯苓、补骨脂、葫芦巴、锁阳、枣仁、覆盆子、远志、狗肾、驴鞭等。阴精气则多从熟地黄、当归、山萸肉三药开始叠加；临证处方，阴阳精气药味也常常彼此叠加，按照这些规律叠加组合，基本上可以再现陈士铎现有文献中罗列的大部分安神益精的方药，是目前已知唯一大面积运用陈士铎方药体系的中医传承。这个方法主要对应中医的先天精气虚损病理，在现代医学生殖内分泌系统疾病中运用较多。

子宫内膜异位症的基础病理一般归于瘀血[10-12]，这一点是所有医家达成共识的，即唐宗海《血证论》[13]所谓："既然是离经之血，虽清血、鲜血，亦是瘀血。"瘀血病理与阴阳精气虚损病理少有重叠、界限明晰，现以此病的临证处方来举例说明。

4 病机分型法治疗内异症

内异症的临证现场表现以痛经为主要症状，多喜抚按，多得热痛减，单纯以此观之，虚寒似乎九成，实际上略加细辨，寒象大约七成以上、热象三成以下。笼统的寒象不足以表达具体的证候类型，热象亦是，我们在长期临床实践的基础上总结出了三寒三热证型作为方便入手方法，同时随机结合前述阴阳精气药味叠加法。

4.1　三寒证　三寒即瘀血寒、营卫寒、水湿寒，其中瘀血寒分为单纯血瘀和气滞血瘀，营卫寒又分卫风营血虚寒和卫风气血虚寒 2 种，水湿寒又分水饮寒和寒湿 2 种，常常又称六寒。

瘀血寒：单纯血瘀寒有单独出现，也常常混夹于水湿寒及各种虚损之中。典型证见月经前或经期下腹冷痛，月经常延后，色暗有块，形寒肢冷，面色苍白，舌暗僵、苔白，现场脉象变化多端，典型的脉象有管体硬长、大结节标志物条索化几乎与余部重合。治宜温经化瘀止痛。代表方《妇人大全良方》温经汤、少腹逐瘀汤。药用吴茱萸、肉桂、干姜、川芎、蒲黄、五灵脂、当归、赤芍、延胡索、没药、桃仁、红花、香附等。吴茱萸、肉桂、干姜味辛而性温热，可温通血脉，通则不痛；当归、川芎、赤芍养血活血行瘀；蒲黄、五灵脂、延胡索、没药活血理气，化瘀止痛；桃仁、红花、香附理气活血，共奏温经散寒、活血化瘀之效。此为常用法，其他医家多在此基础上灵活施行各种病理加减，是高频有效方法。

气滞血瘀寒：典型证见月经前下腹胀痛拒按，连及胸胁，经量少而色紫黑，间有血块，血块下则痛减，乳房胀痛，舌质紫黯，有瘀点瘀斑，脉象变化多端，传统所谓涩脉现象临证现场几乎见不到。治宜理气活血、化瘀止痛。代表方血府逐瘀汤、膈下逐瘀汤。药用桃仁、红花、当归、川芎、赤芍、三棱、莪术、柴胡、香附等。三棱、莪术破血行气；桃仁、红花活血化瘀；当归、川芎理气活血；柴胡、香附疏肝理气以调经。一般医家也常由此一法入手，会错失部分有效病例。

营卫寒：以卫风营血虚寒更为常见，卫风气血虚寒相对少见。卫风营血虚寒证见行经前后或经期小腹冷痛，伴经血量少，色暗有块，畏寒肢冷，面色青白，乏力，严重时面色苍白，大汗出，或有发热，四肢湿冷，舌质淡黯或有瘀点、苔薄白或水滑，脉多沉位而结节标志物呈条索状。治宜扶阳温经通脉、养血散寒化瘀。代表方当归四逆加吴茱萸生姜汤、温经汤（《金匮要略》）。

卫风气血虚寒包括黄芪桂枝类方和补中益气祛风法，证见月经变化多端、提前者略多，典型特征是平素自汗，脉象见管体远端松软、管内压力不足或手指按下衰减明显。黄芪桂枝类方舌淡苔薄、补中祛风方舌苔厚松。黄芪、桂枝益气温卫、收摄止汗止痛；祛风法对大便不成形者最为合适，以羌活、防风、桂枝、藁本、独活、白芷、蔓荆子等辛温发散，祛风止痛、畅通太阴、疏利脉道。

水湿寒：相对少见。典型证见月经前或经期下腹冷痛，月经常延后，色暗有块，经后或略缓解，形寒肢冷，面色苍白，舌暗胖。偏湿时大便黏滞，苔厚、舌面覆盖面积大，脉象见管体软而界线模糊；偏水饮则大便稀溏或干结，舌苔浸润入舌质，苔薄或厚，或少苔，有水滑，脉象见管体收敛紧张或硬。偏湿以平胃散为主，偏水饮以五苓散为主，也常见真武汤、四逆汤证。

4.2　三热证　三热即诸病化热、湿热、燥热 3 种。也可以再作细分，因为罕见，限于篇幅，故不作罗列了。

在前述三寒三热证型基础上，对合并不孕不育和月经不调，甚至痛经，都较没有结合药味叠加法的患者疗效快速、显著。限于篇幅，关于补精药味调整不孕不育和月经不调的生殖内分泌的作用，可以参看一般医家用药经验。

5　阴阳精气药味叠加法结合病机分型法治疗内异症的思考

单味药补精，菟丝子药力平和，多用有效少害，是最常用的单味药，最大剂量可以到 90 g，淫羊藿有温通之功，合并使用后可显著改善形寒畏冷、振奋精神，最大剂量可以到 60 g，尚未见明显不良反应。

值得关注的是，我们发现大量子宫内膜异位症患者，同时存在内分泌性激素或其他内分泌激素检验数值的异常，且大量研究已经证明子宫内膜异位症患者激素水平和细胞因子存在异常[14-18]。临床研究表明，中药在本病治疗上有明显优势，可根据证候进行辨证论治，从而改善患者机体内环境，减轻症状及体征[19-20]。这也是我们以阴阳精气药味叠加法作为底方的部分机理所在。巴戟天和补骨脂的叠加，尤其大剂量加入，需要注意雌激素变化，偶有加重病情的个案。

大量研究表明，阴阳精气药味叠加法常用药味如菟丝子、杜仲同属甘味补肾中药，两味中药均具有增强生殖能力的药效作用，从而不同程度改善肾虚证之性欲减退、腰膝酸软等症状，与其能调节性激素水平，改善下丘脑–垂体–性腺轴功能紊乱有关[21]；此外，鹿角胶、山药、炒续断、熟地黄、山萸肉、枸杞子等药可以改善血清激素水平[22-26]。

阴阳精气药味叠加法结合病机分型法是在全景脉学的指导下，针对 EMs 的基本病机而设的方药加减体系，全景脉学医学体系为罗愚先生所创立的融西入中的学术体系，在汉派中医的基础上不断继承创新，围绕全景脉学，基于先天精络论和阴跷阳跷脉以及解剖学等开展学术研究，并不断挖掘其内涵及外延。阴阳精气药味叠加法结合病机分型法治疗 EMs 将会基于现代分子生物学的研究进展，开展临床和基础研究，以期提供科学的分子生物学证据。

参考文献

[1] Falcone T，Flyckt R.Clinical management of endometriosis[J].Obstet Gynecol，2018，131（3）：557-571.

[2] 杨必成，利群，王枫.子宫内膜异位症生物标记物的研究进展[J].现代妇产科进展，2014，23（11）：926-928.

[3] 周琦，李霞，陶玲，等.Wnt/β–catenin 信号通路 4 个基因在子宫内膜异位症中的表达意义[J].新疆医科大学学报，2014，37（12）：1585- 1590.

[4] 路淑媛，周立娟，左娅.子宫内膜异位症治疗进展[J].中国现代药物应用，2009，3（6）：126-128.

[5] Singh S S，Suen M W.Surgery for endometriosis：beyond medical therapies[J].Fertil Steril，2017，107（3）：549-554.

[6] 苏晓华，宋殿荣，张崴，等.子宫内膜异位症中子宫内膜间质细胞侵袭、转移能力的研究[J].天津医药，2014，42（12）：1163-1167，1259.

[7] 徐春琳，郭敏，王惠兰，等.卵巢外子宫内膜异位症恶变的研究进展[J].中国实用妇科与产科杂志，2014，30（11）：905-908.

[8] 刘芬芳，左云海，龙浪，等.重度子宫内膜异位症患者腹腔镜术后应用不同药物的疗效比较[J].河北医学，2015，21（1）：104-106.

[9] 汪秀芹，申翠苹，邢海燕，等.药物治疗子宫内膜异位症的疗效及对卵巢储备功能的影响[J].中国医师进修杂志，2012，35（15）：67-69.

[10] 李佶，王大增.子宫内膜异位症中医病机的再认识[J].辽宁中医学院学报，1999，1（3）：161-162.

[11] 王芳，付金荣.蔡小苏治疗子宫内膜异位症不孕经验[J].中医杂志，2014，55（4）：283-285.

[12] 王庆侠.子宫内膜异位症的中医辨治[J].吉林中医药，2002，24（4）：3-4.

[13] 清·唐宗海.血证论[M].北京：人民卫生出版社，2005：37.

[14] 阎蓓，邸石，欧阳俊.促性腺激素释放激素激动剂联合米非司酮治疗子宫内膜异位症的临床疗效及对其子宫内膜厚度与激素水平的影响[J].中国妇幼保健，2019，34（4）：772-774.

[15] 郤雪莲，王丽娟，任丽坤，等.活血消异方联合炔雌醇环丙孕酮片治疗子宫内膜异位症的疗效观察[J].中医药导报，2018，24（22）：80-83.

[16] Belaisch J.Progestins and medical treatment of endometriosis-physiology，history and society[J].Gynecol Endocrinol，2009，25（11）：751-756.

[17] Cheewadhanaraks S，Peeyananjarassri K，Choksuchat C，et al.Interval of injections of intramuscular depot medroxyprogesterone acetate in the long-term treatment of endometriosis-associated pain：a randomized comparative trial[J].Gynecol Obstet Invest，2009，68（2）：116-121.

[18] Schweppe K W.The ranking of the gestagens in the treatment of pain caused by endometriosis-an overview [J]. Zentralbl Gynakol，2003，125（7/8）：276-280.

[19] 李雁南.中西医结合对子宫内膜异位症疗效及对患者血清细胞因子和激素水平的影响[J].中医临床研究，2018，10（10）：64-66.

[20] 赵玲娟，孔方方，邵艳社.子宫内膜异位症中西医治疗进展[J].解放军医药杂志，2015，27（6）：114-116.

[21] 苏洁，陈素红，吕圭源，等.杜仲及菟丝子对肾阳虚大鼠生殖力及性激素的影响[J].浙江中医药大学学报，2014，38（9）：1087-1090.

[22] 李雁南.中西医结合对子宫内膜异位症疗效及对患者血清细胞因子和激素水平的影响[J].中医临床研究，2018，10（10）：64-66.

[23] 李玉范.加用补肾化瘀方治疗排卵障碍性不孕症临床观察[J].广西中医药，2018，41（5）：27-29.

[24] 廉印玲，薛汝萍.益肾方对卵巢早衰患者激素水平的影响[J].陕西中医，2011，32（7）：771-772.

[25] 司徒仪，冉青珍.补肾法在妇科方面的现代研究及应用[J].黑龙江中医药，2000，49（3）：62-63.

[26] 熊跃斌，周楚华.淫羊藿及菟丝子提取物对雄性生殖功能的影响[J].中国药学杂志，1994，29（2）：89-91.

第四章

全景女科之女性易感疾病

女性易感可以分为女性易感症状与女性易患疾病两大类。除了梅核气以外，女性易感症状还包括了颈项部不适，尿路敏感、过敏状态等。易感疾病则包括了甲状腺功能异常（甲减、桥本氏甲状腺炎）、类风湿性关节炎、干燥综合征、红斑狼疮等。

为何会有女性易感症状与疾病？全景脉学的整体认识还是基于人体的神经-免疫-内分泌网络与神经精神的关联。

风湿免疫-内分泌代谢-神经精神关联异常状态是对女性易感基础病理状态的一个特征性表述，尤其是女性疑难病症的病理背景所在。例如：

1. 过敏性疾病与神经系统疾病和精神异常疾病躯体敏感不适症状的关联。

2. 五官及皮肤过敏与神经精神异常的关联。

3. 过敏性疾病与风湿免疫异常的关联。

4. 风湿免疫疾病与甲状腺内分泌代谢失调的关联。

5. 内分泌三轴的关联。

6. 生殖内分泌激素及其受体异常之间的关联。

……

除了对女性易感有了更广泛的认识以外，基于全景医理与各种现代西医现象对应或类比来辅助精确辨证论治也是提高疗效的关键。例如对于中医所说的梅核气，从病变部位来看，隶属于颈项部，可能是消化系统中胃食管反流烧灼咽喉不适、恶心，可能是气管-咽喉不适，还有可能是颈项部软组织不适，甲状腺的异常也可导致咽部异常感受。

如抗磷脂抗体或是SLE或APS特异性抗体，它们在下列病症中以不同频率存在：多种风湿性和类风湿性疾病，如风湿性关节炎、青少年慢性关节炎、强直性脊椎炎、牛皮癣性关节炎、各种结缔组织病和脉管炎、多肌痛性风湿和风湿热；血液疾病，如骨髓增生和淋巴瘤疾病；心肌梗死；艾迪生病；药物诱导的狼疮综合征；多种病毒感染，如HIV、EBV、微小病毒B19;细菌感染，如螺旋体病、梅毒、结核、洛矶山斑疹热以及原虫感染。5%的健康人随年龄增高抗磷脂抗体阳性率上升。

下面以女性易感中燥结的病理状态为例，谈全景医理与现代西医现象的对应或类比及相关治疗思路。

燥结有精分、血分、营分与气分的分别。精分不容易直接类比，但是很多结需要精分论治而化，如巴戟天法散肉结。血分营分常常合并发病，最直观的类比是各类高凝状态，很重要，也是我们曾经大量观察实践过的一个泛病理状态，可以简称瘀血，有经、络分别的不同，也是我们最常见的病理，有血瘀、血虚血瘀和血瘀水饮的常见分别，一般活血化瘀通络，常用鸡血藤、鬼箭羽、三棱、莪术、蒲黄、五灵脂、桃仁、红花等。

营分之营结，是全景医理独特的概念之一，结石、胆固醇和甘油三酯高、血糖高和脂肪瘤、息肉、囊肿等都属于这一概念范畴，主要有软硬分别。一般化痰散结通络常用牡蛎、夏枯草、玄参、黄药子、猫爪草、山慈菇、草珊瑚、金雀花、杏仁、郁金、海藻、昆布。

气分即津液燥结，对应于现代西医中"干燥综合征"这一类疾病。干燥综合征又称为舍格伦综合征（舍格伦现象），以几个腺体分泌物干燥为特征。

据我们观察，很多女性更易感干燥综合征，但多因复合多种其他风湿免疫内分泌代谢病而症状并不典型，因而不能确诊，但是对于全景诊疗开始并没有质的不同。所以我们称之为泛舍格伦现象或泛干燥综合征现象。

干燥综合征的表现以津液燥结为主，其实是连续复合了营分甚至精分燥结的，这是人体关联性的必然和人体生命发育过程的必然，这个涉及到人体精分的干细胞类比。

在三分五体水火象技术的视野中，卫分气分津液分相对连续关联的病理或疾病，是燥皮肌肺，具体大概包括多发皮肌炎、硬皮病、结缔组织类属疾病，以及与内分泌三轴中肾上腺轴的卫气二分津液结和甲状腺轴的气营二分津液营结滞的关联，其中甲状腺轴中很突出的是甲减倾向的病理转归趋势，它们都是最终容易进入肺纤维化方向的关联病理，纤维蛋白原高凝状态是标志，与脉象关系较大，在全景医理中粗略类比于气肉体象结病。另外，韦格纳肉芽肿以及其他类似肉筋体象的病理，是一个肉筋气营分过渡阶段，而类风湿性关节炎和强直性脊柱炎则是相对典型的营分血分精分的筋骨体象病理了，包括与免疫异常尤其风湿免疫关系略远的中老年女性高发骨病（如股骨头坏死）也可以归入其中；至于自身免疫性肝病以及部分皮肉体象病理涉及西医肝胆如肝功尤其胆红素异常的病理则归入气营分病理，最终进入肝纤维化方向；红斑狼疮以及以红斑体征首发的病理则是直接归入营血分病理，最终进入肾纤维化方向而成为风湿免疫肾一线高关联性病理；大动脉炎为代表的血管以及高凝血性疾病自然归入营血分筋脉体象病理。

津液燥结与津液结不同，虽然有可能都表现为燥，但津液结实际上是津液结滞，实际上整体或部分相对有余，在五体以筋结为多；而津液燥结则以皮肉燥结为多，而且是津液不足。

就女性易感疾病展开讨论，实际上也是我们的优势，不仅仅可以实践并总结了这样一个粗略的经验，而且可以与脉和药方经验有较好的闭环对接。

下篇　带教医案

医案 1

多囊卵巢综合征不孕免疫胎停速孕验案

患者孙某，女，29岁。

初诊：2018年3月14日

结婚两年未孕。此前诊断为多囊卵巢综合征（PCOS）、高泌乳素血症、未破裂卵泡黄素化综合征（LUFS）、慢性盆腔炎。月经月余未行，一般60天左右行经一次，自觉身体沉重疲乏无力。形体肥胖，皮肤光滑细腻，从来不长痤疮，乳房大，乳头小、有毛一二根。舌胖大，苔少有水汽，色暗。声音高而略单薄、细小细腻。脉光滑细腻凸起，按下细条融合有力。

治法：益阳精滋阴精，温宣卫气二分，化饮解郁散结（生麦芽、枇杷叶、郁金解郁，白芥子、夏枯草、郁金解郁散结）。

方药：

淫羊藿15g	菟丝子30g	炒白芥子9g	黑顺片3g
生麦芽60g	枇杷叶15g	郁金9g	熟地黄60g
煅紫石英30g	山茱萸18g	生山药30g	盐补骨脂9g
泽泻12g	牡丹皮6g	夏枯草30g	细辛3g
炙麻黄3g			

全景学徒：光看西医诊断，已经纷乱的不知从何下手了。多囊，全景体系如何认识呢？

【专家按语】此案为多囊合并高泌乳素血症和LUFS不孕，并预判可能胎停育。多囊卵巢综合征（PCOS）标象多在气营分有余而见痰湿水饮结滞，本象阴阳精气不足，而以阳精不足为主，卫分多变，此案卫分以风寒为主。熟地为补益阴精气常用药，首在剂量叠加，次在药味叠加，可参阅陈士铎相关著述及张景岳、赵献可一系用药法。脉象提示暗含高泌乳素血症，所以提前以生麦芽、枇杷叶、郁金及白芥子解郁散结，本案高泌乳素血症系三诊之后才知道。本案已含有冲阳法。经、带、乳、腹、脉为全景脉学女科五大入手诊测、治疗点，故本案对乳房记录相对详细。只是乳房诊查多有不便，使用较少。

二诊：2018年3月28日

白天精神佳，入睡快，多梦，有烦躁，纳略减缓，不怕冷，开始怕热。

治法：强化行气解郁，上剂阳精充足偏于太过，减少阳精补益，增强阴精补益。

方药：

柴胡12g	青皮6g	盐橘核12g	生麦芽60g
枇杷叶12g	郁金6g	牡丹皮6g	山茱萸12g
盐补骨脂6g	煅紫石英15g	炒白芥子6g	玄参18g
夏枯草30g	琥珀粉6g	石斛12g	生地黄30g
当归6g	菟丝子45g		

全景学徒：理论上病性偏颇，实际用药的拿捏，面对具体的患者，往往还是需要药后反应来定夺。

三诊：2018年4月11日

治法：确定未怀孕而卵泡不能继续再发育，则果断温阳促月经。

方药：

黑顺片15g	川牛膝15g	肉桂6g	益母草15g
煅紫石英15g	瞿麦15g	生黄芪18g	泽兰12g
当归30g	盐补骨脂12g	制巴戟天15g	

四诊：2018年4月25日

服药10天后行经，末次月经（LMP）：4月21日，月经量较少，有血块。

治法：益精生卵，促进内膜生长。

方药：

菟丝子60g	煅紫石英30g	紫河车粉6g	炒山药15g
石斛30g	女贞子15g	续断15g	熟地黄15g
山茱萸15g	五味子3g	枸杞子12g	当归9g
覆盆子12g	炒白芍12g		

全景学徒：过去以月经这一结果为原因来调经，部分有笼统的气、血的周期性变化的提法，暗藏了相对微观卵泡生长导致的激素的变化。现在我们就可以明确对标为卵泡的生长及对子宫内膜的作用了。

【专家按语】月经第5天可以开始促进卵泡生长，以滋补阴精气为主，同时重剂温补阳精气促进内膜生长，进行试验性治疗，边治边观察，评估其卵泡生长能力，以怀孕为首要目标，在具体评估其卵泡生长排泄能力之后，以促孕为主。

五诊：2018年5月9日

方药：

菟丝子30g	煅紫石英60g	炒山药15g	女贞子15g
续断15g	当归9g	覆盆子12g	炒白芍12g
制巴戟天15g	路路通15g	川牛膝15g	红花9g
太子参30g			

辅助检查：2018年5月5日彩超提示：左侧约9枚卵泡，较大者1cm×0.8cm，右侧4枚，较大者1.2cm×0.9cm，盆腔少量积液。5月7日彩超提示：子宫局限性腺肌症，左侧卵巢多囊。

全景学徒：紫石英又是大剂量，菟丝子剂量也略大，它们的使用有什么禁忌吗？

【专家按语】内膜生长尚可，卵泡生长略有不足，继续观察其排卵能力。脉象提示病人为ER受体敏感体质，且已出现子宫腺肌症，一般不能过多使用刺激雌性激素受体及直接补充雌激素的中药药味，但是本案是以怀孕为目的，我们依然继续使用富含雌激素的菟丝子及覆盆子等药味。

六诊：2018年5月23日

LMP：4月21日。月经满月而未行，不可妄行促经；卵泡已出现优势倾向，继续补益阳精气充实任督以促进卵泡生长。

方药：

菟丝子15g	香附12g	续断15g	女贞子15g
当归9g	白芍12g	生黄芪18g	秦艽12g

七诊：2018年6月6日

LMP：5月28日，经量增加（间隔37天）。脉双Ⅱ型融，双尺细条沉僵，细为血虚水饮冲，而PRL水平较高。

辅助检查：甲状腺功能尚可，孕酮尚可，第11天复查B超。

方药：

煅紫石英60g	生麦芽60g	菟丝子60g	制巴戟天15g
当归12g	炒白芍12g	路路通15g	皂角刺15g
枇杷叶12g	茯苓12g	枳实15g	党参18g
炒杏仁15g	黑顺片6g	香附6g	

【专家按语】上方本意仍在于温补阳精气、解郁散结以促进卵泡生长及排出，但是经血充足自行溢出，故虽有延迟而自行行经。

八诊：2018年6月20日

LMP：5月28日，月经第17天，右侧可见卵泡10mm×9mm，有可能形成优势卵泡。

治法：温补阳精气、温通气分营分，散结通络，促进卵泡生长发育及排泄，松解卵巢厚韧组织。

辅助检查：6月14日彩超提示：内膜0.5cm，双侧卵泡数偏多，左侧较大者0.8cm，右侧较大者1cm×0.9cm。

方药：

紫河车粉6g	煅紫石英30g	菟丝子30g	续断18g
女贞子15g	茯苓18g	黑顺片9g	干姜3g
生甘草6g	制巴戟天15g	淫羊藿12g	党参18g
炒白术12g	法半夏12g	炒白芥子6g	皂角刺15g
路路通12g	枳实12g		

14剂

九诊：2018年7月4日

LMP：5月28日，服上方后有易怒感，怕热易燥，自觉疲乏感，易睡，带下咖啡色分泌物，第10、12、13、15、18天均有，同时做超声，内膜有时变薄，由0.8cm变为0.6cm的现象。双Ⅱ豆硬实饱满关寸间，久候则右手较显著衰减，双尺右韧实中沉僵，左韧条动，为水饮动而虚气亏，气营略有热湿阻。

方药：

煅紫石英30g	茯苓18g	黑顺片9g	干姜3g
生甘草6g	制巴戟天15g	淫羊藿12g	党参18g
党参18g	炒白术12g	法半夏12g	炒白芥子6g
皂角刺15g	路路通12g	枳实12g	泽泻15g
生黄芪15g	藿香15g		

全景学徒：本周期卵泡生长明显缓慢，虽已过正常行经时间，但仍然以卵泡未排时期看待。

【**专家按语**】持续温补后出现气营分火热有余，湿热阻遏，但是本案以促进卵泡发育及松解卵巢厚韧组织，便于卵泡排出为主要目的，因而继续守法用方，霸道温补。因为以卵泡发育本身为重点，辅助卵泡生长，高泌乳素血症暂不顾及。

十诊：2018年7月18日

LMP：5月28日。

脉略数，右尺食中有力入指，略振无实，按下仍可，左食实中冲无可，按下久后略软，阴精略亏，阳也不及，营气阻结，PRL高，LH升起，此相对个体动态有余阶段。

全景学徒：月经延期20天，似乎不宜再补？

【**专家按语**】时值月经下半月，治法有三，第一，继续促进卵泡发育，但是病人精气已有耗损，气营热阻显著，不宜再补；第二，高泌乳素血症以及潜在的LUFS即未破裂卵泡黄素化综合征，均容易出现气营分亢热，也不宜再行温补，且需有所顾忌；第三，抑制高泌乳素血症及未破裂卵泡黄素化综合征，一样有益于卵泡发育及排泄，故此诊先以温补阳精气通络促排以继续促进卵泡生长及发育之后，备用解郁散结促排卵法及活血化瘀通经法。

方药：

方1

牡丹皮12g	鹿茸粉3g	紫河车粉6g	北沙参18g
女贞子12g	续断15g	熟地黄18g	山茱萸12g
枸杞子18g	生黄芪30g	炒山药24g	茯苓12g
覆盆子18g	路路通18g	鸡血藤60g	皂角刺15g
葛根24g			

方2

泽兰12g	川牛膝15g	鸡血藤30g	川芎6
枇杷叶15g	生黄芪24g	当归12g	益母草15g
生麦芽60g	香附9g	路路通15g	皂角刺15g
醋鳖甲15g			

十一诊：2018年8月1日

月经未行，恐万一怀孕，以平和之剂，抑制雌激素、孕激素及高泌乳素血症。左尺无名指软乏，尺1尺2有力，右尺三位饱满长条有力，按下有力不虚，为筋肉洪大，但久候仍有尺缘细条动，而桡线渐乏，为精亏火旺，精分三旺；雌激素、孕激素（黄体酮）或PRL高，肾、皮并旺。

方药：

覆盆子15g	泽泻9g	炒决明子15g	生地黄12g
白芍12g	菟丝子15g	牡丹皮12g	北沙参18g
女贞子12g	续断15g	枸杞子18g	生黄芪30g
炒山药24g	茯苓12g	路路通18g	鸡血藤60g
皂角刺15g	葛根24g		

十二诊： 2018年8月15日

LMP：8月2日（8天净），立秋（8月7日）开始腹泻，胃痛，左胸痛、跳，昨天开始便秘。尺有力。

辅助检查： B超示内膜薄，卵泡小。

方药：

生麦芽90g	菟丝子30g	覆盆子18g	五味子6g
炒决明子15g	南沙参12g	麦冬12g	天冬15g
熟地黄15g	生地黄12g	枸杞子12g	川楝子6g
茵陈12g	法半夏12g	紫河车粉6g	

全景学徒： 从上诊开始，已经加强补益阴精气。

【专家按语】 月经第14天，卵泡发育欠佳，内膜偏薄，基于前次以温补阳精气通络散结法效果不尽如人意，且高泌乳素血症之气营亢热已经凸显，此诊突出滋养阴精气、解郁清热。

十三诊： 2018年8月22日

网诊提示内膜较薄，卵泡欠佳，集中针对内膜增厚、卵泡发育用药。

方药：

菟丝子30g	覆盆子30g（打碎）	紫河车6g	熟地黄12g
枸杞子30g	山药30g	续断15g	

十四诊： 2018年8月29日

下午会饿，便秘可，旅游会有便秘。脉周丰。

辅助检查： 8月27日，月经第26天，B超示内膜1.0cm（合格），提示右卵泡1.7cm×1.1cm。

方药：

生麦芽60g	菟丝子45g	覆盆子24g	枸杞子24g
五味子6g	生白术30g	山药30g	白芥子6g
路路通18g	紫石英30g	胆南星12g	黄芪18g
南沙参30g	法半夏12g	皂角刺12g	

全景学徒： 内膜合格，且有勉强及格卵泡，本周期或有怀孕之机。

【专家按语】本诊技巧在于平衡阴阳精气比例，权衡卵膜主次，继续兼顾卵巢厚韧阻碍。

十五诊： 2018年9月12日

昨天有少许浅咖啡或淡粉色分泌物，蹲后头晕，下午4点多会饿，便秘，3～4天一次，为黏便。脉沉细软融。

辅助检查： 血压103/63mmHg，PRL升高。

方药：

生麦芽90g	枳实12g	党参30g	茯苓30g
泽泻30g	路路通15g	煅紫石英30g	胆南星15g
生黄芪18g	法半夏12g	皂角刺12g	炒白芥子6g
菟丝子30g	覆盆子15g	枸杞子15g	荷叶30g
瞿麦15g	益母草15g		

全景学徒： 患者卵泡生长缓慢，不可以一般30天一周期来看待，继续补精通络促排。

【专家按语】优势卵泡已经形成，继续促进卵泡生长及排泄，强化温补阳精气，使内在冲脉冲动至极，化痰散结通络，将外在卵膜阻碍削薄破溃，保证成熟卵泡顺利排出，以求毕功于一役。

十六诊：2018年9月26日

9月18日确诊怀孕。后多次复查孕酮正常低值，存在巨大流产风险，予中药持续保胎直至生产。

辅助检查：9月15日查E2 168pmol/L，P 16.4nmol/L，β-hCG 260.71U/L。9月17日复查E2 273pmol/L，P 32.72nmol/L，β-hCG 544.89U/L。9月23日复查E2 317.98pmol/L，P 19.6nmol/L，彩超提示宫内早孕，胚胎存活。9月25日复查E2 337pmol/L，P 23.66nmol/L，β-hCG ＞1358U/L。

方药：

菟丝子60g	续断30g	竹茹15g	紫苏梗12g
紫河车粉12g	炒山药30g	炒白术15g	黄芩9g

十七诊：2018年10月10日

右大结节之尺缘略韧凸，桡缘软融静止。

方药：

菟丝子60g	续断30g	竹茹15g	紫苏梗12g
炒山药15g	炒白术15g	黄芩9g	制巴戟天18g
北沙参60g	黑顺片3g	桂枝3g	麦冬15g

复诊：保胎。

辅助检查：9月29日复查E2 492pmol/L，P 31.37nmol/L，β-hCG ＞1358U/L。9月30日复查E2 404pmol/L，P 32.09nmol/L，β-hCG 18 086U/L。10月4日复查E2 285pmol/L，P 15.12nmol/L，β-hCG 31 030U/L。

后如脉诊提示，顺利生产一女。

【**专家按语**】此为多囊卵巢综合征速孕及疑难多囊示范。方法是老方法，关键在于选药的精准和剂量的把控，疑难保胎非重剂不可。

附　案：

罗某，女，30岁。多囊合并胰岛素抵抗速孕类案

初诊：2020年5月22日

结婚3年，输卵管提示通畅？PCOS？一般月经推后10天左右，上上个月月经2个月，多囊，2018年3次促排，用补佳乐、来曲唑、尿促性素75U连打最多10针，胰岛素抵抗略偏高，LMP：5月8日，经量尚可。舌软胖，水汽较多，有红色凸起，舌淡胖。脉光秃略燥亮，任脉小豆明显有震动感，周围光滑细腻凹陷，尺鱼条状震动，阳跷脉长条，督脉一四型，双尺凹陷光滑细腻，卵降四五级？月经推后？右盆腔？大便不成形。服用二甲双胍，2018年6月用达英–35促排三个月，分别为9、10、11月（有一个月未成功），12月输卵管造影，2019年1月促排一次，服用温补益气药2个月左右，服药期间30天一次月经。久候软泡周围较空虚。食冷后胃不适想吐，怕热不出汗。

方药：

红芪18g	防风6g	白术30g	山药30g
法半夏12g	薄荷6g	荆芥6g	泽泻30g
冬瓜皮30g			

14剂

二诊：2020年6月17日

6月15日查hCG 46U/L，证明怀孕，雌二醇165pmol/L，孕酮24nmol/L。舌淡红，水汽较重，尖边发暗。双寸凹陷无力，周围松弛无力，任脉小，督脉坚硬略饱满略不规则，阳跷脉长条光秃饱满，双尺凹陷无力，直肠及膀胱充血？腰腹酸胀，大便略干。久候脉震动有力但较空虚。

方药：

菟丝子15g	麦冬15g	太子参15g	红芪18g
防风6g	丹参15g	鸡血藤30g	鬼箭羽10g

6剂

三诊：2020年6月24日

6月22日hCG 1200U/L，孕酮＞40nmol/L，雌二醇200pmol/L左右；6月19日hCG 372U/L，雌二醇19pmol/L，孕酮＞40nmol/L。hCG翻倍略有不足，雌二醇略不足。舌淡胖软白苔，满布水汽较重，脉二五型，光秃饱满有力，任冲小颗粒，双尺浅凹陷按下软满，胎漏未作。

方药：

菟丝子15g	麦冬15g	太子参30g	红芪18g
防风6g	丹参15g	鸡血藤30g	鬼箭羽10g
桑寄生16g			

7剂

【**专家按语**】本案3年未孕，于2年前曾进行3个月系统西药治疗，仍然未能怀孕。在我诊所治疗时突出化痰散结，调整带脉及阳维脉、阳精气，疏通冲阳，调节垂体-性轴，促进排卵及内膜生长。其中有根据个人经验，调节潜在的垂体-甲状腺轴异常，协助HPO轴发挥正常作用，实际上是我们治疗PCOS不孕的常用重要手段之一。仅服药半月即已怀孕，以此大法，常常可使病人速孕。孕后又进行了保胎治疗，后顺利生产。

肖某，女，25岁。多囊合并崩漏速孕类案

初诊：2019年7月1日

结婚1年,从未怀孕人流,6月9日开始少量出血,持续8～9天,6月12日B超示内膜1.0cm,LMP:4月30日,周期40～50天,经期7天,量尚可。心?血压降低,脉凹陷细腻光滑,按下则瘦乏,阴跷脉光滑细腻长条,五六型,凸起无中线,有震动感,右寸任脉长条光滑凸起无中线,四五型,大便略干。

方药:

生山楂10g	红芪18g	防风6g	桂枝6g
白术12g	当归12g	淫羊藿15g	鸡血藤30g
鬼箭羽20g	党参15g		

5剂

二诊: 2019年7月8日

7月5日开始出血量少,七型脉,细条光秃韧条震动,周围瘦乏,舌有前苔,舌尖略红。晨起即大便。

方药:

红芪18g	防风6g	白术12g	当归12g
淫羊藿15g	党参15g	紫河车12g	菟丝子15g
鸡内金(生)10g			

7剂

三诊: 2019年10月12日

已孕3个月,宫腔积液,大便每天一次,成形,8月开始出现反胃恶心。

方药:

竹茹15g	党参15g	红芪18g	北沙参20g
麦冬15g			

5剂

【专家按语】本案为潜在多囊合并崩漏不孕案。脉凹陷且周围瘦乏，冲阳、带阳尤其阳维脉虚，无中线明显，精气虚损，素体脆弱，柔剂填充，玉屏风以调补阳维，参、术、归调补精气，仙灵脾振奋冲带跷三经阳气，直透阳维，与玉屏风形成闭环；鬼箭羽、鸡血藤通络活血，生山楂活血祛瘀，以促止血。待机氤氲，以菟丝子、紫河车填精养膜促卵，第2诊后血止卵热，当月怀孕。

郭某某，女，27岁。多囊并胰岛素抵抗疑难不孕案

初诊：2019年11月24日

PCOS？PRL？LUFS？四五个月来一次月经。LMP：11月23日，PMP：10月22日，脉光滑细腻不规则凸起，任脉大豆，小督脉，光秃，3枚，任冲粗条融合，松软，五六型按下细条震动，卵降？多囊，促排5次其中3次卵泡破裂，HMG足量注射5次，补佳乐无效。本月左侧2.0cm×1.7cm卵泡。2018年6月第一次促排；2018年8月查FSH 5.50U/L，LH 4.67U/L，E2 86pmol/L，P 0.10nmol/L，T 1.64nmol/L，PRL 10.24μg/L；2018年9月FSH 3.63U/L，LH 4.97U/L，P 0.80nmol/L，E 45.0pmol/L，PRL 13.67μg/L；2018年10月内膜0.7cm，右侧0.8cm×0.7cm。大便每天一次。

方药：

瞿麦15g	红花9g	路路通12g	夏枯草15g（后下）
地龙12g	皂角刺12g	泽兰12g	泽泻15g
红芪15g			
			3剂，先服
制首乌15g	桑葚子15g	女贞子15g	熟地黄15g
生地黄15g	菟丝子15g	覆盆子15g（打碎）	补骨脂12g
巴戟天15g			
			3剂，后服

菟丝子60g	补骨脂12g	紫石英30g（先煎）	熟地黄30g
山药30g	当归15g	黄芪30g	党参15g
			6剂，再服

二诊：2019年12月8日

脉光滑细腻。12月6日月经第14天，内膜0.5cm，卵泡小于0.8cm，12月8日内膜0.5cm，右侧0.9cm×0.7cm，双侧多囊样变。脉光滑细腻扁条软肉结，舌软有前苔，舌质淡红。

方药：

菟丝子15g	覆盆子15g（打碎）	女贞子15g	桑葚子15g
制首乌15g	熟地黄12g	生地黄12g	山药15g
枣皮15g	红芪15g	防风6g（后下）	白术12g
皂角刺12g	夏枯草12g（后下）	红花9g	地龙12g
人参叶6g			
			13剂

三诊：2019年12月22日

12月18日B超示卵泡直径0.9cm左右，内膜0.6cm，右侧卵泡直径0.9cm×0.7cm，内膜0.5cm；12月19日右侧卵泡1.5cm×1.2cm，内膜0.7cm。脉光秃饱满，任脉督脉阳跷脉，一型脉。双尺浅凹陷按下粗条，尺缘凹陷，阳跷脉光秃融合，按下中线不明显，震动明显，大便晨起一次，成形，握拳韧条中线不明显，略及指、光秃，界限软满少力，药后矢气频。

方药：在上方的基础上去以下药：皂角刺、夏枯草、红花、地龙、人参叶、巴戟天。

四诊：已孕。2020年1月4日

孕酮4.17nmol/L（147），hCG 19U/L。双尺浅凹陷，按下少力，右尺明显。服上剂矢气较多，大便不成形，舌暗。

方药：

党参15g	菟丝子15g	续断15g	人参叶6g
红芪10g	白术10g		

10剂

五诊：2020年1月9日

舌淡有少许瘀斑，舌脚胖，白浊苔。从1月5日开始至今4天出现先兆流产。

方药：在上方的基础上，加苎麻根30g、血余炭6g、艾叶炭6g。共4剂。

六诊：2020年4月13日

多囊胎停，LMP：1月13日，三月未行经。内膜0.4cm，卵泡0.8cm×0.8cm。脉光滑细腻，细条均匀无中线，五六型，周围光滑细腻无力，3个月前体重121斤，现在110斤，晨起大便顺畅、成形。

方药：

熟地黄15g	菟丝子15g	制何首乌15g	当归15g
覆盆子15g	女贞子15g	补骨脂15g	桑葚15g
白芍10g	红芪18g	防风6g	白术10g

14剂

紫河车粉5g×14包

七诊：2020年4月27日

内膜仍然为0.3～0.4cm，卵泡仍然0.8cm×0.8cm，舌软、色淡略粉，质软，脉光秃燥亮，按下细条，略无力。

方药：

熟地黄15g	菟丝子15g	制何首乌15g	当归15g
覆盆子15g	女贞子15g	补骨脂15g	桑葚15g
白芍10g	红芪18g	防风6g	白术10g
鸡血藤30g	路路通10g	香附10g	郁金10g
北柴胡6g			

12剂

八诊：2020年5月9日

5月7日查内膜0.5cm，双侧多囊。舌软淡红，少许白浊苔，脉光滑细腻，二五型凸起，按下长条五六型，周围光滑细腻。服药不上火，大便成形。

方药：

制何首乌15g	当归15g	覆盆子15g	女贞子15g
补骨脂15g	桑葚15g	白芍10g	红芪18g
防风6g	白术10g	菟丝子60g	熟地黄30g
山药30g	石斛15g		

12剂

九诊：2020年5月22日

内膜仍然为0.5cm，每晚噩梦，脉光秃细腻细条颗粒，按下周围细条无力。

方药：

制何首乌15g	当归15g	覆盆子15g	女贞子15g
补骨脂15g	桑葚15g	白芍10g	红芪18g
防风6g	白术10g	菟丝子90g	熟地黄30g
山药30g	石斛15g		

12剂

十诊： 2020年6月4日

内膜仍然0.5cm，但B超提示生长致密。脉光滑细腻略娇嫩，小颗粒，周围光滑细腻较无力，服药后有腹泻感。

方药：

菟丝子15g	覆盆子15g打碎	女贞子15g	桑葚子15g
制首乌15g	熟地黄12g	生地黄12g	山药30g
枣皮15g	红芪15 g	防风6g（后下）	白术12g
皂角刺12g	夏枯草12g（后下）	红花9g	地龙12g

12剂

十一诊： 2020年6月17日

内膜仍0.5cm，期间曾自行使用补佳乐栓，大便顺畅，口腔溃疡。脉光秃，二五型，小扁豆，阳维脉、阴维脉凹陷疏松，双尺凹陷，按下细条疏松。

方药：

制何首乌15g	当归15g	红芪18g	防风6g
白术10g	菟丝子15g	山药30g	石斛15g
麦冬10g	泽泻30g	冬瓜皮30g	黄芪15g

12剂

十二诊：2020年7月4日

内膜：0.56cm；连续10天补佳乐栓剂。脉枯燥软细条，双尺凹陷，按下松弛无力。舌软淡红，略娇嫩。大便正常，停止节食，体重106斤。

方药：

制何首乌15g	当归15g	红芪18g	防风6g
白术10g	菟丝子15g	山药30g	石斛15g
麦冬10g	泽泻30g	冬瓜皮30g	黄芪15g
荷叶30g	熟地黄10g	山茱萸10g	川牛膝10g

12剂

十三诊：2020年8月2日

LMP 7月26日。口服黄体酮行经，8月1日B超提示内膜0.45cm，卵泡0.7cm×0.62cm。舌暗艳白苔略软略多，二五型，光秃娇嫩，周围疏松凹陷。

方药：

制首乌15g	女贞子15g	覆盆子15g（打碎）	菟丝子15g
红芪15g	防风6g（后下）	枸杞子15g	锁阳12g
金樱子12g	补骨脂12g		

7剂

十四诊：2020年8月10日

吃紫河车后内膜0.52cm，左侧卵泡0.9cm×0.7cm，仍然多囊状态。舌暗苔软白，脉二五型，小豆，光秃略娇嫩，周围凹陷无力，双尺凹陷按下无中线。

方药：

制何首乌15g	女贞子15g	覆盆子15g	菟丝子15g
红芪18g	防风6g	枸杞15g	锁阳12g
金樱子12g	补骨脂12g		

14剂

紫河车粉1g×20剂

十五诊：2020年8月29日

卵泡0.9cm×0.7cm，卵泡变多，但无实质生长。舌娇嫩，软白苔，泡沫状，脉光秃小扁豆细腻，双尺大凹陷，右侧明显，有小颗粒震动。

方药：

制何首乌15g	女贞子15g	覆盆子15g	菟丝子15g
红芪18g	防风6g	枸杞15g	锁阳12g
金樱子12g	补骨脂12g		

12剂

十六诊：2020年9月14日

内膜0.5cm，但出现锦丝带。舌暗红少许白泡沫，脉光滑细腻小扁豆，任冲深支粗条。

方药：

制何首乌15g	女贞子15g	覆盆子15g	菟丝子15g
红芪18g	防风6g	枸杞15g	锁阳12g
金樱子12g	补骨脂12g		

12剂

十七诊：2020年9月28日

内膜接近0.6cm，没有卵泡。舌红艳略暗，二五型小扁豆，脉光滑细腻松软，大便一天一次，成形。

方药：

制何首乌15g	女贞子15g	覆盆子15g	菟丝子15g
红芪18g	防风6g	枸杞15g	锁阳12g
金樱子12g	补骨脂12g	红花10g	路路通12g
皂角刺10g	夏枯草15g		

13剂

【**专家按语**】本案为PCOS合并高PRL、LUFS不孕案，卵泡从未自然超过0.9cm，一般0.6cm左右，常四五个月一次月经。接受西药5次调周、促排未孕后，求治于我处。经期疏通散结，经后滋补阴精，兼顾阳精，然后于预估卵泡0.3～0.6cm之间，利用卵泡幼弱、阴精气相对有余，阳精不足，重用菟丝子，温补阳精，补冲阳、生阳跷、束带益维，使阳精生长而不外溢，所谓精足络通，达到通络促卵的作用；预估卵泡0.6～0.9cm之间时，又偏于滋补阴精气，填补冲任，以助卵泡储备生机、继续生长。于月经第27天时，卵泡长至1.5cm×1.2cm，立刻于平补阴阳精气之中加大通络促排药力，于12月底即月经40余天时自然受孕，惜生化流产，为PCOS常见表现。

易某某，女，28岁。多囊高泌乳素疑难不孕案

初诊：2019年11月21日

LMP：10月19日，周期一般33天左右，最长月经间隔60天。D33，内膜0.55cm，未见优势卵泡，陶氏腔积液少许。每天一两点钟入睡。脉光滑细腻凸起，大豆，软筋肉结。梦多纷纭，入睡较快，最近有腹泻。

方药：

茯神30g	红芪15g	防风6g（后下）	白术15g
当归9g	熟地黄12g	山药30g	菟丝子30g
紫石英30g先煎	枣皮12g		

8剂

二诊： 2019年11月30日

梦明显减少。LMP：11月28日。高泌乳素血症。脉光滑细腻，软肉结，2型，凸起，按下无中线。

方药：

党参15g	红芪18g	防风6g	当归12g
白术15g	巴戟天15g	人参叶6g	麦芽90g

13剂

三诊： 2019年12月14日

内膜正常，此前从未正常。月经第13天右侧卵泡1.3cm×1.7cm，内膜0.5cm；12月14日查内膜0.9cm，右侧卵泡1.13cm×0.61cm。脉光滑细腻细条凸起，按下细条震动有力，周围软满，震动有力略少力，舌红略圆燥亮，大便略不成形。

方药：

党参15g	红芪18g	防风6g	当归12g
白术15g	巴戟天15g	人参叶6g	麦芽90g
桔梗10g	辛夷6g	荆芥6g	

6剂

四诊：2019年12月21日

腹部脂肪增厚，仍较易腹泻，容易产生静电，脉光滑细腻略软，小颗粒周围略软小颗粒。盆腔积液未完全消失，腹部隐隐作胀。

方药：

荆芥6g	防风6g	黄芩10g	桔梗10g
甘草6g	红曲6g	辛夷10g	乌药6g

5剂

五诊：2019年12月29日

LMP：12月28日。盆腔积液似乎消失。脉光滑细腻不规则凸起。晚上梦多，连续做梦，大便略干，不怕冷。舌略瘦嫩红。

方药：

瞿麦15g	泽兰12g	泽泻15g	川牛膝12g
益母草15g	太子参18g		

3剂，先服

菟丝子16g	覆盆子15g（打碎）	当归15g	夜交藤60g
琥珀6g（打碎）	合欢花15g	红芪15g	防风6g（后下）
白术12g			

4剂，后服

六诊：2020年1月4日

仍有腹泻，服药后经期月经量未增，梦多减少，身体静电开始减少。任脉光凸不规则，似有三七样变，任脉小颗粒，按下软细条有震动感，血虚水饮筋肉结，舌暗艳，略疏松。

方药：

菟丝子30g	覆盆子15g	红芪18g	防风6g
白术15g	地黄12g	熟地黄12g	人参叶6g
紫石英30g			

6剂

七诊： 2020年1月11日

昨日少腹中间刺痛，内膜0.5cm，左侧多囊，0.7cm×0.7cm。晨起大便1次，稀溏。脉光滑细腻扁豆，右手三七样变，舌暗艳略燥亮。

方药：

菟丝子30g	覆盆子15g	红芪18g	防风6g
白术15g	葛根30g	黄连3g	黄芩6g
党参15g			

18剂

八诊： 2020年4月18日

LMP：3月18日。舌有水汽，嫩红。停经2个月，泌乳素高出1倍，服黄体酮、中药1周月经来潮（方药：生麦芽90g，香附9g，枇杷叶10g，路路通12g，及温阳精气药、止梦药）。服药后梦减少，停药后梦仍多，大便一天一次，不成形。不怕冷，精神体力好。

方药：

生麦芽60g	枇杷叶10g	香附10g	路路通10g
山药30g	茯神30g	党参15g	巴戟天30g
白术30g	红芪18g	防风6g	首乌藤60g
合欢花15g	琥珀6g		

6剂

九诊：2020年4月25日

月经未行，未孕。舌嫩燥亮。4月19日B超：内膜0.8cm，内膜分布不均匀，双侧多囊，左侧最大0.9cm×0.4cm。脉光秃扁豆，按下震动明显较韧实，周围光滑细腻，周围少许张力，精亏水饮。大便仍然偶不成形。精神略差，下午发热，体温37.2℃。夜间又梦多。

方药：

枇杷叶10g	香附10g	路路通10g	山药30g
茯神30g	巴戟天30g	白术30g	红芪18g
防风6g	首乌藤60g	合欢花15g	琥珀6g
生麦芽90g	熟地黄60g	补骨脂10g	补骨脂15g
菟丝子60g	川牛膝15g	益母草15g	

6剂

十诊：2020年4月29日

已孕，hCG 894.5U/L，PRL 66μg/L（27μg/L），孕酮22nmol/L。4月18日查B超有轻微出血。舌嫩红有水汽，面光凸饱满震动，滑泡不过指，按下细小颗粒。

方药：

菟丝子15g	生麦芽90g	枇杷叶20g	竹茹15g
红芪18g	防风6g	续断15g	黄连6g
黄芩10g			

4剂

十一诊：2020年5月4日

复查：雌二醇262pmol/L，泌乳素52μg/L，孕酮22nmol/L。舌质嫩红，中根苔白浊。前两天便秘，今天腹泻。

方药：

红芪18g	防风6g	枇杷叶10g	竹茹10g
黄连3g	菟丝子15g	生麦芽150g	续断15g
黄芩6g			

7剂

十二诊：2020年5月10日

5月9日宫内早孕5周，泌乳素46μg/L，孕酮26.45nmol/L，雌二醇374.24pmol/L，hCG 27 200U/L。未服任何西药。舌暗艳嫩红，白浊苔散布，脉光秃饱满震动，周围光秃略无力。最近开始出现纳呆。

方药：

红芪18g	防风6g	枇杷叶10g	竹茹10g
黄连3g	菟丝子15g	生麦芽150g	续断15g
黄芩6g	党参15g	佛手10g	

6剂

十三诊：2020年5月18日

复查：雌二醇2818pmol/L，孕酮23nmol/L（4～33nmol/L），泌乳素正常，hCG 62 734U/L（65 000U/L）。舌嫩红罩亮，最近出现恶心。脉光滑细腻软满，震动感不强。易疲劳，吃凉略腹泻。

方药：

菟丝子15g	生麦芽60g	枇杷叶20g	竹茹15g
红芪18g	防风6g	续断15g	桑寄生12g

10剂

十四诊：2020年6月1日

5月29日B超提示宫内早孕胚胎存活，孕酮27nmol/L（11～44nmol/L），雌二醇1364pmol/L，目前妊娠反应明显。

十五诊：2020年6月3日

食后眩晕。舌嫩红少许软白苔，二五型，光滑细腻小凸豆，略疏松。呼吸必须用力，行走时会阴坠胀，食道有灼烧感。

方药：

党参15g	红芪18g	防风3g	黄精16g
菟丝子15g			

5剂

十六诊：2020年6月13日

舌暗艳，尖边发红。头晕略有好转，大便偏溏。脉光滑细腻，滚动，出现滑脉。食管烧灼感不明显。

方药：

党参15g	红芪18g	防风3g	黄精16g
菟丝子15g	茯神15g		

5剂

十七诊： 2020年6月29日

6月29日 NT：1.6mm，单活胎。呼吸困难，大便不成形。双尺凹陷，二五型，泡状，有滑动感。

方药：

党参30g	红芪18g	黄精16g
黄芪15g	菟丝子30g	山茱萸15g

5剂

十八诊： 2021年1月19日

1月1日剖腹产子，黄疸指数由15～16降至10，鼻翼宽大，声音洪大，7.3斤。吸奶器双侧仅能吸出60ml，出汗较多。

方药：

当归15g	炒白芍15g	熟地黄20g	赤芍30g
炒王不留行30g	炒路路通12g	红芪18g	黄芪15g
防风6g	山茱萸（醋萸肉）30g	菟丝子15g	覆盆子15g

5剂

【专家按语】 本案为PCOS、高泌乳素、潜在胰岛素抵抗不孕病人，一向内膜薄，多0.5cm以下，卵泡多0.9cm以下，除以重剂生麦芽及枇杷叶、香附、路路通等通降冲脉营分结滞，以紫石英、菟丝子、山药、覆盆子、巴戟天、玉屏风温补阳维、冲阳、督脉，以及当归、熟地、枣皮填精益髓充任，则冲脉阴精饱满，八脉充实，形成闭环。服药当月即出现平生未有之正常内膜厚度，卵泡也逐渐超过0.9cm，为多囊怀孕之渐法，孕出自然。 之后进入保胎，仍以玉屏风、菟丝子、党参、黄精等温补奇经八脉，自成一团先天，并以重剂生麦芽150g内安戾气，使泌乳素降至正常，孕酮居于安全值，雌二醇、hCG数值正常，顺利生产。

蔡某，女，26岁。多囊高泌乳素免疫胎停速孕案

初诊：2019年4月23日

PCOS？任跷光滑细腻长条上尺鱼，乳甲宫？右手长条，贯通，任脉略突起，光滑细腻无中线，粗条，小督脉，肺胃？自觉颈椎压迫头晕，阴跷脉细条长条光滑细腻无中线，较扁，冲脉凹陷，6型脉（检查发现卵巢多囊），水饮上冲。月经不规律，最长2个月，一般40多天。LMP：3月20日，量较少。大便近几天一天一次或两次，不成形，偏稀，入睡慢难以入睡，晚起，少梦，偶尔流鼻血（以前查鼻腔内有破口），最近膝盖蹲下酸胀（外院中医查有膝盖积液）。睾酮值高，PRL升高。双尺浅凹陷，鼻咽支肺右肺？易生。冲阳法。

二诊：2019年5月4日

脉光滑细腻长条。自觉无反应，现在开始多梦，可能与颈椎有关，2型光秃，按下震动较明显，周围松软少力，前端塌陷。入睡较快。舌暗红略软。大便一天一次，成形，3月份行影像学诊断。

方药：

麻黄3g	黑附片6g	细辛3g	淫羊藿15g
仙茅6g	仙鹤草30g	红芪18g	当归15g
太子参15g	丹参15g		

6剂

三诊：2019年5月27日

停药1周。粗疏长条，内缘长条，按下僵硬无中线，周围疏松，四五型贯通，督脉，悬空脉。药后白天精神尚可，中午略困，夜间梦少，5月16日内膜0.3cm，TT_3 1.98ng/ml。大便每天一次，成形。萎证？重点保养卵巢和性轴。

方药：

麻黄3g	黑附片6g	细辛3g	淫羊藿15g
仙茅6g	仙鹤草30g	红芪18g	当归15g
丹参15g	菟丝子60g	紫河车10g	太子参30g

14剂

2019年6月回报已孕。2020年回报，生产一子。

【专家按语】本案为PCOS合并泌乳素升高，胎停后不孕。脉象提示潜在垂体-甲状腺轴异常，故予冲阳法，振奋冲、带、跷、维四阳，兼顾调节免疫异常，待机氤氲之时，合入重剂菟丝子60g，益精透络开窍，促进卵泡生长和排泄，2个月即速孕，并保胎成功。

邱某，女，29岁。多囊胰岛素抵抗合并崩漏疑难不孕案

初诊：2019年7月14日

脉光滑细腻凸起，不规则，四五型，按下韧实，任脉凸起，任冲脉粗条有并条，阳跷脉四型韧实，双尺浅凹陷，光滑，周围细腻，按下有张力，脉管震动有力凸起，鼻扁咽支左脑？尿酸肾？肝脂胆肠膀？月经2月未行，7月14日B超示内膜0.5cm，左侧卵泡0.8cm×0.4cm，右侧卵泡0.5cm×0.3cm。雄激素略高，AMH 8~9。

方药：

熟地黄15g	生地黄9g	菟丝子30g	补骨脂9g
巴戟天12g	紫草9g	牡丹皮9g	北沙参15g
山药15g	石斛15g	女贞子15g	墨旱莲15g
红芪10g	栀子6g		

6剂

二诊：2019年7月21日

69天未行经，7月21日B超示内膜0.75cm，最大卵泡0.8cm。任脉粗凸略僵硬，双条并列，阳跷脉、任脉凸起，任冲四五型贯通，心？服药后早晚各一次大便。

方药：

熟地黄15g	生地黄9g	菟丝子30g	补骨脂9g
巴戟天12g	紫草9g	牡丹皮9g	北沙参15g
山药15g	石斛15g	红芪10g	紫石英30g

6剂

三诊：2019年7月28日

7月28日B超示内膜0.9cm，双侧卵巢小囊改变。LMP：5月12日。脉光滑细腻细条凸起不规则，按下细条较饱满，有震动感，舌软有前苔，质地疏松。大便每天一次，成形。双尺略凸起。

方药：

熟地黄15g	生地黄9g	菟丝子30g	补骨脂9g
巴戟天12g	牡丹皮9g	北沙参15g	山药15g
石斛15g	红芪10g	紫石英30g	川牛膝15g
瞿麦15g	鸡血藤30g		

13剂

四诊： 2019年8月11日

PCOS。LMP：8月11日，量少。脉韧粗凸较不规则，光滑。自觉夜间矢气频。舌有前苔，暗略艳，双尺韧泡，周围软无力。

方药：

制首乌15g	熟地黄15g	菟丝子15g	桑葚子15g
覆盆子15g（打碎）	生地黄15g	侧柏叶12g	巴戟天12g
党参15g	丹参30g（后下）	红芪15g	防风6g（后下）
白术12g			

6剂

五诊： 2019年8月18日

AMH 7.63ng/ml，TT$_3$ 1.72ng/ml，行经7天。脉坚韧震动有力，阳跷脉五六型，细条震动有力，周围光滑张力明显，任脉小豆饱满长条，五六型，饱满有力，血虚血瘀入络，水饮上冲。大便每天一次，成形，头发干燥缓解，偶尔左侧眉胀痛。

六诊： 2019年9月8日

第30天内膜0.75cm，左侧卵泡1.1cm×0.9cm，多囊状态。脉光滑细腻不规则，略僵硬有并条，四五型阳跷脉，周围略疏松。

七诊：2019年9月22日

月经未行，9月22日第43天，内膜0.8cm。大便每天一次，成形，易疲劳，服上剂有上火，左侧颧骨处有封口痤疮一枚，略红。脉光滑细腻细条，五六型，按下细条震动感，血虚水饮，卫气略不足。不怕冷，略脱发，发迹正中稀薄。舌暗艳。

八诊：2019年10月20日

2个月余未行经，近期出血1周，内膜0.85cm，卵泡最大0.9cm×0.5cm。双侧卵巢呈多小囊状改变。脉光滑凸起，小督脉，二五型。

方药：

熟地黄60g	砂仁6g（打碎）	补骨脂15g	鸡血藤30g
鬼箭羽15g	瞿麦15g	红花9g	路路通15g
皂角刺15g	地龙15g	夏枯草15g（后下）	川牛膝15g
卷柏30g	香附9g		

6剂

九诊：2019年11月3日

持续出血1个月余。脉光滑光秃韧实，阳跷脉，四五型，震动明显，任脉豆状韧实，小豆长条，四五型。11月3日B超示内膜0.9cm，左侧卵泡1.0cm×1.0cm，按下细条震动有力。

十诊：2019年11月10日

周二到周四未出血，之后又有出血，少许血块。脉长条粗糙有震动感，周围无力。乳房胀痛，或为月经将行。二型大豆，督脉，周围软满，舌软有前苔，较暗。

> **方药：**
>
> 柴胡9g   漏芦9g   桔核12g打碎   桔叶9g
>
> 鸡血藤30g   鬼箭羽30g   川牛膝15g   夏枯草15g（后下）
>
> 皂角刺12g   红花9g   瞿麦12g
>
> 6剂

十一诊：2019年11月24日

LMP：11月19日，月经量增加，经后乳房胀痛消失。阳跷脉光秃韧实长条，双尺浅凹陷，任脉饱满，任冲长条，震动感明显。舌暗艳较瘦。

> **方药：**
>
> 制首乌15g   桑葚子15g   女贞子15g   当归15g
>
> 白芍12g   黄精15g   鸡血藤30g   鬼箭羽15g
>
> 红芪15g   防风6g（后下） 丹参18g
>
> 13剂

十二诊：2019年12月15日

脉光秃粗条震动有力，周围光秃韧实，震动感过于明显。胸痛明显。阳跷脉颗粒光秃，略不规则，过指感，不规则颗粒为涩脉，左尺浅凹陷略软，双尺粗长条，按下中线略弱，震动感大于过指感。

> **方药：**
>
> 红芪12g   防风6g   桔叶12g   橘核12g
>
> 益母草15g   当归15g   香附9g（打碎）
>
> 6剂

十三诊：2019年12月22日

脉光秃韧条震动有力，略数。仍然乳胀。尺鱼颗粒震动，怀孕待排。

方药：

柴胡9g	漏芦9g	桔叶12g	桔核12g（打碎）
荆芥6g（后下）	丹皮9g	栀子6g（打碎）	麦冬15g

5剂

十四诊：2019年12月29日

乳胀明显，12月29日B超示内膜0.95cm。脉光滑凸起较细腻，周围松软，按下软凸少力。大便每天一次，成形。

方药：

川牛膝12g	路路通12g	香附9g	茺蔚子15g

十五诊：2020年1月5日

原来3月一行月经，现在40天一次月经周期。LMP：12月30日。脉光秃凸起，按下长条震动略有力，周围疏松。不怕冷。

十六诊：2020年1月12日

LMP：12月30日。脉光秃颗粒凸起，周围较疏松，按下脉软条略震动。服上剂矢气较重，有胀感。舌暗艳，瘀血化热。

方药：

菟丝子60g	鸡血藤30g	鬼箭羽30g	制首乌15g
皂角刺12g	地龙10g	夏枯草15g（后下）	红花9g
紫石英30g（先煎）	续断30g		

18剂

十七诊：2020年8月23日

5月21日～8月10日未行经，LMP：8月10日，至今2周未干净。舌暗艳，有紫气，略疏松，浅三凹征。脉光秃弓形燥亮，小督脉有震动感，周围光秃燥亮略瘦乏，浅支长条震动上尺鱼，按下震动感较明显。

方药：

制首乌15g	旱莲草30g	女贞子15g	鸡血藤30g
鬼箭羽15g	太子参30g	菟丝子15g	丹参15g
黄芪15g	防风6g（后下）		

7剂

十八诊：2020年8月30日

月经第20天，内膜0.6cm，双侧多囊，纳氏囊肿，未排卵。舌暗艳，有少许三凹征，略疏松。大弓形督脉，浅支上尺鱼，阳维脉粗条，深支略无力，双尺浅凹陷。大便每日一次，成形。

方药：

制何首乌15g	红景天6g	鸡血藤30g	鬼箭羽30g
菟丝子30g	酒女贞子15g	桑葚15g	覆盆子15g
丹参30g	当归12g	炒白芍15g	

6剂

十九诊：2020年9月6日

9月6日B超示内膜0.5cm，双侧卵泡多囊，最大卵泡直径0.8cm，仍有出血，量少。舌红艳略发紫，小方形三凹征。光秃弓形督脉阳跷脉，浅支直条上尺鱼。体检提示尿糖偏高。双尺粗长条僵硬。

方药：

制何首乌15g	鸡血藤30g	红花9g	鬼箭羽30g
炒路路通12g	夏枯草15g	皂角刺12g	地龙12g
当归12g	川芎6g		

5剂

二十诊：2020年9月13日

LMP：8月10日，吃完五剂药后止血。舌淡紫红疏松，有前苔，三凹征。脉光滑细腻，大便每日一次，成形。

方药：

制何首乌15g	鸡血藤30g	红花9g	鬼箭羽20g
炒路路通12g	夏枯草15g	皂角刺12g	地龙12g
当归12g	川芎6g		

6剂

二十一诊：2020年9月20日

服药吃了五天后月经干净，又吃五付化瘀药仍未出血。舌紫红疏松。脉光滑细腻，阳跷脉督脉较饱满。口疮一周反复，口疮已愈。最近小便较浑浊。

方药：

制何首乌15g	鸡血藤30g	红花9g	鬼箭羽30g
炒路路通12g	夏枯草15g	皂角刺12g	地龙12g
当归12g	川芎6g	红景天6g	

6剂

二十二诊：2020年9月26日

B超示内膜0.79cm，左侧卵泡0.67cm×0.49cm，右侧0.85cm×0.5cm。舌暗略紫，二五型，光秃细腻，按下较饱满。口疮未发作。深支光秃韧条。

方药：

菟丝子15g	覆盆子15g	红芪18g	防风6g
鸡血藤30g	红花10g	女贞子15g	菊花16g
枸杞15g	甘草10g	丹参30g	

10剂

二十三诊：2020年10月25日

LMP：10月25日。今天早上舌暗紫红疏松。二五型，光滑光秃，深支长条僵硬明显，按下细条震动，周围浅凹陷光滑光秃。

二十四诊：2020年11月1日

至今月经未净。舌红艳较疏松，脉僵硬小颗粒，疏松，按下震动明显，周围疏松少力。

方药：

桑叶30g	仙鹤草30g	墨旱莲30g	海螵蛸30g
煅花蕊石30g	升麻6g	红芪18g	太子参30g
北柴胡6g			

7剂

三七粉6g×4付

二十五诊：2020年11月8日

月经淋漓不尽2周。舌暗艳略疏松，大督脉僵硬大豆，深支直条中间线，浅支之前上尺鱼，督脉阳跷脉，营血郁热燥肉结，略怕热上火，面部有疱，面色淡黄枯燥脆弱，但是脉管粗大坚硬枯燥。

方药：

桑叶30g	菊花16g	酒女贞子15g	墨旱莲30g
菟丝子15g	侧柏叶15g	首乌藤60g	合欢花16g
琥珀6g	覆盆子6g	桑葚15g	

5剂

二十六诊： 2020年11月15日

月经淋漓不尽，本周经量又明显增加。舌紫红较之前明显变淡，深支粗条饱满，震动有力，大豆弓形，睡眠较好，仅梦多，腰酸。

方药：

桑叶30g	菊花16g	酒女贞子15g	墨旱莲60g
菟丝子15g	侧柏叶15g	首乌藤60g	合欢花16g
琥珀6g	覆盆子16g	桑葚15g	海螵蛸30g
仙鹤草30g	煅花蕊石30g	煅牡蛎30g	

6剂

三七粉6g×7剂

二十七诊： 2020年11月29日

月经11月23日结束，内膜0.8cm，卵泡最大直径0.9cm。舌暗紫红较之前略淡，脉僵硬粗大督脉，蚕样饱满，周围略疏松，仍然梦多，腰酸药后未有不适，久候光秃细条震动，周围偏松弛。

方药：

桑叶30g	菊花16g	女贞子15g	墨旱莲15g
菟丝子15g	侧柏叶15g	首乌藤60g	合欢花16g
琥珀6g	覆盆子16g	桑葚15g	丹参15g
鸡血藤30g	鬼箭羽10g		

7剂

二十八诊： 2020年12月6日

复查内膜卵泡无明显变化。舌淡紫红。脉光秃僵硬，按下细长条震动饱满，尺鱼细条震动。睡眠较好。

方药：

桑叶30g	菊花16g	女贞子15g	墨旱莲15g
菟丝子30g	侧柏叶15g	覆盆子30g	桑葚15g
丹参15g	鸡血藤30g	鬼箭羽10g	

6剂

紫河车胶囊7g×1剂

二十九诊： 2020年12月20日

因故停药1周。舌尖淡紫红，脉肿有滑泡感，首先排除怀孕，脉率略快，双尺浅凹陷，按下光秃细条，略微怕热。

方药：

菊花16g	菟丝子30g	覆盆子30g	桑葚15g
丹参15g	鸡血藤30g	鬼箭羽10g	红景天6g

5剂

三十诊：2021年1月10日

LMP：12月30日，行经一周即净。舌紫红，脉光秃粗凸饱满，按下细条震动有力较韧实，血瘀化热。

方药：

菊花16g	菟丝子30g	覆盆子30g	桑葚15g
丹参15g	鸡血藤30g	鬼箭羽10g	红景天6g
熟地黄15g	山茱萸15g		

6剂

三十一诊：2021年1月17日

LMP：12月30日。二五型扁豆，震动有力，双尺鱼光秃弓形，深支光秃，僵硬细条，震动较明显，周围浅凹陷，略空虚，舌紫红浅凹陷。

方药：

菊花16g	菟丝子30g	覆盆子30g	丹参15g
鸡血藤30g	鬼箭羽10g	红景天6g	山茱萸15g

6剂

三十二诊：2021年2月28日

2月28日彩超：宫颈纳氏囊肿0.6cm×0.5cm，内膜厚0.65cm（多发），双侧卵巢呈多小囊状改变。LMP：12月30日，闭经两个月。（舌质嫩红）舌淡紫红。脉光滑光秃小豆长条，按下略震动，深支长条韧实，按下脉略空虚。

方药：

菊花16g	丹参15g	鸡血藤90g	鬼箭羽10g
山茱萸15g	枸杞子15g	三棱10g	莪术10g
黄芪30g			

6剂

三十三诊：2021年3月7日

LMP：3月4日，服药后行经4天，经量非常少。最近腰较酸，药后胃部有不适感。舌紫暗有三凹，脉光滑浊亮小米豆，按下细长条周围光滑浅凹陷。

方药：

丹参15g	鸡血藤90g	鬼箭羽10g	山茱萸15g
枸杞子15g	三棱10g	莪术10g	黄芪30g
菟丝子15g	当归12g		

6剂

三十四诊：2021年3月14日

使用来曲唑。药后月经量增加，易疲劳头痛，腰酸，舌暗薄小。浅支直条长条震动略僵硬，小米豆僵硬。

方药：

黄芪15g	黄精18g	太子参15g	炒白芍15g
制何首乌15g	生地黄15g	牡丹皮10g	桑叶15g
菊花12g	鸡血藤30g	鬼箭羽30g	女贞子15g
墨旱莲15g	菟丝子15g		

5剂

三十五诊： 2021年4月11日

B超：双侧卵巢呈多小囊状改变，子宫内膜0.58cm，左侧卵巢大小3.1cm×1.9cm，右侧卵巢大小3.1cm×2.0cm，最大卵泡直径0.8cm。舌紫红较薄。脉二五型光滑光秃，浅支直条按下僵硬震动。

方药：

黄芪15g	黄精18g	炒白芍15g	制何首乌15g
生地黄15g	牡丹皮10g	桑叶15g	菊花12g
鸡血藤30g	鬼箭羽30g	女贞子15g	墨旱莲15g
菟丝子15g	熟地黄15g	山茱萸15g	

7剂

三十六诊： 2021年4月18日

舌紫红，大督脉光秃震动有力，周围略疏松，按下周围略空虚。前天同房。

方药：

黄芪15g	黄精18g	炒白芍15g	制何首乌15g
生地黄15g	菊花12g	鸡血藤30g	鬼箭羽30g
女贞子15g	墨旱莲15g	菟丝子15g	山茱萸15g

10剂

三十七诊： 2021年5月16日

乳房有胀痛，不怕冷，出汗偏少，大便一天一次，成形，舌淡紫舌形小，自觉月经将行，大督脉光秃震动有力，脉震动感明显或为月经将行，浅支直条僵硬震动有力。

方药：

黄芪15g	黄精18g	炒白芍15g	制何首乌15g
生地黄15g	菊花12g	鸡血藤30g	鬼箭羽30g
女贞子15g	山茱萸15g		

6剂

三十八诊：2021年5月30日

LMP：5月20日，内膜0.5cm，卵巢3.1cm×1.9cm，卵泡0.8cm×0.7cm。舌淡紫，脉光秃督脉略扁，按下长条。

方药：

黄芪15g	黄精18g	炒白芍15g	制何首乌15g
生地黄15g	菊花12g	鸡血藤30g	鬼箭羽30g
女贞子（酒）15g	山茱萸（醋萸肉）15g	菟丝子60g	熟地黄30g

13剂

三十九诊：2021年7月4日

已孕，hCG：20 000U/L，孕酮：25nmol/L（44nmol/L）。7月4日B超未见胚芽和原始心搏。舌头少许软白苔，整体紫红。脉光滑细腻，二型豆状督脉，细条震动有力，有小颗粒，双尺浅凹陷，长条震动有力，左手较大。

方药：

太子参15g	菟丝子15g	续断15g	鸡血藤30g
红芪18g	防风6g	炒白术15g	

5剂

四十诊：2021年7月18日

目前已发现胚芽、卵黄囊及原始心搏。胃胀气。舌紫红略淡。浅支直条偏粗，上尺鱼深支细条，光秃，按下有滑泡感，略密集，仍有瘀血。

方药：

太子参15g	菟丝子15g	续断15g	鸡血藤30g
红芪18g	防风6g	炒白术15g	紫苏梗10g
炮姜10g			

6剂

【专家按语】本案为多囊加胰岛素抵抗，经连续3年治疗终于怀孕。病人月经常数月一行，又兼崩漏或行经持续月余，卵泡持续0.6cm以下，阴精不足，络脉淤阻，冲脉不通，方药始终以凉血活血通络为基本法，随机应变。或强化通络以促进内膜脱落，或兼顾阳精气，加入菟丝子、覆盆子促进卵泡生长，或叠加花蕊石、海螵蛸以止血，也是集众家经验。在评估卵巢状态较为稳定之时，使用西药来曲唑突击，终于怀孕。此前病人曾经使用来曲唑、补佳乐未能怀孕。病人于2021年5月20日末次月经，但7月4日方确定怀孕，当日B超未见卵黄囊、胚芽及胎心，2周后方查见胚芽及胎心，也是惊心动魄，后持续服中药保胎。（至本书成稿之前2022年2月23号顺产男宝1个。）

刘某某，女，21岁。疑难多囊月经不调案

初诊：2019年2月16日

胃肠胆肝？胃黏膜疏松？任脉圆饱满，略扁小督脉，阳跷脉细条略扭曲，不规则略粗糙。PCOS?LMP：11月14日。在其他诊所开中药服用2个月。曾有睾酮升高史。有胰岛素抵抗，其父有糖尿病史。PRL升高，1月20日内膜0.73cm，LH/FSH>2，PRL 23.83μg/L，P 6.13nmol/L。苔白略软厚，为湿。大便黏，右颊痤疮色暗，左颊暗红。曾用达英-35两个疗程间隔2～3年，溴隐亭1年。鼻？（否认相关病史，鼻测试右侧有明显吸气困难）。月经正常时40天一次。

方药：

生麦芽180g	枇杷叶15g	桑白皮15g	葛根30g
麻黄3g	黑附片3g	细辛3g	

14剂

二诊： 2019年4月20日

停药2个月。胃肠胆？白天精神可，左鼻吸气略难，双侧面部痤疮色暗较之前好转。LMP：2月25日，停经2个月，上次为黄体酮催经。大便尚可，略干，服上剂痤疮减少。舌软略暗红，阳跷脉略光滑，疏松无中线，任脉小圆豆，不规则，较疏松。近两周跑步时心脏疼痛。

方药：

生麦芽180g	枇杷叶15g	桑白皮15g	葛根30g
麻黄3g	黑附片3g	细辛3g	当归12g
南沙参15g	延胡索12g		

13剂

三诊：2019年5月4日

5月4日B超示内膜1.0cm，右侧卵泡0.9cm×0.6cm，左侧0.6cm×0.5cm。大便一天一次，成形，精神体力可，痤疮明显减少，跑步时心疼的感觉消失。阴跷脉细条光滑，细腻小颗粒，六型脉，任脉五型小颗粒。

方药：

肉桂3g	益母草15g	川牛膝15g	生麦芽150g
红芪15g	当归12g	防风6g	凌霄花12g
泽泻10g	泽兰10g	卷柏10g	熟地黄15g

6剂

四诊：2019年5月11日

代诉：白带明显增加，最近痤疮未作，跑步心痛消失，月经未行。

方药：

肉桂3g	益母草15g	川牛膝15g	生麦芽150g
红芪15g	当归12g	防风6g	凌霄花12g
泽泻10g	泽兰10g	卷柏10g	熟地黄15g
菟丝子15g			

6剂

五诊： 2019年5月18日

最近睡眠较差，体力尚可。月经未行，任脉松软小颗粒，按下细条无力，周围松弛无力。左颧骨一颗痤疮，跑步时心痛感消失。舌苔白满布。大便略黏。

方药：

肉桂3g	益母草15g	生麦芽150g	红芪15g
当归12g	防风6g	凌霄花12g	泽泻10g
泽兰10g	熟地黄15g	菟丝子15g	豆蔻10g

7剂

六诊：2019年5月25日

上周日开始口服黄体酮5天，月经未行，颧骨数枚暗痤疮。双尺光滑凹陷，按下细条不规则，无中线，无力。舌苔白略腻。昨晚有腹痛但月经未行。睡眠尚可，体力尚可。

方药：

肉桂3g	生麦芽150g	红芪15g	当归12g
防风6g	菟丝子15g	豆蔻10g	砂仁6g
党参15g	乌药6g	香附6g	熟地黄30g

7剂

七诊： 2019年6月1日

LMP：5月25日。颧骨仍有痤疮一枚，经期有腹泻。脉光滑细腻，任脉小颗粒，无中线，阴跷脉略粗糙，细条略有壳状，六型脉。

方药：

红芪15g	当归12g	防风6g	菟丝子15g
豆蔻10g	砂仁6g	党参15g	香附6g
生麦芽30g	熟地黄15g	枇杷叶10g	桑白皮10g
白术10g			

7剂

八诊： 2019年6月（具体日期未记录）

6月7日B超示内膜0.3cm，双侧多囊。月经第14天。大便黏糊。舌根苔白略厚，舌质略紫。右颧少许痤疮出现。

方药：

红芪15g	当归12g	防风6g	菟丝子15g
豆蔻10g	砂仁6g	党参15g	香附6g
生麦芽30g	熟地黄15g	枇杷叶10g	桑白皮10g
白术10g	补骨脂10g	山药10g	百合15g

12剂

九诊： 2019年6月（具体日期未记录）

6月22日查内膜1.12cm，右侧卵泡0.85cm×0.58cm，左侧0.73cm×0.52cm。脉光滑细腻细条，无中线，六型小结节，气血两虚，津液软肉结。感冒2周。脉少许震动，少许毛脉。大便成形。舌少许白腻苔，舌韧舌尖略瘦。

方药：

红芪15g	当归12g	菟丝子15g	豆蔻10g
砂仁6g	党参15g	香附6g	生麦芽60g
熟地黄15g	枇杷叶10g	桑白皮10g	白术10g
百合15g	麻黄3g	荆芥6g	桔梗10g

10剂

十诊： 2019年7月6日

阴跷脉疏松细条有颗粒感，六型结节，周围疏松少力略软，按下略凹陷，任脉疏松小豆，按下无中线，少许毛感。精神体力尚可，右侧颧骨少许痤疮发红，月经未行，仍然未出汗。

方药：

红芪15g	当归12g	菟丝子15g	豆蔻10g
砂仁6g	党参15g	香附6g	生麦芽60g
熟地黄15g	枇杷叶10g	桑白皮10g	白术10g
百合15g	荆芥6g	桔梗10g	麻黄5g
川牛膝15g	益母草15g	瞿麦10g	

7剂

十一诊： 2019年7月13日

PRL较高。7月13日内膜1.01cm，右侧卵泡1.1cm×0.75cm，四五型，细条有结节，周围松软略无力。少许痘痘，精神体力明显好转，大便每天一次，成形。

方药：

红芪15g	当归12g	菟丝子15g	豆蔻10g
砂仁6g	党参15g	香附6g	熟地黄15g
桑白皮10g	白术10g	百合15g	荆芥6g
桔梗10g	麻黄5g	川牛膝15g	益母草15g
瞿麦10g	生麦芽150g	枇杷叶20g	黄芪15g

6剂

十二诊： 2019年7月20日

月经一直未行，LMP：5月25日。脉光滑疏松不规则，周围疏松无力，按下略凹陷，脉管六七型，枯燥少许，有光滑面。

方药：

红芪15g	当归12g	豆蔻10g	砂仁6g
党参15g	香附6g	熟地黄15g	白术10g
桔梗10g	麻黄5g	川牛膝15g	益母草15g
瞿麦10g	生麦芽150g	枇杷叶20g	黄芪15g
桂枝6g	肉桂3g	淫羊藿15g	

6剂

十三诊： 2019年7月27日

月经未行。脉略疏松略无力，五六型，小豆凸起较疏松，略无力。大便略干。舌软苔白。

方药：

红芪15g	当归12g	豆蔻10g	砂仁6g
党参15g	香附6g	白术10g	桔梗10g
麻黄5g	川牛膝15g	益母草15g	瞿麦10g
生麦芽150g	枇杷叶20g	黄芪15g	桂枝6g
肉桂3g	淫羊藿15g	巴戟天15g	补骨脂10g
熟地黄30g			

6剂

十四诊： 2019年8月3日

8月3日内膜0.81cm，右侧卵泡0.67cm×0.61cm，左侧0.64cm×0.43cm。脉粗糙，周围疏松凹陷，七型脉，脉管疏松多颗粒，中线不明显，略枯燥。大便每天一次，略干。舌嫩红，少许细裂纹。

方药：

红芪15g	当归12g	豆蔻10g	砂仁6g
党参15g	香附6g	白术10g	桔梗10g
麻黄5g	瞿麦10g	生麦芽150g	枇杷叶20g
黄芪15g	桂枝6g	肉桂3g	淫羊藿15g
巴戟天15g	补骨脂10g	熟地黄45g	

7剂

十五诊： 2019年8月10日

脉疏松，略枯燥细条。阴跷脉五六型，悬空脉，周围松软，任脉小颗粒略凸起，二六型脉，任冲细条略粗糙，冲脉浅凹陷，按下少力，舌暗红。

方药：

红芪15g	当归12g	豆蔻10g	砂仁6g
党参15g	香附6g	白术10g	桔梗10g
麻黄5g	瞿麦10g	枇杷叶20g	黄芪15g
桂枝6g	肉桂3g	淫羊藿15g	巴戟天15g
补骨脂10g	熟地黄45g	生麦芽300g	郁金10g

5剂

十六诊： 2019年8月17日

脉粗软条颗粒，略不规则，五六型，周围疏松凹陷，胃？左嘴角少许2枚痤疮，右侧颧骨明显，月经未行，夜尿频量少。卵泡0.5cm×0.4cm，内膜0.7cm。舌暗艳，苔薄白。

方药：

红芪15g	防风6g	熟地黄10g	山茱萸10g
菟丝子15g	制何首乌15g	覆盆子15g	女贞子15g
桑葚10g	白术15g	当归15g	白芍10g

7剂

治疗6个月，2021年6月回访，月经一直规律、正常，按月行经，经量尚可。

【专家按语】 本案为多囊卵巢综合征病人，高雄激素、胰岛素抵抗、高泌乳素血症，表现为月经不调，卵泡0.5cm以下。任脉空虚，阴精气不足，阳精气相对不足，冲脉精血不足，所以不宜霸道用药，而以常规剂量为主微调，一反我们霸道用药重剂填补的用药特色，仅短暂使用中大剂量熟地，促使月经形成。主要使用阴精气叠加法，药用熟地、枣皮、桑葚、当归、女贞子、白芍，滋敛通络，任冲饱满，自然化气冲动，助卵生泡形成月经；兼顾中小剂量阳精气叠加法，药用菟丝子、覆盆子、仙灵脾、巴戟天、补骨脂，温补督脉、冲阳，另以玉屏风散填补阳维脉及部分冲阳，随机使用麻附辛，宣通后天卫分络脉，伸展阳跷脉；另以超大剂量生麦芽及香附、枇杷叶、郁金等，梳理气分郁滞，治疗泌乳素升高标症，协助抑制高雄激素。经过半年治疗，月经基本规律，但是，卵泡是否成熟合格不得而知，但至少应该是有卵泡生成的规律月经，而不是使用短效避孕药、人工周期后的出血。

罗某某（3月份备孕），女，26岁。多囊合并潜在泌乳素升高案

初诊：2020年10月6日

7月10日在同济医院查B超：双侧卵巢有大于10个小卵泡，内膜1.1cm，为月经第35天。备孕。LMP：9月29日。今日月经第8天。查内膜6.5mm，右侧卵泡7.7mm。中南医院检查结果为子宫内膜C型，怕冷，月经不规律，30~50天，行经6~7天，不痛经。舌小方形，略干燥，淡红，少许干燥白沫，脉光滑偏细腻，有僵硬感，细条小弓形不明显，周围光滑略干燥，按下僵硬感震动，寸尺凹陷小颗粒密集。4年前出现痤疮，左盆腔？天生汗少，运动也不出汗，大便3天以上一次，略油腻。

方药：

北柴胡6g	女贞子15g	菟丝子15g	桑葚15g
覆盆子15g	当归15g	白芍15g	制何首乌15g
红芪15g	防风6g		

6剂

二诊：2020年10月13日

月经周期30~50天，10月11日（第13天）内膜4.5cm，右侧卵泡8.2cm，均

在中南医院检测。舌淡暗，有前苔略疏松，有白燥苔，脉光秃光滑细豆条，周围较空虚但有张力，按下细条震动，大便2～3天一次，右乳疼痛数月，为纤维瘤手术后。

方药：

红芪15 g	防风6g	桔叶12g	橘核10g
荔枝核15g	路路通12g	女贞子15g	菟丝子15g
桑葚15g	覆盆子15g	当归15g	白芍15g
制何首乌15g	香附10g		

1剂

三诊： 2020年10月25日

月经周期40天左右，但9月29日月经仍未来。舌红艳有前苔，略有紫气，二五型大督脉光秃韧实饱满，周围疏松少力。右侧乳房仍然每天均痛，脸上痤疮明显减少，大便较顺畅，1～2天1次，左少腹胀痛，乳房伤口处有钝痛、按压痛。

方药：

生麦芽60g	红芪15g	防风6g	生白芍15g
橘叶12g	橘核10g	荔枝核15g	炒路路通12g
菟丝子15g	桑葚15g	当归15g	制何首乌15g
醋香附10g	炒川楝子10g	红花10g	酒女贞子15g

6剂

四诊： 2020年11月1日

月经仍未来，舌淡紫有前苔，脉光凸小豆按下扁条沉位，光秃二五型边扁，按下深支细条扭曲，细小颗粒震动。乳房昨天未痛。怕冷减轻，左少腹暂时未痛，额头痘痘均已消失。

五诊：2020年11月8日

LMP：11月2日。前2天量大，之后逐渐减少，6天结束。乳房疼痛消失。舌暗艳小方形，二四型小督脉凸起小豆，深支僵硬小豆光秃，左侧长条有震动感，双尺凹陷僵硬细长条。

方药：

生麦芽60g	红芪15g	防风6g	生白芍15g
炒路路通12g	酒女贞子15g	菟丝子15g	桑葚15g
当归15g	制何首乌15g	红花10g	覆盆子16g
蒸黄精12g			

7剂

六诊：2020年11月15日

11月15日查内膜0.51cm，双侧多囊小于7，右侧卵泡1.07cm。二五型光秃小督脉凸起，双尺浅凹陷按下凸起，深支融合光滑细条。3天前右乳剧烈刺痛，之前钝痛，乳晕周围偏硬，主要集中在下半侧。

方药：

生麦芽60g	红芪15g	防风6g	生白芍15g
炒路路通12g	酒女贞子15g	菟丝子15g	桑葚15g
当归15g	制何首乌15g	红花10g	覆盆子16g
蒸黄精12g	郁金12g	橘核12g	

7剂

七诊：2020年11月24日

服中药后月经周期相对固定于35天左右，舌略暗白燥，苔满布，较疏松。最近易口渴。自行试纸测排卵，昨日双杠颜色略浅。脉光滑细腻长条略僵硬，周围软满。上周体检发现宫颈肥大、宫颈炎。前天同房。大便一天一次，成形，较轻松，胸乳痛消失。

方药：

红芪15g	防风6g	生白芍15g	覆盆子16g
炒路路通12g	酒女贞子15g	菟丝子15g	当归15g
制何首乌15g	红花10g	蒸黄精12g	郁金12g
橘核12g	生麦芽60g		

13剂

八诊：2020年12月10日

LMP：12月8日。近3个月都是34～36天一个月经周期。宫颈肥大，中度炎症，接触性出血。舌紫暗白燥苔。脉光秃细条二五型米豆，双尺凹陷按下细条有震动感，周围空虚为月经期，大便略黏糊，排卵期左少腹疼痛明显。

方药：

红芪15g	防风6g	炒薏苡仁30g	首乌藤30g
合欢花15g	当归12g	党参15g	炒路路通12g
皂角刺10g	鹅管石30g		

1剂

九诊：2020年12月20日

内膜薄，卵泡略小。舌紫红，少许黄浊苔。二五型光秃小督脉小弓形豆状，深支小豆，尺缘凹陷。本周乳房胀痛为间断疼痛，仍然怕冷，体重增加10

斤，食欲极佳。夜间有磨牙现象。

方药：

红芪15g	防风6g	炒薏苡仁30g	首乌藤60g
合欢花15g	当归12g	党参15g	炒路路通12g
皂角刺10g	鹅管石30g	鬼箭羽15g	淫羊藿15g
菟丝子15g	炒白芍15g		

1剂

十诊： 2021年3月28日

已孕。孕酮19.92nmol/L，hCG 556U/L。怕冷。舌暗淡白燥苔。二五型光滑光秃小豆米，周围光滑光秃浊亮，按下略松弛，脉略快有震动感。

方药：

红芪15g	防风6g	当归10g	炒白术30g
菟丝子30g	太子参30g	盐杜仲15g	

5剂

十一诊： 2021年4月3日

3月31日早孕检查可见卵黄，未见胚芽组织，腰酸暂时未作。舌暗紫苔白燥，脉僵硬光秃米豆，震动明显，周围凹陷，按下有张力。

方药：

红芪15g	防风6g	当归10g	炒白术30g
菟丝子30g	太子参30g	盐杜仲15g	续断30g

6剂

十二诊：2021年4月11日

4月9日提示宫内早孕活胎，大约7周以上，有卵黄囊、胚芽及原始心管搏动，芽长0.8cm。舌苔白燥较多，前苔色紫。脉光滑小豆有震动感，周围瘦乏，按下尚有张力。下午开始也不想吃饭，昨天开始下午出现反胃。

方药：

红芪15g	防风6g	当归10g	炒白术30g
菟丝子30g	太子参30g	盐杜仲15g	续断30g
制草乌6g			

6剂

【专家按语】本案为多囊合并潜在泌乳素升高速孕案。脉象提示患者雌激素受体（ER）分泌亢进，同时乳房胀痛剧烈，内膜偏薄，内膜6mm以下，卵泡常常小于9mm，接近6mm。以滋补阴精气为主，兼顾调气潜降泌乳素，缓解乳房胀痛；雌激素受体发达而卵泡小、内膜薄，故未使用大剂量菟丝子，以防雌激素分泌过于亢进，导致乳腺、子宫占位性病变的发生和加重；ER太过，可能会导致化火、化热，此次行气解郁降火。针对乳痛，直接改善症状，同时兼顾潜在泌乳素升高，先促黄体改善，再促孕激素分泌，则卵泡得以较快生长，内膜达到适宜厚度。同时，2020年12月10日，脉象异常震动，加之排卵痛及可疑输卵管炎症或不畅，故而使用路路通、猫抓草、皂角刺等散结通络之味，可通络解郁，也可缓解乳房胀痛及清散泌乳素升高、ER分泌亢进之郁火，与枇杷叶、生麦芽、郁金、香附、柴胡、橘叶、橘核、夏枯草、牡蛎有异曲同工之妙。此经验源自对结核性增殖灶及各种结节、囊肿的用药经验。

医案 2

多囊卵巢综合征合并早衰不孕免疫胎停验案

李某，女，45岁

初诊： 2019年2月20日

求治不孕15年，过去从未怀孕，由山东省名中医介绍而来，曾经分别诊断为卵巢早衰（POF）、多囊卵巢综合征（PCOS）、免疫性不孕、输卵管堵塞、桥本氏甲状腺炎。自觉身体发烫，极为乏力，饭后胸前有汗。咽喉有痰，最近一个月发烧过，呛咳。眠差，入睡慢，晚上8～9点眼睛睁不开，但头脑清醒。大便一天多次，偶不成形。白带多。

脉象中位，边界融合扁型，无毛光滑，小扁豆尺缘软，脉管表面粗糙，略粗，小督脉。筋肉结，任脉扁韧略软，任冲细条按下管韧悬空周软匀，略粗糙（PCOS？）。1.肝胆胃？。2.卵巢功能及甲状腺功能降低（已查出桥本氏甲状腺炎，有乏力表现）。3.肺支鼻咽食？。

方药：

鬼箭羽30g	鸡血藤30g	三棱12g	太子参30g
莪术6g	桔梗12g	枳壳9g	柴胡9g
怀牛膝12g	菟丝子15g	路路通18g	皂角刺15g
海藻30g	海浮石15g	海蛤壳15g	炒薏苡仁30g
黄芩9g	藿香12g	红花9g	川芎6g

13付，二次/日

全景学徒： 这恐怕是目前不孕育里最难的案例了，如此多妨碍怀孕的因素，如此高龄，而且居然20余年从未怀孕过！

【专家按语】鸡血藤、鬼箭羽活血通络，宜治血分及其免疫复合物，强化时加入凌霄花，因有显著的风湿免疫病理，一般来说还要合入徐长卿、穿山龙、青风藤、豨莶草、石龙芮，兼顾活血化瘀常常再合入桃仁、红花、三棱、莪术，较之丹参、赤芍及丹皮、川芎疗效为佳，但是可以作为叠加用药，跟随于桃红棱莪之后；兼顾凉血活血通络，常常跟随凌霄花叠用茜草、紫草；加强活血通络时，常常加入地龙、全虫、蜈蚣或水蛭；散结通络法调节免疫也常常能取得奇效。

四海汤化痰散结，以治PCOS之痰多形盛：海藻、海浮石、海蛤壳、山海螺。通管通窍法：路路通、皂角刺，与活血化瘀通络及化痰散结并用，针对输卵管不通，怀牛膝引经盆腔。

病人络脉不通，痰多形盛，治以通络散结，消癥化痰，益精促卵，先剔除络脉瘀阻，络通精实则可以宣通奇经八脉，络脉渐通则以助孕。

全景学徒：师父这是半生技巧，和盘托出，满满的干货！

二诊：2019年3月20日

咽喉痰难咳，偶有咳喘憋闷，大便一日多次，质地较软。睡眠好转。

治法：先推动月经下行，后活血通络兼益精安神。

方一：

鬼箭羽30g	鸡血藤30g	三棱12g	太子参30g
莪术6g	桔梗12g	枳壳9g	柴胡9g
怀牛膝12g	菟丝子15g	路路通18g	皂角刺15g
海藻30g	海浮石15g	海蛤壳15g	炒薏苡仁30g
黄芩9g	藿香12g	红花9g	川芎6g
法半夏12g	生黄芪18g	防风6g（后下）	生白术12g

4付，二次/日，月经期服

方二：

生黄芪30g	防风6g（后下）	生白术24g	生山药24g
鬼箭羽30g	鸡血藤30g	石见穿30g	三棱9g
海藻30g	皂角刺12g	莪术6g	桂枝9g
枳壳6g	生甘草6g	路路通12g	柴胡9g
法半夏12g	黄芩12g	海蛤壳15g	炒酸枣仁30g
藿香9g	红花9g	川芎6g	太子参30g

9付，二次/日，月经后服

全景学徒：仍是分期治法。不似一般经后补养为主。

【专家按语】经期4付推动月经下行，促进内膜脱落；经后服9付活血通络、通管通窍，仍然兼顾益精安神。先去除络脉障碍，然后扶正成孕。

三诊：2019年4月3日

右腰后侧有酸痛阵阵发作，左输卵管系膜囊肿，白天尿频，大便偶不成形。中药后咽喉痰易咳，不再咳喘憋闷。舌不大，舌苔满布白浊。冲脉小凹陷，乏力，韧扁豆，无中线，脉韧，刚痉？

治法：络脉略通则扶正为主兼顾通络。

方一：

生山药30g	凌霄花15g	党参18g	生白术12g
生黄芪30g	川牛膝18g	熟地黄15g	山茱萸15g
鸡血藤30g	防风9g	鬼箭羽24g	路路通15g

10付，二次/日，先服

方二：

熟地15g	山茱萸15g	菟丝子30g	路路通15g
当归12g	生山药24g	枸杞子15g	生黄芪18g
红参片9g	紫河车粉6g		

3付备用，二次/日，月经第四天开始服

四诊： 2019年4月17日

中午饭后嗜睡，可睡2小时，夜间入睡慢，眼睁不开，脑乱想。LMP：4月16日，经量较上次增加，颜色鲜艳，经前乳胀出现。舌苔黄厚，变白浊少许。脉软融乏力，双尺浅凹乏力。

方一：

当归12g	川芎6g	熟地黄12g	凌霄花9g
党参15g	鸡血藤30g	鬼箭羽18g	生黄芪30g
法半夏9g			

3付，二次/日，先服

方二：

炙麻黄3g	附子6g	细辛3g	熟地黄15g
当归12g	川芎6g	生黄芪25g	防风6g（后下）
生白术9g	菟丝子45g	女贞子12g	紫河车粉6g
法半夏9g			

7付，二次/日，再服

方三：

路路通12g	红花9g	川牛膝12g	生黄芪25g
防风6g后下	当归12g	炙麻黄6g	附子6g
细辛3g	菟丝子30g	紫河车粉6g	

4付，二次/日，后服

全景学徒：分期论治进一步细化，经期、经后、排卵期。且从三诊开始，加强补益。经后又合冲阳法，排卵期通络促排。

【专家按语】络通精实则可以宣通奇经八脉。

五诊：2019年5月15日

LMP：4月16日。4月28日：内膜0.7cm，左侧卵泡2.6cm×1.9cm；4月29日：内膜0.3cm，左侧卵泡1.6cm×1.3cm。手汗较多，食欲已控制，胃胀堵大减，白天精力佳。周围光滑乏力，脉管豆状突起，条韧按下乏力，判断前天同房（病人说是）。

方药：

巴戟天15g	淫羊藿15g	紫河车粉6g	菟丝子15g
生黄芪15g	防风6g（后下）	生白术15g	枳壳9g
炙麻黄1g	细辛1g	附子6g	当归9g
仙茅6g	仙鹤草15g	石菖蒲6g	法半夏9g
紫苏梗6g			

7付，二次/日

六诊：2019年5月29日

LMP：5月27日。上个月卵泡未排，或为未破裂卵泡黄素化综合征

（LUFS）。苔黄，少许白浊，较软。脉光滑，中线纵向不显，有横向凸起（很小），边界韧，按下细条。

方一：

三棱9g　　　　路路通15g　　　泽泻12g　　　皂角刺15g

炒王不留行15g

2付，二次/日，经期服

方二：

补骨脂12g　　　当归12g　　　防风6g（后下）　生白术12g

制何首乌15g　　覆盆子15g　　　紫河车粉6g　　熟地黄12g

砂仁6g　　　　菟丝子30g　　　续断15g　　　　法半夏9g

党参15g

5付，二次/日，再服

方三：

生黄芪15g　　　防风6g（后下）　生白术9g　　　紫石英24g

淫羊藿15g　　　仙茅6g　　　　制何首乌15g　　巴戟天12g

党参15g　　　　菟丝子30g　　　炙麻黄3g　　　附子9g

细辛3g　　　　补骨脂12g

7付，二次/日，后服

七诊： 2019年6月12日

月经第17天，卵泡1.36cm×1.1cm，精神佳（冲阳法后，对应甲减）。齿痕减少。脉光秃，扁韧微凸，按下少力。

方一：

当归12g	防风6g（后下）	覆盆子15g	熟地黄12g
紫河车粉6g	制何首乌15g	生白术12g	砂仁6g
菟丝子30g	续断15g	法半夏9g	党参15g
路路通12g	人参9g		

7付，二次/日，先服

方二：

菟丝子15g	巴戟天12g	生黄芪18g	防风6g（后下）
生白术12g	茯苓12g	当归9g	续断15g
黄芩9g			

6付，二次/日，后服

八诊： 2019年6月26日

右腰胁疼痛不明显，6月14日：内膜1.2cm，左卵泡2.4cm×2.2cm×1.4cm，当日绒毛膜促性腺激素10 000U/L，15日同房。大便略散，乳房疼痛，咽喉有痰。苔白厚腻。脉软韧长条四五型，略及指，震动较有力，双寸前凹陷。

方药：

巴戟天15g	生白术12g	党参12g	黄芩9g
生黄芪15g	防风6g（后下）	紫苏梗6g	

7付，二次/日

全景学徒： 处方简单，且有保胎之意，预防已经怀孕。

九诊： 2019年7月10日

LMP：6月28日，精神体力尚可，大便偶不成形。脉管光滑细腻疏松，任脉小督脉豆状光滑细腻，冲脉小凹陷，按下略软无力，阳跷脉软凸，左尺略软满。

方药：

菟丝子60g	紫石英60g	紫河车粉12g	生黄芪30g
党参15g	红参9g	补骨脂12g	炒山药18g
防风6g（后下）	炒白术15g	红花9g	路路通12g
炒王不留行12g	川牛膝12g。		

12付，二次/日

全景学徒： 开启峻补模式，大剂菟丝子、紫石英，紫河车用量也翻倍。

十诊： 2019年7月24日

未出现乳胀，精神体力较佳，咽喉顺畅，排卵期监测卵泡内膜接近合格。脉四五型韧突起，边界融合，悬空感，按下空虚无力。

方药：

菟丝子15g	紫苏梗6g（后下）	续断15g	生黄芪30g
生白术9g	防风6g（后下）		

7付，二次/日

全景学徒： 仍然预防性保胎，处方简洁。

十一诊： 2019年8月7日

LMP：6月28日。不怕热，入睡略慢。舌胖淡、舌根苔浊，尖边暗艳有齿痕。

任脉扁豆较饱满，关尺部二五型，阳跷脉四五型韧条震动，按下小扁滑泡过指，怀孕待排，冲脉小凹陷，右尺浅凹陷，任脉长条，左尺浅凹陷较满，震动感明显。

辅助检查： 妊娠试纸检查阴性，妊娠尿检阴性。

方药：

生黄芪30g	防风6g（后下）	生白术15g	党参18g
巴戟天15g	茯神15g		

7付，二次/日

全景学徒：前两次已经预防性保胎。本次脉象则高度怀疑已孕。现场嘱行验孕，试纸提示阴性，中日友好医院尿检依然阴性，但处方仍专以保胎。

【专家按语】脉象提示怀孕，专程试纸检查未孕，后尿检也未证实怀孕，仍然提前予以保胎，后返家血检证实怀孕。

十二诊：2019年8月21日

左少腹阵痛，大便干，纳少，手脚心出汗，较潮湿，打嗝，手心特别热，舌苔发白，口略干，咽喉有痰。点状胚芽，胎心搏动。

辅助检查：血生化：8月16日雌二醇（E2）230pmol/L，孕酮（P）20nmol/L，β-hCG 12 735U/L；8月19日雌二醇（E2）376pmol/L，孕酮（P）40nmol/L，β-hCG 26 914U/L。B超：8月18日提示早孕活胎（D40）。

方药：

炒谷芽15g	炒麦芽15g	石斛15g	紫苏梗9g
黄芩6g	龙胆草2g	枇杷叶12g	竹茹15g
菟丝子12g	太子参15g	紫河车粉12g	夏枯草6g
黄连2g	青蒿9g		

5付，二次/日

全景学徒：保胎防孕吐。

【专家按语】李某故事异常精彩，是最复杂的多囊早衰、甲减、免疫性及输卵管堵塞不孕不育案，对肝胆胃肠的调整，对失眠及懈怠之乏力的调整，对内分泌甲状腺轴与性腺轴的调整，具体对卵巢早衰、多囊与及其卵泡黄素化的调整，对免疫异常的调整，都有相当独特有效的用药经验作为支撑。

因为脉象在排卵后提前提示怀孕，但是试纸与尿检未孕而仍然提前使用保胎药。确诊怀孕后又出现胎停育现象的治疗过程，多次濒临危险境地，保胎忌颠簸，远程沟通，持续治疗四个月，后顺利产1女。

本案非常复杂，可以由多囊本身的多因素、多病理所致不孕不育，拓展到女性不孕不育的诊疗，如早衰不孕、甲减不孕，乃至扩展到整个女性生殖系统疾病的诊疗，如月经不调、崩漏，进而贯通整个女科疾病（包括女性易感免疫性疾病）的诊疗。

附 案

周某，女，43岁。早衰不孕合并巧克力囊肿肌瘤免疫胎停案

一诊：（非首诊，早期资料未记录）2019年7月10日

卵衰，子宫肌瘤，不孕，胎停，过敏性哮喘，巧克力囊肿。停药4个月，过敏性咳嗽经治基本未作，去年12月开始停药，LMP：4月12日，后发现怀孕，为此生首孕，6月28日发现胎停，手术后又怕冷，爱出汗。阳跷脉光滑细腻粗条饱满，宫甲乳？任脉小豆多枚凸起，督脉、冲脉凹陷，血压不定期升高，尤其睡眠欠佳时。鼻咽喉支肺？舌暗，间边略薄，最近两个月孕中子宫肌瘤随之长大。大便可成形，一天一次。

方药：

黄芪30g	防风6g	生白术15g	夏枯草15g
法半夏15g	当归12g	路路通12g	皂角刺15g
海藻30g	甘草6g	仙灵脾30g	仙茅6g
仙鹤草30g	黑顺片9g	桂枝6g	石见穿30g
拳参18g	三棱6g	莪术6g	太子参30g
党参15g	远志9g	茯神18g	

二诊：2019年7月24日

7月15日查B超甲状腺弥漫性病变，产后子宫肿大。右尺凹陷，光滑细腻凸起，中线不明显，周围疏松无力，按下软融，痰湿水饮上冲。怕冷好转，仍有多汗。舌瘦，不厚，中间凹陷，略淡略暗。

方药：

黄芪30g	防风6g	生白术15g	三棱6g
莪术6g	益母草12g	仙灵脾15g	仙茅6g
桂枝6g	丹皮6g	桃仁9g	赤芍9g
茯苓12g			

三诊：2019年8月7日

睾酮下降，行经量略减，月经第3，4天头痛两天。LMP：7月31日。由于头痛睡眠欠佳。双尺凹陷，光滑细腻，少许张力，韧实，任脉圆盘，关尺任冲短条五六型，阴跷脉光滑细腻凸起。较疲累，大便一天一至两次。按下韧条略饱满，中线略凹陷，舌淡紫，水滑少苔。易惊醒，入睡较快。

方药：

黄芪24g	防风6g	白术12g	党参18g
当归12g	鸡血藤30g	肉苁蓉18g	川芎9g
茯神18g	远志9g	夜交藤30g	制首乌15g
			13付

四诊：2019年8月21日

子宫体积有缩小（原来预计子宫难以回缩），多发子宫肌瘤。8月8日内膜回声不均，多发肌瘤伴钙化，LMP：7月31日；8月12日查内膜0.8cm，右尺凹陷明显，脉光滑细腻，任脉块状不规则，小督脉，光滑细腻颗粒多枚，冲脉浅凹陷，阴跷脉光滑细腻长条，有震动感，中线略凹陷，睡眠欠佳，梦较多，大便偏软。舌淡紫软，多齿痕。

方药：

黄芪24g	防风6g	白术15g	党参18g
当归12g	鸡血藤30g	川芎9g	茯神18g
远志9g	制首乌15g	女贞子12g	桑葚子15g
菟丝子15g	覆盆子15g	夜交藤60g	合欢花12g
琥珀6g			

10付

五诊：2019年9月4日

多梦明显改善。LMP：8月21日，月经前两天量大，第4、5天量少，腹痛明显。8月29日FSH：8.91U/L（原来FSH为9.21U/L），睾酮接近正常（原来睾酮偏低），近期有燥热感阵作。脉光滑凸起，冲脉浅凹陷五六型。

方药：

红芪20g	防风6g	瞿麦15g	凌霄花15g
猫爪草30g	路路通15g	王不留行15g	川牛膝15g
香附9g	夏枯草15g	地龙15g	红花9g
皂角刺15g	昆布15g	海藻30g	泽兰12g
泽泻15g	菟丝子60g	紫石英30g	红参12g
黄芪15g			

5付

六诊：2019年9月18日

多梦基本消失。督脉凸起饱满有力，周围松弛饱满。咽喉痛有痰。右尺凹陷，阳跷脉粗凸督脉，大便正常，预计9月27日左右行经，早醒，再睡困难。冲脉任脉阻滞明显。

方药：

红芪20g	防风6g	瞿麦15g	凌霄花15g
猫爪草30g	路路通15g	王不留行15g	川牛膝15g
香附9g	夏枯草15g	地龙15g	红花9g
皂角刺15g	昆布15g	海藻30g	泽兰12g
泽泻15g	制首乌15g	桑葚子15g	鸡血藤45g
桔梗12g	黄芪15g	三棱9g	莪术9g

10付

七诊：2019年10月16日

10月8日查AMH 0.4ng/ml（下限为1.22）。脉光滑细腻细条凸起，右尺略凹陷，按下软条较饱满。睡眠尚可，出汗减少，LMP：9月23日。预计月经会提前到10月21日。

方药：

红芪20g	防风6g	瞿麦15g	凌霄花15g
猫爪草30g	路路通15g	王不留行15g	川牛膝15g
香附9g	夏枯草15g	地龙15g	红花9g
皂角刺15g	昆布15g	海藻30g	泽兰12g
泽泻15g	制首乌15g	桑葚子15g	鸡血藤45g
桔梗12g	黄芪15g	三棱9g	莪术9g

12付

八诊：2019年10月30日

已经注射HMG，打了6天HSG，2天（思则凯）醋酸西曲瑞克，防止卵泡破裂。自觉最近精神压力大，脉光滑细腻凸起，督脉大豆。LMP：10月21日。10月27日内膜0.6cm，右侧卵泡1.1cm×1.0cm；10月29日内膜厚度不详，右侧卵泡1.3cm×1.0cm，为月经第9天，大便略干，按下韧条细颗粒密集。

方药：

黄芪30g	红参15g	菟丝子60g	紫石英60g
杜仲18g	何首乌15g	桑葚子15g	女贞子15g
覆盆子15g	党参15g		

5付

制首乌15g	黄精15g	当归12g	白芍12g
桑葚子15g	女贞子15g	覆盆子15g	菟丝子15g

7付

九诊：2019年11月13日

10月26日至11月3日第一次促排，11月3日取卵一个，配成一个受精卵，移植不成功。LMP：10月21日。脉光滑细腻凸起，按下颗粒不规则，略有力。自觉舌苔较重，服拉贝洛尔，血压110/70mmHg，舌暗红，苔薄糜。

方药：

首乌15g	黄精15g	鸡血藤30g	怀牛膝15g
路路通12g	皂角刺15g	地龙15g	泽泻30g
泽兰15g			

10付

制首乌15g	黄精15g	当归12g	白芍12g
桑葚子15g	女贞子15g	覆盆子15g	菟丝子15g

5付

十诊：（就诊日期未记录）

LMP：11月20日，下腹坠胀痛，脉光秃凸起，不规则，冲脉浅凹陷。

方药：

制首乌15g	黄精15g	当归12g	白芍12g
桑葚子15g	女贞子15g	覆盆子15g	菟丝子15g
补骨脂15g	水蛭6g	鸡血藤60g	路路通15g
皂角刺12g			

7付

十一诊： 2019年12月11日

LMP：11月20日。最近难入睡，多梦，12月4日D15排卵。12月2日左侧卵泡1.9cm×1.6cm，12月3日为2.0cm×1.6cm；12月4日为3.1cm×1.8cm，舌暗，大便一天一次，成形。

方药：

党参15g	白术12g	茯神15g	远志6g
续断15g	石菖蒲6g	枳实12g	枣仁15g

6付（排卵期增加黄芪30g，川牛膝30g）

十二诊： 2019年12月25日

AMH 0.4ng/ml。LMP：12月17日。12月18日D2，性激素六项基本在正常范围内。脉光滑细腻，督脉，豆状较细腻，按下略有凹陷。

方药：

制首乌15g	黄精15g	当归12g	白芍12g
桑葚子15g	女贞子15g	覆盆子15g	菟丝子15g
补骨脂15g	水蛭6g	鸡血藤60g	路路通15g
皂角刺12g	三棱12g	莪术12g	猫爪草30g
生麦芽30g	黄芪30g	川牛膝15g	

10付

十三诊： 2020年1月8日

1月1日感冒，开始咽喉痰堵，剧痒，咳嗽不止，夜间明显，低烧3天，多言则容易声哑。脉来震动有力，二型豆状突起，过指感不明显，冲脉光滑细腻浅凹陷。不怕冷，口干多饮，自觉舌头发木。苔少许白浊。右鼻孔明显堵塞，有鼻涕声，鼻涕白黏，大便正常，一天一次。

方药：

麻黄3g	杏仁12g	甘草6g	蝉衣15g
海蛤粉15g	天花粉15g	桑白皮12g	枇杷叶12g
大贝母12g	前胡6g	射干9g	桔梗6g
荆芥6g			

4付

附部分早期处方及检查等：

2018年4月18日：

方药：

吴茱萸3g	玫瑰花6g	桔梗9g	玄参9g
旋覆花12g	僵蚕12g	射干12g	生鸡内金12g
法半夏18g	青果9g	怀牛膝15g	茯神12g
葛根12g	蝉蜕15g	紫苏梗9g	化橘红6g

4剂

黄芪18g	太子参15g	红花12g	桔梗9g
甘草6g	菟丝子15g	川芎9g	淫羊藿15g
仙鹤草30g	仙茅9g	当归6g	附子6g
续断15g	薄荷3g（后下）		

3剂

2018年4月25日：夜梦大减，仍然多梦，醒后特累。守方续服。

方药：

黄芪18g	太子参15g	红花12g	桔梗9g
甘草6g	菟丝子15g	川芎9g	淫羊藿15g
仙鹤草30g	仙茅9g	当归6g	附子6g
续断15g	薄荷3g（后下）		

3剂

2018年4月9日北京妇产医院：RUV–IgG↑，CMV–IgG↑，HSV–1 IgG↑。

2018年5月4日北京妇产医院：RUV–IgG↑，CMV–IgG↑，HSV–1 IgG↑，HSV–1 IgM↑。

2018年5月6日首医附属北京妇产医院彩超：多发子宫肌瘤，左侧壁55mm×47mm×44mm，内膜厚约14mm。

2018年5月25日东直门医院彩超：内膜厚10mm，右侧卵巢可见较大无回声，约8mm，另可见低回声，41mm×18mm，考虑巧克力囊肿。

2018年5月28日东直门医院彩超：内膜厚14mm，右侧卵巢可见较大无回声，约19mm×9mm，另可见低回声，44mm×13mm；左侧卵巢可见较大无回声约10mm；子宫肌层多发低回声结节，回声不均，可见环状中强回声，考虑部分肌瘤伴钙化。

2018年6月20日：

方药：			
杏仁12g	化橘红9g	枇杷叶15g	射干12g
通草9g	僵蚕12g	藿香9g	蔓荆子9g
茯苓12g	附子9g	黄芩9g	鳖甲30g
鬼箭羽24g	法半夏12g	路路通15g	白芷3g
蝉蜕15g	莪术15g	三棱24g	黄芪24g
鸡血藤30g	鼠妇6g		

10剂

2018年6月22日东直门医院彩超：内膜厚15mm，回声不均，右卵巢较大无回声7mm×5mm，左卵巢较大无回声19mm×18mm。

2018年6月25日东直门医院彩超：内膜厚16mm，右卵巢数个低回声最大13mm，左卵巢未见明显大于10mm液性无回声。

2018年7月4日：

方药：

化橘红9g	炙枇杷叶15g	射干12g	通草9g
僵蚕12g	藿香9g	蔓荆子9g	茯苓12g
附子9g	鳖甲30g	鬼箭羽24g	法半夏12g
路路通15g	莪术15g	三棱24g	黄芪30g
鸡血藤30g	浙贝母15g	白芥子6g	党参15g
生牡蛎60g	桔梗12g	车前草30g	

2018年7月10日北京妇产医院：HSV-1 IgG↑，HSV-1 IgM↑。

2018年7月19日东直门医院彩超：内膜厚12mm，子宫多发肌瘤，部分肌瘤伴钙化，右侧卵巢活动性差，粘连？左侧卵巢见较大无回声，大小18mm×16mm。

2018年8月14日东直门医院彩超：内膜厚8mm，子宫多发肌瘤，部分肌瘤伴钙化，右侧卵巢活动性差，粘连？多发低回声，最大20mm×19mm，内透声不清，巧克力囊肿？左侧卵巢见较大无回声，大小10mm×11mm。

2018年8月16日东直门医院彩超：内膜厚10mm，右侧卵巢无回声最大24mm×18mm，左侧无回声20mm×19mm，余基本同前。

2018年8月20日东直门医院彩超：内膜厚16mm，子宫内膜局限性回声不均，右侧卵巢低回声内部可见细点状回声，20mm×19mm，左侧卵泡考虑已排。

2018年8月29日：

> **方药：**
>
> | | | | |
> |---|---|---|---|
> | 黄芪30g | 路路通24g | 皂角刺15g | 鳖甲30g |
> | 三棱12g | 莪术12g | 鸡血藤60g | 马鞭草15g |
> | 红花9g | 川牛膝15g | 凌霄花9g | 浙贝母15g |
> | 土茯苓18g | 川楝子6g | 土鳖虫12g | 鬼箭羽30g |
> | 白芥子12g | 生牡蛎60g | 党参30g | 川芎9g |
> | 蛇莓12g | | | |
>
> 10剂

2018年9月11日东直门医院彩超：内膜厚9mm，右卵巢较大无回声12mm×9mm，右侧卵巢粘连，左卵巢较大无回声7mm×7mm。

2018年9月12日：

> **方药：**
>
> | | | | |
> |---|---|---|---|
> | 黄芪30g | 路路通24g | 皂角刺15g | 鳖甲30g |
> | 三棱12g | 莪术12g | 鸡血藤60g | 马鞭草15g |
> | 红花9g | 川牛膝15g | 凌霄花9g | 浙贝母15g |
> | 土茯苓18g | 川楝子6g | 土鳖虫12g | 鬼箭羽30g |
> | 白芥子12g | 生牡蛎60g | 党参30g | 川芎15g |
> | 蛇莓24g | 猫爪草30g | 红景天12g | 海藻60g |
> | 甘草9g | | | |
>
> 10剂

2018年9月13日东直门医院彩超：内膜厚11mm，右卵巢较大无回声17mm×13mm，右侧卵巢粘连，左卵巢较大无回声8mm。

LMP：10月31日。2018年11月8日东直门医院彩超：内膜厚9mm，左卵巢较大无回声13mm。

2018年11月12日东直门医院彩超：内膜厚13mm，左卵巢较大无回声24mm×21mm。

LMP：11月28日。2018年12月10日东直门医院彩超：内膜厚11mm，宫腔内可见等回声，息肉？右卵巢较大无回声19mm×11mm。

2018年12月12日东直门医院彩超：内膜厚16mm，回声不均，双侧卵巢未见无回声、液性回声。

2019年初和家里商量准备去做试管，后来就在北医三院生殖中心开始就诊做检查，准备在5月份月经开始吃药促排。但在4月月经后，自然受孕成功。6月29日孕10周零3天。6月28日忽然开始流血，去医院检查已经停胎。6月29日在妇产医院检查考虑胎囊已经排出。

【专家按语】本案早期的北中医国医堂诊疗原始记录丢失，部分处方存留，其病情较为复杂，一方面卵巢储备功能接近衰竭，同时有较大肌瘤及巧克力囊肿，顾此则失彼。我们针对痰瘀阻络标急之证，重剂三棱、莪术、水蛭均在30g以上。

徐某，女，30岁。早衰不孕免疫胎停案

初诊：2019年12月22日

LMP：12月15日。软瘦白燥。月经周期25～30天。生化流产一次。8月30日查AMH 1.14ng/ml，风疹病毒IgG、IgM阳性，总胆红素、间接胆红素、直接胆红素均升高，2016年6月生化流产一次（40天+），月经周期25天左右，5天净。脉光滑细腻细条，周围光滑细腻瘦乏，六七型，贫血？阴精阳精俱亏，气血两虚，营血燥结，津液枯燥，心？握拳细条震动周围瘦乏，血压偏低？特发性肝炎或自身免疫性肝病？有时早醒。舌暗红略圆。鼻咽支右肺？胃肝胆？胃？略有疲劳感，大便一次成形。

方药：

红芪15g	防风6g（后下）	赤芍15g	丹皮6g
紫草9g	茜草12g	益智仁6g	乌药9g
石菖蒲5g	辛夷花6g	丹参15g	

12剂

二诊：2020年1月12日

脉光滑细腻细条，舌软尖边罩亮，服药前几天胃似乎不适，自觉夜间发热，大便略干，手脚冰凉身上热。

方药：

制首乌15g	桑葚子15g	覆盆子15g（打碎）	菟丝子15g
红芪15g	防风6g（后下）	女贞子15g	白术12g
白芍12g	生地黄15g	鸡血藤30g	

15剂

三诊：2020年6月7日

疫情期间停药5个月。LMP：6月4日，月经量偏少，周期28天，舌红艳略紫。脉周围光滑细腻疏松无力，小凸条略瘦，按下韧条略饱满？津液燥结，左侧？自觉夜间发烫，出汗较少，脚一直冰凉。

方药：

制首乌15g	桑葚子15g	覆盆子12g（打碎）	菟丝子15g
红芪15g	防风6g（后下）	女贞子15g	白术12g
白芍12g	生地黄15g	鸡血藤30g	巴戟天15g

14剂

四诊：2020年7月2日

因故停药半个月，风疹病毒仍然阳性。LMP：7月2日。舌暗艳，少许白浊苔，水汽较重有紫气。经前头晕明显，有恶心感。脉枯燥，二型小长条，沉位，周围瘦乏枯燥。略早醒，最近容易腹泻。

方药：

制首乌15g	菟丝子15g	红芪15g	防风6g（后下）
白术15g	白芍12g	鸡血藤30g	巴戟天15g
扁豆30g	益母草15g	鬼箭羽15g	

14剂

五诊：2020年7月16日

舌暗艳发红，苔少略粗糙。最近大便成形，7月10日D9内膜0.5cm，右侧卵泡1.5cm×1.3cm；D11内膜0.6cm，卵泡1.6cm×1.6cm；7月14日D13内膜0.6cm，右侧卵泡1.8cm×2.0cm；7月15日D14内膜0.7cm，已排卵，脉光滑细腻细条周围凹陷，按下细条略不规则，沉位，眼睛干涩痒。

方药： 上方去炒白芍，加桂枝6g、羌活6g、党参15g。共13剂。

六诊：2020年7月30日

昨天行经，LMP：7月29日。监测一个月后评估。舌红艳少苔，眼睛干痒减轻但是残留少许，精神尚可有腹痛，耻骨上少腹胀痛。

方药： 上方去羌活，加女贞子15g。共6剂。

七诊：2020年8月9日

8月7日内膜0.5cm，D10左侧卵泡1.6cm×1.6cm；8月9日内膜0.6cm，左侧大空卵泡2.1cm×2.0cm。舌红艳，水汽较重，脉光滑细腻燥亮，细条震动，周围凹陷。眼睛干痒基本消失，精神体力尚可，腹痛未作，大便成形，晨起略有口干口苦。

方药：上方去桂枝，加柴胡6g、黄芩6g。

八诊：2020年8月20日

8月11日D14内膜0.7cm，右侧卵泡0.9cm×0.7cm。任冲深支细条不规则，震动，明显变长，或为头痛感冒？自觉有感冒感，晨起略有口苦。

方药：上方加茵陈9g、通草3g。共6剂。

九诊：2020年8月27日

头晕好转。舌红艳，少许软白苔，脉光滑细腻均匀。晨起有口苦，眼睛干痒不明显，大便不干，口干，有时身上发烫但又怕冷。

十诊：2020年9月3日

LMP：8月24日。9月2日D10内膜0.6cm，右侧卵泡1.4cm×1.3cm。舌红艳少苔，脉光滑细腻小督脉，略不规则，周围光滑疏松。口略苦较之前好转。冲脉略空虚凹陷略粗糙。大便一天一至两次，略食即胃胀。

十一诊：2020年9月10日

9月4日D12查内膜0.6cm，右侧卵泡1.7cm×1.4cm；9月6日D14内膜0.7cm，卵泡已排，已同房。舌红艳偏暗，略有水汽，脉光滑细腻小软条，按下无力，气血两虚，尺脉软长条，左尺明显，按下软满无力。食后胃胀不明显，大便略不成形，怕冷身上发烫，出汗较少。

方药：

北柴胡6g	黄芩6g	法半夏6g	醋香附10g
香橼6g	菟丝子15g	覆盆子15g	红芪15g
防风6g	党参片15g	桂枝6g	

7剂

十二诊：2020年9月17日

舌红艳上火，脉软条疏松，按下有空泡感，双尺长条震动略有力。身上烫但怕冷。

方药：

北柴胡6g	黄芩6g	法半夏6g	醋香附10g
香橼6g	菟丝子15g	覆盆子15g	红芪15g
防风6g	党参片15g		

5剂

十三诊：2020年9月24日

LMP：9月2日，量少。舌红艳，脉光滑细腻软条有空泡。胃胀尚可，发烫减轻，经期有腹泻。

方药：

北柴胡6g	黄芩6g	法半夏6g	醋香附10g
香橼6g	菟丝15g	覆盆子15g	防风6g
党参片15g	制何首乌15g	红芪15g	

13剂

十四诊：2020年10月8日

口苦好转，十一期间B超一次，9月30日月经第10天内膜0.6cm，右侧卵泡1.7cm×1.3cm，预计10月19日行经。舌红艳，脉光滑细腻软细条，脉光秃细条，按下有震动感，精气较之前充足。晨起腰酸胀好转。

方药：

北柴胡6g	黄芩6g	法半夏6g	醋香附10g
香橼6g	菟丝子15g	覆盆子15g	防风6g
党参片15g	制何首乌15g	红芪15g	太子参15g

6剂

十五诊：2020年10月15日

舌红艳略软。口苦不明显。脉略数，疏松，周围疏松凹陷，久候细条震动。腰酸不明显，大便1天1次。

方药：

香橼6g	菟丝子15g	覆盆子15g	防风6g
党参片15g	制何首乌15g	红芪15g	太子参15g

6剂

十六诊：2020年10月22日

已孕，脉光滑细腻小泡。

方药：

香橼6g	菟丝子15g	覆盆子15g	防风6g
党参片15g	制何首乌15g	红芪15g	太子参15g
人参叶5g			

6剂

十七诊：2020年10月29日

无孕吐，腰酸不明显，汉阳医院查孕酮36nmol/L，hCG 6441U/L；10月28日孕酮32nmol/L，hCG 27 000U/L；10月23日雌二醇237pmol/L，风疹IgG阳性。B超提示宫内早孕，1.3cm×0.8cm×1.2cm孕囊内见卵黄囊，未见心管搏动。丈夫反映不能吃辣。

方药：

| 菟丝子15g | 覆盆子15g | 防风6g | 党参片15g |
| 制何首乌15g | 太子参15g | 人参叶5g | |

10剂

十八诊：2020年11月8日

最近出现口干，纳呆，略有恶心感但吐不出，半夜醒1次。

11月3日孕酮36.89nmol/L（4～50nmol/L），hCG 100 000U/L。早孕子宫，胚胎成活，胚芽0.8cm，心管搏动。已出现抽筋现象。

方药：

菟丝子15g	覆盆子15g	防风6g	红芪18g
党参片15g	太子参15g	人参叶5g	生白术15g
当归15g	醋五味子6g	木瓜10g	

5剂

【**专家按语**】本案为卵巢储备功能下降不孕、生化不育案，风疹病毒抗体阳性，胆红素持续不降。病人三年前生化流产1次，之后一直未孕，查AMH 1.14ng/ml，内膜一直低于0.6cm，且风疹病毒IgM一直阳性，持续感染。治法针对卵巢储备功能下降，以填补阴精气为主，兼顾柔剂补阳精气，同时凉血通络，降低孕后生化或胎停概率。另外时时注意调整其胆红素升高之潜在自身免疫相关病理，屡以小柴胡或桂枝法处方。病人素体阴精不足，体质柔脆，用药不能刚猛，平补即是霸道，经3个月治疗即孕，后继续以中药保胎成功。

金某，女，31岁。早衰不孕生化案

首诊：2019年8月5日

结婚2年半未孕，人流一次，生化流产2～3次，AMH 0.9ng/ml。脉光滑细腻凸起不规则，ER敏感？带下量少。LMP：6月28日。月经一直未行。乳宫？WBC略低？贫血？曾月经第3天查FSH 14U/L。7月14日B超内膜0.59cm，右侧卵泡2.08cm×1.3cm，左侧卵泡1.37cm×1.1cm。月经多延期。鼻扁咽支？鼻不堵，咽炎病史。CA预警2级？双尺韧满无中线。容易上火，身烫自觉怕冷，最近便秘，大便2天一次，睡觉较好。血瘀入络。7月份咳嗽半月余。舌尖边红韧，舌根苔略黄。7月18日第21天内膜0.81cm，排卵后自觉发热，本月自觉体力较差，胆固醇偏高，>6mmol/L。

方药：

菟丝子60g	熟地黄12g	覆盆子15g	五味子6g
女贞子10g	桑葚15g	制何首乌12g	红芪18g
防风6g	白术15g	当归12g	

6剂

方药：

鸡血藤30g	川牛膝12g	三棱6g	莪术6g
吴茱萸3g	玫瑰花6g	黄芪15g	太子参15g
瞿麦12g			

3剂

二诊：2019年8月12日

双寸浅凹陷光滑细腻。LMP：8月6日，量一般，第一天略黑无血块，第二、三天经期量增多。任脉小弓形圆凸，任冲长条无弧度，上尺鱼。舌红艳，舌尖薄瘦，舌根白浊苔。睡觉早醒，有两天晚上胃略有不适。

方药：

菟丝子15g	制何首乌15g	覆盆子15g	桑葚15g
女贞子15g	枸杞15g	萹蓄15g	五味子6g
红芪18g	防风6g	白术15g	紫河车12g

1剂

三诊： 2019年8月24日

服乐孕宝氨基酸，精神体力睡眠尚可，胃尚可，偶有嘈杂。脉光滑细腻，阴跷脉细条，少许震动略不规则，周围光滑细腻较软，长条，任脉不规则凸起小并列颗粒，周围软满乏力。怕冷，略有大便不干，小便药后发黄，带下量略增加。8月20日内膜1.0cm，右侧卵泡1.3cm×0.98cm，张力可，左侧卵泡1.6cm×1.1cm。8月23日左侧卵泡2.4cm×1.5cm（8月22日曾有同房，当日白带增加）。

方药：

菟丝子15g	制何首乌15g	覆盆子15g	桑葚15g
女贞子15g	枸杞15g	五味子6g	红芪3g
防风6g	白术15g	紫河车12g	巴戟天15g

5剂

四诊： 2019年8月31日

精神体力尚可，口疮，晨起喷嚏带血，下巴一枚痤疮。脉光滑细腻，较疏松，按下有张力，较枯燥。腰痛2天，周围疏松少力，按下少许张力。舌尖红艳，舌根苔黄浊。大便一次成形。

方药：

制何首乌15g	女贞子15g	覆盆子15g	桑葚15g
续断15g	玄参15g	金银花15g	甘草6g
枇杷叶10g			

5剂

五诊： 2019年9月7日

已经怀孕。任脉光滑细腻不规则颗粒，二五型，小督脉，寸尺光滑细腻凹陷，阳跷脉壳状，粗凸，按下有波动感，内容物少，尺鱼壳状，光秃长条。腰痛腰胀，今晨大便后缓解。偶有腹部胀气，矢气后缓解。舌苔少许白浊，舌质略暗。大便今晨腹泻不成形，左侧小腹胀。9月6日查hCG 153.1U/L，P 26.86nmol/L。

方药：

菟丝子60g	紫河车10g	续断15g	苎麻根20g
石斛15g	太子参30g	红芪18g	麦冬10g

5剂

六诊： 2019年9月18日

双尺凹陷少力，25型块状，略扁，小督脉。hCG翻倍正常，孕酮40nmol/L。

方药：

菟丝子60g	紫河车10g	续断15g	苎麻根20g
石斛15g	太子参30g	红芪18g	麦冬10g

5剂

七诊： 2019年9月26日

黄芪18g	菟丝子60g	太子参30g	升麻3g
柴胡3g	苎麻根15g	五味子6g	炒二芽各30g
竹茹15g	枇杷叶10g	续断15g	

6剂

八诊： 2019年9月30日

今晨喘息困难，双鼻吸气较累。阳跷脉，四五型，光秃细条，双尺凹陷。查B超尚可。

方药：

黄芪30g	太子参60g	续断15g	菟丝子30g
升麻3g	枇杷叶10g	竹茹15g	苎麻根30g
辛夷10g	麦芽30g	枳壳10g	

5剂

【专家按语】 本案AMH 0.9ng/ml，FSH 14U/L，基本属于卵巢衰竭，绝经状态，结婚2年半未孕，后行试管，人流一次、生化流产2～3次，西医已放弃治疗。脉象提示，先天精气虚损，体质柔脆，分泌微弱，故以柔剂平补，易于受药，回避刚药霸道速成的特色速孕方法，但又以柔剂菟丝子60g重用，轻药重投，深透络脉，紫河车填补先天，养卵生膜。毕功于一役。后顺利生产。

杨某某，女，37岁。早衰不孕免疫胎停案

免疫性不孕，卵泡发育不良，多发子宫肌瘤，抗磷脂综合征，AMH 1.02ng/ml，肿瘤坏死因子超标（200pg/ml），胰岛素抵抗，每天三粒二甲双胍。有癌症家族史。

初诊：2019年9月4日

主诉：免疫性不孕。人工授精一次，10周胎停，试管促排一次，移植四次，不着床一次。月经量少，30天一周期，经期3～4天。LMP：8月15日。8月30日B超提示已排卵。服用硫酸羟氯喹（赛能）、环孢素半年，NK细胞复查已正常。相对怕冷，已有30余年。背部痤疮30年不消。大便偶稀不成形，大便较急，过时干粗，月经量少。

舌诊：缺如。

脉诊：鼻咽支？脉韧突起，冲脉凹陷，阳跷脉颗粒略不规则，按下细条有力，周围略疏松，阳跷脉六型，先天络脉颗粒略密集，CA预警三级？肺、乳、甲、结肠、二胆、胃、肠？任脉小颗粒有光滑面，光凸。

方药：

红芪15g	黄芪15g	防风6g（后下）	焦白术12g
炒白芍12g	鸡血藤60g	鬼箭羽30g	凌霄花18g
丹参30g	当归12g	川芎9g	黑顺片9g
炙麻黄3g	细辛3g	山药30g	党参18g
桂枝12g	制首乌15g	穿山甲6g（吞粉）	

12付

二诊：2019年9月18日

诊见：服药舌底静脉似乎好转，之后又有反弹，大便成形不干。LMP：9月12日。自觉精神体力稳定，月经两天即净。B超提示：内膜尚可，小卵泡。

舌诊：舌下静脉仍然较黑，舌淡胖。

脉诊：脉光滑疏松有枯燥感，冲脉浅凹陷，按下细条。

方药：

生黄芪15g	防风6g	焦白术30g	炒白芍15g
鸡血藤60g	当归15g	生山药30g	党参15g
制首乌15g	女贞子15g	桑葚子15g	覆盆子15g
黄精15g	熟地12g	生地12g	山茱萸12g

5付，先服

菟丝子60g	紫石英30g	黄 芪15g	红芪15g
炒白术30g	路路通15g	皂角刺12g	党参18g
红参9g	鸡血藤60g	鬼箭羽30g	当归12g

6付，后服

三诊：2019年10月16日

诊见：9月25日为月经后第十三天，B超提示：左侧优势卵泡1.3cm×1.1cm，子宫多发肌瘤，宫颈囊肿。9月27日，月经第十五天，B超提示：左侧1.9m×1.4cm，内膜1.3cm。诉服药后中午能睡。似乎有阵发性心动过速。大便成形。原来经期右侧盆腔疼痛引及大腿，此次未痛。阿达木单抗注射液7天后肿瘤坏死因子TNF仍然为414pg/ml。

舌诊：舌下静脉偏直，颜色略淡。

脉诊：阴跷脉韧实细条六七型，冲脉凹陷，任脉大豆饱满。

方药：

麻黄6g	桂枝15g	附子9g（先煎）	鸡血藤150g
鬼箭羽60g	甘松9g	女贞子15g	丹参30g
水蛭6g（吞服）	防风6g（后下）	白术15g	党参30g
黄芪15g	石上柏30g		

14剂。备用三棱、莪术

四诊： 2019年10月30日

诊见：不怕冷，不出汗，泡澡时出汗较之前增加，心慌未作，曾经有两天深呼吸胸中深部不适。月经第十二天查右侧优势卵泡1.2m×0.9cm；10月25日第14天，查内膜1.1cm，左侧卵泡1.5m×1.4cm。

舌诊：缺如

脉诊：脉韧，表面光滑，左手阴跷脉略枯燥，有颗粒感，略僵硬。

方药：

麻黄6g	桂枝15g	附子9g先煎	鸡血藤150g
鬼箭羽60g	甘松9g	女贞子15g	丹参30g
水蛭6g（吞服）	防风6g（后下）	白术15g	太子参30g
黄芪15g	石上柏30g	三棱9g	莪术9g
红花12g	桃仁12g	刘寄奴12g	

13剂

五诊： 2019年11月13日

诊见：运动时心慌，出汗能力略有增高。LMP：11月9日左右。长期不运动致静脉血栓，用欣普尼、修美乐后仍坏死因子高。

舌诊：舌胖，淡红，略干燥，晨起舌下青筋消失，晨轻暮重。

脉诊：阳跷脉，长大豆，光滑略不规则，肺、胆、胃？筋条紧张性，按下颗粒密集，较僵硬。

方药：

首乌15g	黄精15g	女贞子15g	桑葚子15g
覆盆子15g	菟丝子15g	水蛭6g	防风6g
生白术15g	太子参60g	桃仁6g	红花6g

三棱6g	莪术6g	生黄芪30g	麻黄3g
桂枝15g	附子9g	鸡血藤90g	刘寄奴15g
当归15g			

10付

【按语】肿瘤坏死因子呈高凝状态，使怀孕后反应性增高，不同于未孕时血小板和凝血因子等升高。

六诊：2019年11月27日

诊见：就诊前两天排卵期出现拉丝伴排卵痛，大便一天一次，出汗少，牙龈肿胀、出血好转。

11月14日查肿瘤坏死因子121pg/ml。遵医嘱查出右肺上叶及左肺下叶结节，考虑良性，Hp正常。

舌诊：舌胖嫩，尖边发红。

脉诊：脉韧，小豆光秃，阴跷脉光秃，不规则凸起，久候颗粒不均匀。

方药：

首乌15g	黄精15g	女贞子15g	桑葚子15g
覆盆子15g	菟丝子15g	水蛭6g	防风6g
生白术15g	太子参60g	桃仁6g	红花6g
三棱6g	莪术6g	生黄芪30g	桂枝15g
附子9g	鸡血藤90g	刘寄奴15g	当归15g

12付

七诊：2019年12月11日

诊见：这两天牙龈又出血，后背开始冒痘，左下侧牙有肿起，背后痘印消退明显，怕冷好转，原来右下肢受凉容易凉到骨头内，今年没有发作，右肺呼吸时有刀割样疼痛。

舌诊：舌胖红，舌下静脉较之前变浅。

脉诊：任脉疏松小豆，不规则为涩脉。

方药：

首乌15g	黄精15g	女贞子15g	桑葚子15g
覆盆子15g	菟丝子15g	水蛭6g	防风6g
生白术15g	太子参60g	桃仁6g	红花6g
三棱6g	莪术6g	生黄芪30g	桂枝15g
附子9g	鸡血藤90g	刘寄奴15g	当归15g
白花蛇舌草15g	益母草12g		

12付

八诊： 2020年1月8日

诊见：停药半个月。LMP：12月1日。右肺呼吸时刀割样疼痛暂时未作，大便正常，一天一次成形，怕冷改善。

舌诊：舌下仍然暗黑粗条，最近两天加重。

脉诊：脉枯燥细条二型小凸起，五六型按下细条颗粒密集，周围略疏松。

方药：

首乌15g	黄精15g	女贞子15g	桑葚子15g
覆盆子15g	菟丝子15g	水蛭9g	防风6g
生白术15g	太子参60g	桃仁6g	红花6g
三棱9g	莪术9g	生黄芪30g	桂枝9g
附子9g	鸡血藤90g	刘寄奴15g	当归15g
白花蛇舌草15g	益母草12g		

18付

后因疫情原因，停诊，患者自行购以上方药续服至3月下旬，复查TNF-α正常范围，遂停药。4月27日再次复查TNF-α正常范围。

【专家按语】本案为北中医国医堂医案，可作为免疫异常出现高凝状态的医案示范，其肿瘤坏死因子高达414pg/ml，通过益精通络法之治疗，指标得以恢复正常范围，也是先天精络论的实践展现。其中使用麻、附、辛宣通卫分、阳维脉玄府，伸展阳跷脉，是先天奇经八脉宣统法的具体运用，是在先天精络得以疏通状态下的进一步发挥。

杨某，女，33岁。多囊，胎停并先兆流产案

初诊：2019年5月24日

诊见：胎停加先兆流产。LMP：4月14日。现多次复查孕酮低下，19～21nmol/L。4天抽一次血，5天一次B超。时有阴道流血，大便略干有鲜血，颜色深。入睡快早醒，右鼻孔不通，已矫形。晚12点易醒，3点入睡，喉咙感觉有痰，白色泡沫痰，胸口汗多发冷，易出汗，白天入睡难，紧张，双侧乳腺增生，体觉寒凉，下午3点后觉阳气不足，脑鸣多年。

舌诊：缺如。

脉诊：厥阴脉空虚，七型脉，粗壳，震动明显伸缩不齐，冲脉凹陷，任冲细条无中线，脉速来略入指，空虚，震动明显较无力。督脉寒？血虚血瘀，有热，甲乳宫？二鼻、扁、咽、支、左肺？二胆？已查出胆固醇偏高。

方药：

人参叶6g	麦冬6g	五味子3g	苏梗9g
枣仁15g	茯神12g	杜仲12g	桂枝3g
川断15g	红芪15g	太子参15g	艾叶炭9g
当归炭9g	菟丝子45g	炮姜30g	附子3g

二诊：2019年6月9日

诊见：服上剂出血已经停止，6月9日查纤维蛋白原下降，单核、嗜酸均上升，B超查宫内早孕胚胎存活，孕周相当于6周$^{+5}$，孕囊旁低回声暗区（局限性积液）。心慌，心跳稍快。大便较顺畅，颜色深，不干，偏软。去年吃寒凉药后脑鸣右侧明显，或者生气后脑鸣明显。吃山药后嘴巴发酸，喜欢吃咸，喜欢吃海苔。有利普刀手术史，疤痕体质。

舌诊：缺如。

脉诊：阳蹻脉粗壳，少许震动，来去略不整齐，任脉小弓形，较坚硬寸脉细条。

方药：缺如。

三诊：2019年6月13日

诊见：意外使用半片雌二醇栓剂，之后从头到脚有麻痛感，全身又开始变凉，夜连服三次中药，体温仍然不能上升，出血已停止。

舌诊：双舌黑苔变，舌苔上次出血前也有黑变。

脉诊：脉粗条震动有力，略壳状，精血不足，按下细条少力，较之前略粗略饱满。

方药：缺如。

四诊：2019年6月16日

诊见：最近冷热交替明显，略晒则热，遇冷怕冷明显，自觉服用石菖蒲后回阳较好且不发酸，胃口较好，右手无名指小指到手腕部发木，晚上6～7点怕冷较明显，脚底出汗明显。

舌诊：缺如。

脉诊：缺如。

方药：缺如。

五诊：2019年6月20日

诊见：饥饱无规律，喜吃咸食，略有反酸，热感不明显。查孕酮尚可。

舌诊：舌尖黑，但较之前减少。

脉诊：缺如。

方药： 缺如。

六诊： 2019年6月30日

诊见：鼻堵，左侧明显。自觉左肺底有寒凝感，拳头大小，右肺2周前开始寒冷至右侧腕关节。6月28日彩超孕周提示9周$^{+4}$，胚胎存活，胎心搏动，血压106/60mmHg，孕酮开始下降。

舌诊：舌苔白腻，舌根双条黑纹较之前减少。

脉诊：脉来震动有力，二型长条豆震动明显，五型脉，阴跷脉，颗粒较密集光秃，周围瘦乏少力，任脉豆状坚韧，小督脉，冲脉浅凹陷，及指震动明显。血虚血瘀，卫分虚寒。

方药： 缺如。

七诊： 2019年7月7日

诊见：腹部发冷两天后腰尾椎痛，大便今日未解，纳呆不知饥饿（大概自上次黑苔开始）。早晨大便顺畅时饥饿感明显，周三周四晚上服药后夜间有干呕并且有饥饿感，孕酮下降。

舌诊：舌苔略发黑。

脉诊：脉震动感明显，略数，入指去远较空虚，阳跷脉粗条，任脉大豆，小督脉二五型。

方药： 缺如。

八诊： 2019年7月11日

诊见：下午大便先结后成形，最后稀，持续两天恢复正常。

舌诊：舌苔白黑苔消失，晨起少许黄苔。

脉诊：弓形凸起滑泡，按下细条有力。

方药：缺如。

九诊：2019年7月18日

诊见：仍觉怕冷，B超提示12周[+3]。

舌诊：缺如。

脉诊：脉扁韧，略宽震动，明显有波动感，按下细条震动，血虚气郁水饮。

方药：缺如。

十诊：2019年7月25日

诊见：周一停1天黄体酮后出血，周二晚上注射40mg黄体酮血止。大便不定时。睡眠略不足，夜间早醒，上半夜睡中或热或不宁，容易掀被子，下半夜尚可。

舌诊：舌苔白浊，舌质略淡，苔中有凹陷纹。

脉诊：脉震动明显，脉粗扁韧无中线。

方药：缺如。

十一诊：2019年7月28日

诊见：吃第一付药睡眠改善，之后睡眠仍然不好。黄体酮开始减量。最近2天开始呕吐干呕，上腹部疼痛，昨晚肚脐周围疼痛，出现干呕，今晨呕吐干净。大便不成形，昨天下午大便稀。

舌诊：舌苔白软。

脉诊：脉有震动感，阳蹻脉韧条，脉略粗。

方药：缺如。

十二诊：2019年8月1日

诊见：汗出较多，吹电扇后大便变稀，不成形。

舌诊：舌苔略灰，舌质略淡。

脉诊：脉粗僵硬小督脉，周围瘦乏无力，按下细条略及指震动，前段少力，阳维脉虚，相火外浮，阴维脉虚寒。

方药：缺如。

十三诊：2019年8月4日

诊见：自觉药后汗出减少。

舌诊：舌淡，少许褐苔。

脉诊：豆状饱满，震动感明显，阳蹻脉震动明显较韧实，周围略凹陷，维脉较虚寒，冲脉小凹陷，略松弛，略无力。

方药：缺如。

十四诊：2019年8月8日

诊见：鼻略干。大便成条略干。出血减少。舌褐苔不明显。行宫颈环扎术后注射间苯三酚及头孢类、阿奇霉素，腹股沟胀痛，左边头痛，右边胆筋冰凉。

舌诊：缺如。

脉诊：缺如。

方药：

红芪15g	防风6g（后下）	生白术15g
太子参30g	分心木12g	

3剂

十五诊：2019年8月11日

网诊：心跳尚可。阴道有少许黄色分泌物。3～4天前有腹泻，最近2天未大便，今天大便2次，正常。中午心跳有点快，但是用血压计测心率90次/分。早上吃饭前测的是大于80次/分。以前在门诊测心率大多是102次/分左右。因为有阴道分泌物，所以还在喝阿胶，一天喝9g，分两次喝。明天要行扩阴检查。每天1针肝素，周四到周六每天2针黄体酮，今天黄体酮停了。

舌诊：缺如。

脉诊：缺如。

方药：

红芪15g	防风6g（后下）	白术9g
炮姜9g	菟丝子15g	续断12g

4剂

十六诊：缺如。

诊见：胃略胀。

舌诊：舌苔有褐色。

脉诊：脉促跳明显，阳跷脉长条震动有力，脉管略宽阔，中线不明显，任脉豆状凸起，小督脉周围凹陷有张力。

方药：缺如。

十七诊：2019年8月18日

诊见：脉饱满，昨晚中脘部疼痛，食后略发酸。带下量增多。舌苔发黑。空调房久待后头痛。吹空调怕冷，不吹流汗，左边右边流汗交替。大便今晨不成形一次，睡觉尚可，口酸。

舌诊：缺如。

脉诊：缺如。

方药：

茵陈12g（后下）	苏梗12g	黄芩9g	枇杷叶10g
霍香9g	土茯苓15g	红芪15g	陈皮9g

5剂

十八诊：2019年8月25日

诊见：睡眠欠佳。前几天呕吐明显，近2天尚可，大便略软，带下量多。

舌诊：舌苔发黑褐色。

脉诊：阳跷脉活跃震动有力，任脉五六型，粗条不平整略粗糙。

方药：

茵陈12g（后下）	苏梗12g	黄芩9g	枇杷叶10g
霍香9g	红芪15g	陈皮9g	苍术12g
党参15g	菖蒲6g		

5剂

十九诊：2019年9月1日

诊见：缺如。

舌诊：舌苔发黑。

脉诊：阳跷脉震动明显，督脉周围略疏松，按下有张力震动感，任脉豆状略饱满略空虚，小督脉周围略软略满，按下空虚。

方药：

石菖蒲12g	益智仁9g（打碎）	黄精15g	苍术18g

二十诊：2019年9月8日

诊见：缺如。

舌诊：舌苔残留黑色。

脉诊：脉粗条震动有力，按下略空虚，双寸略凹陷。

方药：

菖蒲12g	益智仁9g（打碎）	黄精15g	苍术18g
茯神15g	酸枣仁15g	藿香12g	

二十一诊：2019年9月14日

诊见：下肢浮肿4天，近2天手开始肿胀，手肿晨起明显,下午消退。大便一次，成形，昨天大便似乎略软。

舌诊：舌淡黑苔。

脉诊：冲脉凹陷，任脉小督脉，阳蹻脉不规则，震动有力略瘦。

方药：

当归12g　　　　茯苓30g　　　生白术30g

3剂

二十二诊：2019年10月14日

诊见：五心出汗后有冷感，昨晚夜间醒来自觉发冷出汗，手脚心刺骨发冷，自觉中极附近发冷。最近感觉胎儿活动减少，力度减轻。2型豆状二五型。小腹部以关元穴为中心大概4cm左右发冷，后背胸椎5、6、7处发冷出汗。

舌诊：缺如。

脉诊：阳蹻脉长条略壳状。

方药：

红芪3g　　　　　桂枝10g　　　　益智仁10g　　　　石菖蒲10g

5剂

二十三诊： 2019年10月20日

诊见：服上剂水肿好转，但仍然怕冷，夜间觉得左边比右边冷，胸口冷汗，左上半身前后冷汗，左边腰冷，左边肩胛骨冷感。

舌诊：缺如。

脉诊：脉搏动有力，四五型。

方药：

红芪15g　　　　桂枝15g　　　　防风6g（后下）　　　益智仁12g

石菖蒲12g　　　草果6g

5剂

二十四诊： 2019年11月10日

诊见：最近2天呕吐，大便正常，脚受伤后有脓点。

舌诊：舌略暗。

脉诊：阳蹻脉震动有力，冲脉浅凹陷略无力。

方药： 缺如。

二十五诊： 2019年11月25日

诊见：今天早上高烧，39.3℃，关节疼痛，没有出汗，艾灸印堂后出汗，但体温未降。妊娠高血压？头痛咽哑，咽喉发红，怕冷。未大便。

舌诊：缺如。

脉诊：脉粗大震动有力，大豆大督脉，按下入指有力，离指深在有力。

方药：

羌活10g	防风10g	黄芩10g	地骨皮45g
桔梗10g	鱼腥草30g	金荞麦30g	

3剂

二十六诊：2019年12月8日

诊见：12月4日下午2：20剖腹产，第3天孕妇开始发烧，38.6℃左右，经退烧治疗后，仍有反复发烧，退烧药物退烧24小时内再次升高，CT示双侧胸腔积液，心包少量积液，腹腔肝周膈下少许游离气体，胸主动脉、肺主动脉未见明显成像，自觉体虚，身体不适，双侧肺炎，汗多怕冷。今天中午血压160/100mmHg，心率最快120次/分，38℃时汗难出，塞肛门退热剂后出汗，昨晚至现在怕冷，骶髂及肩膀不适，多穿衣服或低烧后出汗多，38℃以上不出汗，咳嗽痰多，黄痰、白色泡沫痰交替。昨天确定感染升级，大便蛋花样，脚不肿，出汗至小腿，手脚心不出汗，高烧时手心发热少许，喷嚏，鼻堵，乏力，口微苦，不欲饮水，嘴唇干。

舌诊：缺如。

脉诊：缺如。

方药：

桂枝18g	甘草6g	生龙骨30g（先煎）	牡蛎30g（先煎）
附子12g（先煎）	白薇6g	柴胡15g	黄芩9g

1剂

二十七诊：2020年1月9日

诊见：服上剂后逐渐降温。左鼻孔完全堵塞，脉细条密集振动，风寒病毒？1月2日突发全身关节酸痛，当天下午发烧，昨天心跳117次/分，昨天中午心跳仍有100次/分以上。刚才自觉有胸痛感。仍然口服降压药：硝苯地平片，有肠鸣，饭量较大，食欲一般。昨天左半身怕冷，有甲沟炎，奶量逐渐减少，胸中有发热感。

舌诊：舌苔白燥满布。

脉诊：按下脉震动变形较小。

方药：

桑寄生30g	怀牛膝15g	分心木9g
生龙骨30g（先煎）	生牡蛎30g（先煎）	栀子6g（打碎）
干姜3g	元胡15g（打碎）	金银花15g
连翘9g（打碎）	荆芥6g（后下）	桂枝12g
当归12g	通草3g	

2剂

二十八诊：2020年1月11日

诊见：心率一般维持在100～110次/分，今晨睡醒时感觉沿手少阴心经部位非常冷痛，持续半小时。星期四服药后有呕吐，后诸症缓解。服硝苯地平，1月9～10日晚上7点开始血压降至120/79mmHg，晚上7～9点心率升高至110次/分，体温升高至37.3～37.4℃。出汗后心率下降至102次/分左右，体温降至37.1～37.2℃。10点钟后恢复正常。量血压时小腿发抖无法自控。1月10日耳鸣，伴有右侧脑鸣持续加重。双肩及髋部、膝盖、腿自觉冷痛明显。睡眠：1月9日睡一个整觉；1月10日晚开始失眠，10点上床后，12点才睡着，2点醒后5点才能入睡。大便每日一行，质可。左鼻孔变通畅，可通气。服药后感觉嘴左侧内非常酸。

舌诊：缺如。

脉诊：缺如。

方药：

肉桂6g	桂枝10g	黑附片6g	苦参15g
桑寄生30g	益母草15g	川牛膝15g	鸡血藤30g
巴戟天30g	分心木15g	浮小麦60g	王不留行10g
通草3g			

4剂

二十九诊： 2020年1月16日

诊见：夜间10点30左右心率128次/分，但自觉尚可，有时低到60次/分，出汗明显减少。脚怕冷减轻，味觉变差，喝苦药似乎不能觉察，食后口酸，手少阴心经冷痛暂时未作，乳汁残留少许，急躁时心率升高。

舌诊：舌苔白浊。

脉诊：双尺浅凹陷软条，阳跷脉寸脉凹陷，五六型。

方药： 在上方基础上，加 半夏9g，茯神30g。5剂 。

三十诊： 2020年4月13日

诊见：仍然怕冷，肋骨似乎有压痛，相对固定。LMP：4月5日。小便每天5～7次，晚上起夜一次；大便1～2天一次，偶尔不成形。口不渴，运动才会口渴，嘴唇干，心痛感偶有，仍然有心跳忽快忽慢，快时120次/分，慢时50次/分，命门处怕冷，右腿晒太阳后有知觉，左腿麻木，隐隐约约有散状疼痛，左腿全冷，出汗较少，洗头洗澡后全身大汗淋漓，人虚脱，心跳接近170次/分。PMP：2月18日。

舌诊：舌苔白略软略腐，舌胖较淡。

脉诊：缺如。

方药：

北柴胡10g	桂枝6g	桂枝10g	黑附片6g
淫羊藿15g	防风6g	巴戟天30g	鸡血藤60g
肉桂3g	鹿衔草30g	仙鹤草30g	川牛膝10g
黄芪30g			

5剂

三十一诊：2020年4月20日

诊见：服上剂，洗头怕冷及大汗逐渐有好转，但未洗澡，仍然肋骨疼痛。最近耳鸣以左耳为主，腰痛怕冷，心脏彩超无明显异常。曾有胸腔积液、心包积液。夜间胸口有汗，窦性心律，丙氨酸转氨酶略高，甘油三酯、胆固醇偏高，右肺下叶外基底处阴影（曾有胸腔积液、心包积液）。左肝小结节，右肾结石，目前上半身及右腿偏冷发麻，左腿尚可。大便2天一次。

舌诊：苔白散布燥黄。

脉诊：缺如。

方药：

淫羊藿30g	黑附片9g	桂枝6g	浮小麦90g
巴戟天15g	黄芪30g	干姜9g	肉桂6g
鸡血藤30g	川牛膝15g	生白芍15g	当归30g

6剂

三十二诊：2020年4月29日

诊见：自觉怕冷较明显，耳鸣。LMP：4月5日。最近已上班，因工作较忙未洗头，最近左腿出现感觉，两前脚掌开始出汗。饭后脊椎到命门出汗，右肩胛发冷，半夜醒后右腿发冷。大便1～2天一次，但已变软。夜间盗汗减少，心率最高115次/分，晨起明显。

舌诊：舌淡苔黄，两侧光亮。

脉诊：脉光秃韧实，二五型。

方药：

淫羊藿30g	黑附片9g	桂枝6g	浮小麦120g
巴戟天15g	黄芪30g	干姜9g	肉桂6g
鸡血藤60g	川牛膝15g	生白芍15g	当归30g
桑寄生12g			

10剂

三十三诊： 2020年5月9日

诊见：自身免疫性肝炎，肝功能异常，右胁肋部胀痛，喜粥。大便2天1次，成条。食后汗多，乏力易疲惫，怕冷，纳呆。脉软突出，饱满。睡眠较差，凌晨1~3点醒。

舌诊：缺如。

脉诊：缺如。

方药：

茵陈60g	大黄6g	柴胡15g	郁金12g
厚朴12g	法半夏12g	黄芩12g	半枝莲15g
夏枯草15g	桑寄生30g	龙胆草6g	射干9g
贯众12g	炒二芽15g	泽泻30g	连翘12g
通草6g			

三十四诊： 2020年6月7日

诊见：昨晚开始小便困难，今晨开始左腰剧痛。B超提示左肾肾结石、肾积水，左侧输尿管扩张。

舌诊：舌紫暗，有黑苔出现。

脉诊：二五型小扁豆，按下韧条较有力。

方药：

黑顺片15g	细辛9g	桂枝9g	肉桂3g
乌药15g	瞿麦15g	海金沙15g	金钱草90g
车前草30g	郁金15g	车前子30g	萹蓄15g
三棱9g			

4剂

三十五诊：2020年6月11日

LMP：6月9日，服上剂食欲变好，一天大便1～2次，自觉比以前量多,较软，第二次大便偏稀溏，大便先干后软；自觉小便量变多，色清亮，自觉尿意不强烈。服药第一天至今有肠鸣，但逐渐在减少，近两天晨起上眼睑轻度浮肿，脚踝水肿。6月8日复查B超未见结石，昨天下午全身燥热，脸色发灰，全身无力，怕冷明显，出冷汗较多，少腹表面关元处附近裂开样疼痛。今天觉得关元发凉，眼胀较明显，关节发凉，右膝盖外侧明显。脉枯燥小颗粒沉位，二六型，周围瘦乏。自觉口水较多，溢出舌底。

舌诊：缺如。舌苔黝黑散布，舌质暗小方形，形态略不规则，又有湿化热。

脉诊：缺如。

方药：

红芪15g	防风6g	白术15g	党参15g
黄精15g	鹿衔草90g	煅牡蛎60g	浮小麦150g
桂枝15g	黑顺片15g	淫羊藿15g	仙茅9g
仙鹤草30g			

5剂

三十六诊：2020年6月25日

诊见：夜间心跳最低47次/分，昨天腹部有出汗，整体出汗较之前明显减少，眼睛微干胀，自觉眉棱骨略疼痛。大便略干，较之前好转。经期近10天淋漓不尽。自觉鼻子略干，有冒热气感。球蛋白升高，白球蛋白比降低。肝胆B超未见明显异常。脉率65次/分左右。自觉胯部、臀部发冷较之前减少，上午略困。

舌诊：黑苔消失，舌质略疏松。

脉诊：脉光秃小弓形沉位，周围松软凹陷少力。

方药：

红芪15g	防风6g	白术15g	党参15g
黄精15g	煅牡蛎60g	浮小麦150g	桂枝15g
黑顺片15g	淫羊藿15g	仙茅9g	仙鹤草30g

4剂

三十七诊：2020年7月2日

诊见：昨天似乎感冒，艾灸后腿寒严重，全身怕冷，腿部明显。7月1日下午测两次血压，分别为70/79mmHg和50/57mmHg，艾灸后血压上升，出汗略多，臀部、骨头异常冰冷感似乎减少。最近几天有盗汗，艾灸完内关后左腿内侧发热。卫阳虚寒，寒湿内阻。大便略干，似乎腹中有水，有肠鸣感。

舌诊：舌苔软白绒状，舌质暗淡。

脉诊：二四型大督脉，粗凸震动，中前端远端略凹陷，双尺凹陷，按下软条少力。

方药：

附子12g（先煎）	干姜12g	杏仁12g（打碎）	甘草6g
桂枝15g	当归15g	巴戟天30g	茯苓30g
白术12g			

5剂

【专家按语】本案为多囊不孕病人孕后保胎。孕酮及hCG反复异常，反复出血，反复高烧，高血压，于医院住院无效，依然出血，求助我处。以常规稳带托胎法效果不显，后以大剂四逆汤合降冲固带法温冲降逆化浊（期间附子、炮姜最大剂量同用到30g，惜乎当时未录处方），清理后天冲脉津液浊气，温通卫分、气分阳气，暂停先天补药以免凝滞后天气机，平稳时仍以重剂固带护维托胎法温补阳精气，终获奇功，保胎成功，生产一女。产后发烧，仍守后天法门，鼓舞后天阳气，驱散后天阴霾。治病有本中之本，本中之标，标中之本，标中之标，各以其擅，全在临机妙用。

王某，女，26岁。胎停后继发不孕案

初诊：2019年7月29日

结婚2～3年，不孕症胎停育，男方液化不全。光滑细腻细条凸起，任脉不规则光秃，五型，任冲细条周围光秃略凸，按下细条韧，血虚水饮，阴跷脉细条韧四五型，按下细条不规则，为涩脉。2个月胎停，绒毛膜促性腺激素翻倍不佳，心管搏动消失，孕酮10nmol/L左右，初起>10nmol/L，5月31日人工流产。LMP：7月1日，月经量少。第12天内膜0.6cm，子宫动脉流速欠佳，胃胆食肠？一天多次大便，偶尔不成形，黏滞。之前月经周期40天左右，舌胖苔白浊舌淡红。

方药：

红芪18g	桂枝10g	当归12g	巴戟天15g
淫羊藿15g	白术15g	茯神15g	吴茱萸3g
玫瑰花6g	法半夏10g		

7剂

二诊：2019年8月5日

双尺凹陷长条光滑细腻，五六型，周围浅凹陷，气血两虚，血瘀血虚入

络，略有口疮，寸尺均凹陷，脉管略壳状，舌胖尖边红，舌中根略厚浊。大便略干，偶有稀溏，睡眠尚可。LMP：8月1日，腰痛轻微。

方药：

红芪18g	桂枝10g	当归12g	巴戟天15g
淫羊藿15g	白术15g	茯神15g	法半夏10g
党参15g	鸡血藤30g	凌霄花16g	

7剂

三诊：2019年9月2日

9月2日（第31天）查内膜1.54cm，右侧卵泡0.76cm×0.43cm，左侧卵泡0.7cm×0.55cm。舌胖尖边红，苔吃质（注：舌苔紧密嵌入舌质），冬天耳朵、手脚冻疮，手尤甚。

四诊：2019年8月12日

口疮未作，任脉小颗粒略凸，脉光滑细腻小颗粒，周围光滑细腻凹陷，按下细条少许震动，按下久候少许震动感，周围疏松无力。LMP：8月1日或8月10日，后面几天淋漓咖啡色。面部痤疮为闭口痤疮，额头为主。8月12日（第12天）内膜0.8cm，右侧卵泡1.18cm×0.84cm，左侧卵泡0.84cm×0.65cm。

方药：

红芪18g	当归12g	白术15g	玫瑰花6g
法半夏10g	枇杷叶10g	桑白皮15g	桂枝6g
制何首乌15g	菟丝子15g	茯神30g	党参15g

7剂

五诊：2019年8月19日

卵泡发育欠佳，8月15日（第15天）右侧卵泡1.8cm×0.6cm，左侧卵泡0.9cm×0.8cm，脉略韧，略光秃，阴跷脉五六型贴尺，模糊短条，任脉六七型光秃小豆，按下细条震动，颗粒不规则有光滑面。舌略胖，尖边少许肿胀，中根浅凹陷。血虚水饮少许化浊，外耳道充血肿胀，淋巴结肿大，痤疮仍有色暗略黄浊。

方药：

红芪18g	当归12g	巴戟天15g	淫羊藿15g
白术15g	茯神15g	玫瑰花6g	法半夏10g
枇杷叶10g	桑白皮10g	泽泻10g	土茯苓15g

5剂

六诊： 2019年8月26日

男方精液DNA分析正常。左面部散布数枚暗色痤疮，舌软胖，阴跷脉颗粒细条，少许僵硬感，六七型，血虚水饮化热化浊，任脉小颗粒光秃感二六型。大便不尽感，出汗尚可，睡觉好转，腰已经不痛。

方药：

麻黄3g	黑附片9g	细辛3g	桂枝6g
甘草6g	葛根15g	白芍10g	红芪18g
当归12g	川芎6g	泽泻15g	

7剂

七诊： 2019年9月2日

脉光滑细腻细条，阴跷脉细条震动，周围凹陷光秃，按下细条有颗粒泡滑不明显。精神体力尚可，月经未行，睡眠正常，面部少许痤疮散布，舌胖尖边暗，外耳道淋巴结肿大基本消失。

方药：

巴戟天15g	当归12g	红芪18g	防风6g
鸡血藤30g	鬼箭羽20g	桂枝6g	细辛3g
葛根30g	白芍10g	川芎6g	路路通10g

6剂

八诊： 2019年9月9日

LMP：9月3日，自觉量似乎较上月减少。精神体力尚可。脉光滑细腻细条，五六型周围浅凹陷，按下细条震动，冲脉浅凹陷。舌胖白浊苔。晨起似乎反胃，冬天怕冷。

方药：

红芪3g	防风6g	白术10g	菟丝子30g
鸡血藤30g	鬼箭羽30g	紫石英30g	制何首乌15g
覆盆子15g	桑葚15g	女贞子15g	法半夏10g
党参15g	山药15g		

7剂

九诊： 2019年9月16日

9月12日内膜0.97cm，左侧卵泡0.74cm×0.50cm；9月14日内膜0.98cm，右侧卵泡0.89cm×0.83cm；9月16日内膜1.0cm，右侧卵泡0.6cm×0.43cm。脉按下周围疏松细条，少许震动，气虚不足，双尺浅凹陷，略空虚细条粗糙。舌胖淡红，有水气。

方药：

红芪18g	防风6g	白术10g	菟丝子30g
鸡血藤30g	鬼箭羽30g	紫石英30g	制何首乌15g
覆盆子15g	法半夏10g	党参15g	山药15g

13剂

十诊： 2019年9月30日

双尺凹陷，二六型任脉不规则，阴跷脉五六型长条略及指，略弱，任跷细条，冲脉凹陷。舌胖，中根苔浊吃质。大便偶有不尽感。

方药：

红芪18g	防风6g	白术10g	鸡血藤30g
鬼箭羽30g	制何首乌15g	覆盆子15g	法半夏10g
党参15g	萆薢10g	乌药6g	

7剂

十一诊： 2019年10月7日

大便不成形，脉周围松软移动，阴跷脉五六型及指震动感，二七型小颗粒震动，周围松弛，按下细条震动感明显。舌淡暗略胖。右侧颧骨太阳穴附近有暗红痤疮。大便偶尔不成形，前几天便秘。

方药:

红芪18g	防风6g	白术15g	枇杷叶10g
香附10g	益母草20g	补骨脂15g	川牛膝15g
瞿麦15g	鸡血藤30g	鬼箭羽20g	

5剂

十二诊: 2019年10月14日

LMP: 10月9日。脉枯燥细条,周围浅凹陷,六七型略光秃。舌胖苔白匀薄。大便日一次,成形。

方药:

红芪18g	防风6g	白术15g	制何首乌15g
菟丝子15g	覆盆子15g	当归12g	白芍15g
女贞子15g	桑葚10g	酸枣仁15g	

7剂

十三诊: 2019年10月21日

卵泡不合格,内膜尚可。脉光滑细腻细条,阴跷脉六七型,任脉二六型光秃,按下细条。10月21日(第12天)查内膜0.95cm,右侧卵泡0.82cm×0.74cm。

方药:

红芪18g	防风6g	白术15g	党参15g
菟丝子60g	紫石英30g	鸡血藤30g	鬼箭羽20g

6剂

十四诊：2019年10月28日

10月24日内膜0.9cm，左侧卵泡1.5cm×1.2cm；10月27日内膜1.2cm，左侧卵泡1.7cm×1.8cm。脉细条韧实六七型，略不规则，有颗粒感，周围疏松，少力，冲脉浅凹陷，脉略震动略及指，韧实。舌胖暗。大便偶有腹泻。血虚血瘀水饮，风寒湿。

方药：

红芪18g	防风6g	白术15g	桂枝10g
鬼箭羽30g	鸡血藤30g	三棱12g	莪术6g
当归12g	茯苓10g	淫羊藿15g	黑附片9g
细辛3g	川芎6g		

7剂

十五诊：2019年11月4日

LMP：10月9日。脉六七型韧条略凸起，二五型小凸起周围凹陷。大便偶尔不成形。怕冷，手心汗多，身上汗不多，夜间胸口不适，想吐。

方药：

麻黄3g	桂枝6g	黑附片9g	细辛3g
葛根30g	红芪18g	党参15g	巴戟天15g
白术15g	当归12g	茯苓10g	

5剂

十六诊：2019年11月11日

胸口不适想吐暂时未见，白天略嗜睡，较之前精神略好。脉光秃细条不规则，周围凹陷，按下少力，右尺略凹陷。舌略红尖边略胖，白浊略干燥。大便偶尔不成形。

方药：

麻黄3g	桂枝6g	黑附片9g	细辛3g
葛根30g	红芪18g	党参15g	白术15g
当归12g	茯苓10g	淫羊藿15g	仙茅6g

6剂

十七诊：2019年11月18日

公交上偶尔作呕。LMP：11月12日。脉光滑细腻中位，周围略光滑细腻疏松，五六型少许震动感略光秃。白天偶尔瞌睡。大便基本成形。舌淡红略胖。

方药：

红芪18g	防风6g	白术10g	菟丝子30g
鸡血藤30g	鬼箭羽30g	紫石英30g	制何首乌15g
覆盆子15g	法半夏10g	党参15g	山药15g
葛根30g			

13剂

十八诊：2019年12月2日

脉疏松软凸，二五型小凸起周围疏松，按下隆起。11月27日内膜0.82cm，B型，卵泡1.8cm×1.4cm，子宫动脉Vmax 0.3m/s，Vmin 0.58m/s，RI 0.81。尿隐血（++）。

方药：

鸡血藤30g	鬼箭羽30g	红芪18g	白术30g
防风6g	丹参30g	凌霄花16g	当归12g
干姜5g	吴茱萸3g		

4剂

十九诊：2019年12月9日

脉光秃较静止韧条，中线略空六七型，细长条双尺凹陷按下略软。偶有腹泻，较之前好转。

方药：

鸡血藤30g	鬼箭羽30g	红芪18g	白术30g
防风6g	丹参30g	凌霄花16g	干姜5g
吴茱萸3g	当归10g	肉桂3g	

6剂

二十诊：2019年12月16日

脉疏松壳状，五六型周围疏松少力，按下枯燥细条。大便略困难。舌胖红。左后颈似乎有淋巴结肿大。

方药：

鸡血藤30g	鬼箭羽30g	红芪18g	白术30g
防风6g	丹参30g	凌霄花16g	干姜5g
吴茱萸3g	肉桂6g	当归15g	川牛膝15g
卷柏10g	川芎6g	香附10g	路路通12g

6剂

二十一诊：2019年12月23日

LMP：12月16日。脉光秃扁条，周围乏力，按下细条无力。结石？左侧？舌圆尖，边略红，苔匀白。大便偶尔不畅。

方药：

红芪18g	防风6g	麻黄3g	黑附片6g
细辛3g	当归15g	桑葚15g	女贞子15g
菟丝子15g	覆盆子15g	淫羊藿15g	仙茅6g
制何首乌15g	吴茱萸3g	鸡血藤30g	鬼箭羽30g

14剂

二十二诊： 2020年1月6日

1月6日（第12天）内膜0.5cm，右侧卵泡1.1cm×0.8cm，子宫动脉直径0.72cm；第15天内膜0.8cm，右侧卵泡1.2cm×0.9cm，左侧卵泡1.5cm×0.9cm，子宫动脉直径0.7cm。脉略光秃扭曲细条，界限分明，六七型，按下略软乎，周围较松弛。风寒水湿，阳精较亏。怕冷略好，偶尔腹泻。

方药：

红芪18g	防风6g	麻黄3g	黑附片6g
细辛3g	当归15g	菟丝子15g	覆盆子15g
淫羊藿15g	仙茅6g	制何首乌15g	吴茱萸3g
鸡血藤30g	鬼箭羽30g	巴戟天15g	

6剂

二十三诊： 2020年1月13日

月经周期32天左右。脉光滑细腻细条，六七型，按下细条少许震动感。乳房略胀，预计月经将行。舌略胖白，燥苔满布。大便有不净感。暗疮稀发。

方一：

红芪18g	防风6g	麻黄3g	黑附片6g
细辛3g	当归15g	淫羊藿15g	仙茅6g
制何首乌15g	吴茱萸3g	鸡血藤30g	鬼箭羽30g
巴戟天15g	香附10g	茺蔚子10g	川牛膝15g

9剂

方二：

制何首乌15g	当归15g	川芎6g	菟丝子15g
鸡血藤30g	鬼箭羽30g	红芪18g	防风6g
白术10g			

10剂

二十四诊： 2020年4月10日

自觉体重增加十余斤。LMP：3月29日，4月4日停经。脉韧光秃略燥亮，有颗粒感，细条。水饮气滞，阳精略亏，营分化脓。晨起偶有胸闷。大便偶尔偏干或偏湿。舌淡红质软苔软白。

方药：

制何首乌15g	当归15g	川芎6g	菟丝子15g
鸡血藤30g	鬼箭羽30g	红芪18g	防风6g
白术10g			

2剂

二十五诊：2020年4月16日

舌圆略胖，色略暗，苔匀，为水饮。脉韧二五型，凸起小条豆。大便成形，偶尔腹泻。

方药：

制何首乌15g	当归15g	川芎6g	鸡血藤30g
鬼箭羽30g	红芪18g	防风6g	白术10g
茯苓15g	三棱9g	香附9g	

13剂

二十六诊：2020年4月30日

舌淡软胖，少许软白苔。自觉怕热，汗略多，烦躁。脉光秃，二五型，凸起小条豆，久候略有震动感。大便成形。

方药：

制何首乌15g	当归15g	鸡血藤30g	红芪18g
防风6g	白术10g	茯苓15g	香附9g

5剂

二十七诊：2020年5月8日

月经未行，试纸提示未怀孕。脉光秃小颗粒，少许震动略慢，周围光秃凹陷，六七型脉。自觉双侧少腹胀痛。

二十八诊：2020年5月10日

月经未行，未怀孕。舌淡红软胖，苔软白满布。脉光秃细条略凸起，六七型，周围光秃浅凹陷。大便一天2~3次，双少腹酸胀，最近矢气较多。

方药：

北柴胡10g	乌药10g	槟榔6g	法半夏10g
茯神15g	川牛膝15g	益母草15g	香附10g
肉桂6g	巴戟天30g	鸡血藤30g	鬼箭羽30g

6剂

二十九诊：2020年5月18日

LMP：5月14日，经量仍不大，小腹两侧胀痛减轻。舌淡胖，舌苔软白。脉二六型，小颗粒光秃震动，周围凹陷，按下细小颗粒略密集。气郁血瘀气虚。最近2个月有两次晨起反酸。

方药：

北柴胡10g	法半夏10g	茯神15g	肉桂6g
巴戟天30g	鸡血藤30g	鬼箭羽30g	菟丝子30g
红芪6g	吴茱萸3g		

10剂

三十诊：2020年5月28日

暂时未行B超监测，准备试孕，舌苔软黄（玉米色），脉壳状凹陷无力。

方药：

北柴胡10g	法半夏10g	茯神15g	肉桂6g
巴戟天30g	鸡血藤30g	鬼箭羽30g	菟丝子60g
红芪6g	吴茱萸3g		

6剂

三十一诊：2020年6月6日

舌圆胖，尖边暗红，少许白燥苔。脉光秃细条壳状，阴跷脉略扁六七型，任脉二五型小豆，伏位。

方药：

菟丝子15g	黄芪15g	防风6g	白术15g
当归12g	鸡血藤30g	红景天6g	

6剂

三十二诊：2020年6月14日

脉颗粒饱满震动有力，中等偏瘦，沉取小条小颗粒，周围凹陷，脉久候有震动感，基础脉紧张硬条似乎有滑动感。大便最近一天2～3次，偶有一次。尚未行经。

方药：

菟丝子15g	当归12g	豆蔻9g	通草3g
鸡血藤15g	鬼箭羽15g	红芪15g	防风6g
苍术9g			

5剂

三十三诊：2020年6月22日

已孕，孕酮37.72nmol/L（50.74nmol/L），雌二醇621pmol/L（786～4584pmol/L），hCG 589U/L。舌淡苔软白。脉沉位细条有震动感，按下略少力。

方药：

菟丝子15g	红芪18g	防风6g	白术15g
茯苓10g	续断30g	豆蔻6g	

5剂

紫河车粉5g×5包

三十四诊：2020年6月22日

6月21日 hCG 589.8U/L；6月26日复查 hCG 5281U/L，雌二醇611pmol/L，孕酮21nmol/L（50nmol/L）；7月1日hCG 25 000U/L。脉软细条少力，久候略有滑动感。

方药：

菟丝子15g	红芪18g	防风6g	白术15g
茯苓10g	续断30g	桑寄生15g	杜仲10g
太子参15g			

5剂

黄体酮胶囊×2盒

三十五诊：2020年7月2日

6周$^{+2}$，孕酮34.89nmol/L。脉软条较之前明显变粗，搏动尚可但是较空虚，小腹坠胀，略痛2天，胃部无症状，腿略抽筋。大便略不畅，偶有腹泻感。略矢气。

方药：

菟丝子15g	红芪18g	防风6g	白术15g
茯苓10g	续断30g	桑寄生15g	杜仲10g
太子参15g	乌药12g		

5剂

三十六诊：2020年7月11日

7月10日查雌二醇1556pmol/L，孕酮40.26nmol/L，hCG为14周。最近呕吐较厉害。

【专家按语】本案内膜偏厚，卵泡9mm左右，为胎停后继发不孕案。基础病机为精亏络阻，阳精不足，督阳虚损，带脉不摄，维脉不护。于益精通络法之外，常使用霸道促卵法及带脉固摄（白术、山药）、维脉顾护（黄芪、桂枝、党参、白术）；且有抑郁倾向，先以冲阳法缓解病势，之后以柴胡剂解郁调整，王霸并用、体病双疗。后于2021年产一8斤男宝。

江某某，女，27岁。多囊、不孕合并胎停案

初诊：2021年6月27日

LMP：6月7日，周期35天，一般推迟7~30天，月经量多，7天干净，前3天量多。大概二三年前开始，冬天似乎每月行经，夏天易隔月行经。今查内膜0.7cm，左侧卵巢2.9cm×1.7cm，右侧卵巢3.0cm×1.9cm，多囊，左侧为主。怕冷，夏天有时两月行经一次。舌娇嫩软，略暗。脉光滑细腻小豆条，周围光滑细腻松软。

方药:

红芪15g	防风10g	炒白术15g	当归12g
鸡血藤30g	菟丝子15g	皂角刺10g	炒路路通10g

6剂

二诊: 2021年7月1日

今查B超证实为多囊,内膜0.6cm,最大卵泡0.8cm×0.7cm,右侧卵巢2.7cm×1.9cm,左侧卵巢2.7cm×2.0cm。舌软略紫红。脉光滑细腻娇嫩小豆,二六型,深支娇嫩细条,周围光滑细腻娇嫩。皮肤过敏?易过敏。

三诊: 2021年7月4日

LMP:7月2日,本日量较之前明显减少。舌紫红,脉光滑细腻。脉二六型小豆条,深支小豆条,周围光滑娇嫩。

方药:

红芪15g	防风10g	炒白术15g	当归12g
鸡血藤30g	皂角刺10g	炒路路通10g	鬼箭羽10g

6剂

四诊: 2021年7月11日

今查内膜0.7cm,左侧卵巢2.9cm×2.1cm,右侧卵巢2.8cm×2.2cm,双侧多囊,最大卵泡0.7cm。饮水不解渴。舌紫红滑腻。脉光滑细腻小豆条,周围光滑娇嫩。

方药：

红芪15g	防风10g	炒白术15g	当归12g
鸡血藤30g	皂角刺10g	炒路路通10g	鬼箭羽10g
黑附片6g	桂枝10g	黄芪15g	泽泻15g
石菖蒲10g	麻黄5g		

6剂

五诊： 2021年7月18日

服药后有热感。今查：内膜0.6cm，最大卵泡0.7cm，双侧多囊。白天精神较好。舌紫红。脉光滑细腻小豆二六型。

方药：

红芪15g	防风10g	炒白术15g	当归12g
鸡血藤30g	皂角刺10g	炒路路通10g	鬼箭羽10g
黄芪15g	泽泻15g	石菖蒲10g	菟丝子30g

12剂

六诊： 2021年8月1日

本月出血两次，分别为7月2日～7月7日，7月20日～7月27日，第二次出血量相对少。舌尖紫红软。脉光滑细腻小豆小督脉。

方药：

红芪15g	防风10g	炒白术15g	当归12g
鸡血藤30g	皂角刺10g	炒路路通10g	鬼箭羽10g
黄芪15g	泽泻15g	石菖蒲10g	菟丝子30g
红花12g	丹参30g		

6剂

七诊：2021年8月8日

头痛、眼睛痛，上周有2天发作，似乎刺痛。白天精神一般，睡眠尚可。大便一天一次，成形。舌暗偏软，小桃形。脉双尺浅凹陷松软融合细条，浅支直条按下光滑细腻娇嫩，少许凸起。

方药：

红芪15g	防风10g	炒白术15g	当归12g
鸡血藤30g	皂角刺10g	炒路路通10g	鬼箭羽10g
黄芪15g	泽泻15g	石菖蒲10g	菟丝子30g
红花12g	丹参30g		

6剂

八诊：2021年8月15日

今查：内膜0.9cm，右侧卵巢2.8cm×1.6cm，双侧多囊改变，左侧卵泡2.0cm×1.4cm，或为月经将行。舌软紫红，二五型光滑光秃小米豆娇嫩，浅支小豆条融合松软，按下扁细条，中线不明显，双尺松弛凹陷。

方药：

红芪15g	防风10g	炒白术15g	当归12g
鸡血藤30g	皂角刺10g	炒路路通10g	鬼箭羽10g
黄芪15g	泽泻15g	石菖蒲10g	菟丝子30g
红花12g	丹参30g	白芷10g	蔓荆子10g

6剂

九诊：2021年8月22日

月经未行，头痛不明显。二五型光滑细腻小豆，深支光滑娇嫩短条，四级，双尺扁长条，按下融合，细腻娇嫩，脉率略快，有震动感，滑泡感不明显，按下双尺凹陷。

方药：

红芪15g	防风10g	炒白术15g	当归12g
鸡血藤30g	鬼箭羽10g	黄芪15g	泽泻15g
石菖蒲10g	菟丝子30g	丹参30g	白芷10g
蔓荆子10g			

5剂

十诊： 2021年8月29日

自行早孕试纸测为未孕，今查内膜1.1cm，双侧多囊。舌尖紫红柔软。脉双尺松弛凹陷，光滑娇嫩，深支光滑细条，略韧实。最近2天腹泻。

方药：

红芪15g	防风10g	炒白术15g	当归12g
鸡血藤30g	鬼箭羽10g	黄芪15g	泽泻15g
石菖蒲10g	菟丝子30g	白芷10g	蔓荆子10g
肉桂6g			

5剂

十一诊： 2021年9月5日

LMP：9月3日，月经量较大。舌尖娇嫩淡紫。脉二五型小豆娇嫩，深支直条。

方药：

红芪15g	防风10g	炒白术15g	当归12g
鸡血藤30g	鬼箭羽10g	黄芪15g	石菖蒲10g
菟丝子30g	白芷10g	蔓荆子10g	侧柏叶15g
女贞子15g（酒）	墨旱莲15g	烫骨碎补10g	熟地黄10g

13剂

十二诊： 2021年9月19日

今查内膜0.7cm，未见优势卵泡，最大0.7cm，双侧多囊。舌软娇嫩。二五型小豆娇嫩，周围光滑细腻，脉光滑细腻娇嫩。

方药：

红芪15g	防风10g	炒白术15g	当归12g
鸡血藤30g	黄芪15g	石菖蒲10g	菟丝子30g
白芷10g	蔓荆子10g	侧柏叶15g	女贞子15g（酒）
墨旱莲15g	烫骨碎补10g	熟地黄10g	

6剂

十三诊： 2021年9月25日

舌暗紫，小桃型。二五型光滑娇嫩小豆，按下软细条。

方药：

红芪3g	防风10g	炒白术15g	当归12g
鸡血藤30g	黄芪15g	石菖蒲10g	枸杞子15g
菊花18g	菟丝子30g	白芷10g	蔓荆子10g
侧柏叶15g	女贞子15g	墨旱莲15g	烫骨碎补10g
熟地黄10g			

6剂

十四诊： 2021年10月2日

舌娇嫩，小圆形。LMP：10月2日。脉光滑细腻娇嫩，二五型小豆。前天略有头痛。

方药：

红芪3g	防风10g	炒白术15g	当归12g
鸡血藤30g	黄芪15g	石菖蒲10g	枸杞子15g
菊花18g	菟丝子30g	白芷10g	蔓荆子10g
女贞子15g	熟地黄10g	川牛膝15g	凌霄花10g
红花10g			

6剂

十五诊： 2021年10月10日

10月2日行经，10月3日似乎未见出血。舌软淡紫。二五型光滑光秃小颗粒，先天络脉小颗粒略密集，双尺松弛凹陷。

方药：

红芪15g	防风6g	生白术15g	北沙参30g
菟丝子15g	当归15g	女贞子15g（酒）	墨旱莲15g

6剂

十六诊：2021年10月17日

LMP：10月14日。舌软淡红娇嫩。二五型小豆光秃娇嫩，深支粗条光秃娇嫩，按下细条略空虚，双尺凹陷松弛。

方药：

红芪15g	防风6g	生白术15g	北沙参30g
菟丝子15g	当归15g	女贞子15g（酒）	墨旱莲15g
人参叶1g	皂角刺15g	炒路路通12g	

13剂

十七诊：2021年10月31日

10月24日查内膜0.92cm，左侧卵泡1.5cm；10月28日（D15）查内膜10.6mm，左侧卵泡21mm，注射6000U hCG，当日同房，10月30日（D17）已排卵。舌淡红娇嫩。脉二五型光滑小豆，周围光滑细腻娇嫩，双尺光滑浅细条娇嫩。

方药：

红芪15g	防风6g	生白术15g	北沙参30g
菟丝子15g	当归15g	女贞子（酒）15g	墨旱莲15g
皂角刺15g	炒路路通12g		

10剂

十八诊：2021年11月14日

已孕，hCG 531.67U/L。舌尖红娇嫩，脉光滑娇嫩小颗粒，按下细条，浅支直条，按下软细条；深支小豆有滑动感，双尺娇嫩软细条。

方药：

红芪15g	防风6g	麦冬15g	石斛10g
生白术15g	续断15g		

10剂

十九诊：2021年11月28日

舌尖淡红娇嫩。二五型光滑娇嫩小豆小督脉，深支小豆，双尺软凹陷，尺鱼空泡有震动感。

方药：

红芪15g	防风6g	麦冬30g	石斛10g
生白术30g	续断15g		

6剂

二十诊：2021年12月5日

孕酮又有下降，已降至24nmol/L，hCG翻倍。舌尖娇嫩红艳。脉光滑娇嫩小豆条，按下略空虚，但有震动感，尺鱼光秃震动，右手为主。

方药：

红芪15g	防风6g	麦冬30g	石斛10g
生白术30g	炒麦芽30g	炒谷芽30g	党参30g

6剂

二十一诊：2021年12月12日

今查可见胚芽及胎心搏动，宫内早孕8周，脉光滑娇嫩小豆，细条震动。

方药：

| 红芪15g | 防风6g | 麦冬（山）30g | 石斛20g |
| 生白术30g | 炒麦芽30g | 炒谷芽30g | 太子参30g |

6剂

二十二诊：2021年12月19日

孕酮30.56nmol/L，雌二醇1730.20pmol/L，hCG 121 845.4U/L。开始出现呕吐。舌尖紫红软娇嫩。浅支光秃直条，颗粒略密集震动，双尺光滑娇嫩。食欲变好。

方药：

红芪15g	防风6g	麦冬（山）30g	生白术30g
炒麦芽30g	炒谷芽30g	太子参30g	紫苏叶12g
炮姜10g			

5剂

二十三诊：2021年12月26日

12月25日查hCG为7周[+5]，孕酮26.33nmol/L，雌二醇1900.07pmol/L。最近口干明显，略微怕冷，舌尖紫红，舌软，轻微右歪。脉光秃小颗粒密集，按下略空虚，糖涩搏出现，冲脉松弛凹陷，双尺光滑光秃粗条微凸起，浅支直条按下颗粒密集。偶有供血不足。

方药：

红芪15g	防风6g	麦冬（山）30g	生白术30g
炒麦芽30g	炒谷芽30g	太子参30g	紫苏叶12g
炮姜10g	桂枝10g	竹茹15g	

6剂

二十四诊：2022年1月2日

昨天查hCG下降1周多，由7周$^{+5}$下降至5周$^{+8}$。能够喝药不呕。目前12周$^{+1}$，最近头部发凉。舌尖紫红艳丽。脉光秃小颗粒，少许滑泡，尺鱼空泡。

方药：

红芪15g	防风6g	麦冬（山）30g	生白术30g
炒麦芽30g	炒谷芽30g	太子参30g	紫苏叶12g
炮姜10g	桂枝10g	竹茹15g	菟丝子30g
黄芪10g			

6剂

二十五诊：2022年1月9日

恶心但不呕吐，饭量一般，仍然怕冷，最近一周醒后再入睡困难。雌二醇大于3000pmol/L，孕酮27nmol/L，hCG：5周$^{+3}$。舌尖淡紫红。脉饱满光秃，震动有力，双尺浅凹陷，按下细条。

方药：

红芪15g	防风6g	麦冬（山）30g	生白术30g
炒麦芽30g	炒谷芽30g	太子参30g	紫苏叶12g
炮姜10g	桂枝10g	竹茹15g	菟丝子30g
黄芪10g			

6剂

二十六诊： 2022年1月16日

已开始出现剧烈呕吐，1月15日查孕酮28nmol/L，雌二醇2336.8pmol/L，hCG 3周[+6]。食欲明显减少，腹部胀气明显，打嗝频繁。二五型光滑光秃小豆，右尺鱼光秃饱满，韧细条，按下震动感，双尺浅凹陷，按下松软，但有韧实直条震动有力。

方药：

红芪15g	防风6g	麦冬（山）30g	生白术30g
炒麦芽30g	炒谷芽30g	太子参30g	紫苏叶12g
桂枝10g	竹茹30g	菟丝子30g	黄芪10g
炒枳实30g	丁香6g	柿蒂30g	

5剂

二十七诊： 2022年1月23日

本周恶心、呕吐均已控制，查hCG：2周[+5]，但胎儿仍存活。舌淡舌尖紫。脉光滑细条长条震动，脉率偏快，右手长条，尺鱼震动。

方药：

红芪15g	防风6g	麦冬（山）30g	生白术30g
炒麦芽30g	炒谷芽30g	太子参30g	紫苏叶12g
桂枝10g	竹茹30g	菟丝子30g	黄芪10g
炒枳实30g	丁香6g	柿蒂30g	

10剂

二十八诊： 2022年2月13日

胸中不适，略呕吐，最近略有便秘。脉光滑小颗粒密集震动，脉率偏快，尺鱼光滑颗粒密集。

方药：

麦冬（山）30g	红曲1g	党参15g	菟丝子15g

4剂

二十九诊： 2022年2月20日

脉光滑，起落间有滑泡感，略空虚。晨起有恶心，但已不吐。

方药：

麦冬（山）45g	红曲1g	党参30g	菟丝子15g

4剂

竹茹30g	炮姜30g	黄连9g

3剂

【**专家按语**】本案患者为多囊，卵巢偏小，内膜6mm，卵泡7mm，夏天月经两月一行，不孕，预判胎停。基础病机为精亏络阻，任督不足，冲脉虚越，带维不束。先期干预胎停，改善包膜过厚，故以通络法贯穿始终，以益精法平剂柔补，以骨碎补、旱莲草、侧柏叶固摄带脉，防止冲脉精气自窍络外溢，玉屏风固摄维脉。10月31日，优势卵泡15mm以上，内膜合格，因以怀孕为第一目的，故果断注射hCG促排。因系熟人介绍，怀孕后，患者坚持每周复诊，依从性极高，完全接受多囊、不孕合并胎停的道理，乃至剧烈孕吐依然坚持服药。孕酮反复，hCG异常下降，通过3个月保胎，顺利进入安全期，目前待产。

胡某某，女，31岁。多囊原发性不孕案

初诊：2020年12月6日

LMP：11月27日，12月3日结束，12月4日干净，12月5日又有一点，12月6日没有。双侧多囊，PMP：10月21～26日，在吃达英-35。舌淡胖，尖边光滑燥亮，根部白腻苔，督脉光秃饱满界限略软融，深支光秃粗豆冲脉浅凹陷，双尺粗条微凸不规则，按下细条。鼻咽支左耳？胆肝胃肠？血虚血瘀化热，肝胰？怕冷较明显，一向汗少，今年因加强身体锻炼不再怕冷了，汗已变多，PCOS？

方药：

北柴胡6g	桂枝6g	法半夏10g	夏枯草10g
辛夷10g	红芪15g	防风6g	鸡血藤30g
菟丝子15g	枸杞15g		

6剂

二诊：2020年12月17日

因故停药1周，内膜0.9cm，卵泡最大0.7cm，双侧多囊。舌淡暗，水气较重，有腻苔，二五型光秃小豆，深支短条，精亏血瘀痰湿。

方药：

北柴胡6g	桂枝6g	法半夏10g	夏枯草10g
辛夷10g	红芪15g	防风6g	鸡血藤30g
菟丝子60g	枸杞15g	紫石英30g	

7剂

三诊： 2020年12月24日

LMP：12月23日，月经下不来，颜色发黑。今年比去年明显不怕冷，舌暗水气重。脉光滑光秃不规则，颗粒饱满小三七样变。

方一（月经期）：

桂枝6g	牡丹皮10g	三棱6g	莪术6g
益母草15g	泽兰10g	泽泻15g	红芪15g
防风6g			

5剂

方二：

北柴胡6g	桂枝6g	法半夏10g	夏枯草10g
辛夷10g	红芪15g	防风6g	鸡血藤30g
菟丝子60g	枸杞子15g	首乌藤30g	

8剂

四诊： 2021年1月8日

服药后觉得月经量变多，预计1月7日排卵，故1月7日同房。舌淡胖水气重，脉光滑光秃小督脉，右尺凹陷左尺长条，颗粒感光秃长条，按下软融细条震动。大便略黏马桶。怕冷尚可。

方药：

北柴胡6g	桂枝6g	法半夏10g	夏枯草10g
辛夷10g	红芪15g	防风6g	鸡血藤30g
菟丝子15g	枸杞子15g	首乌藤30g	当归12g

9剂

五诊： 2021年1月17日

监测3~5次卵泡，预计1月19日行经。大便略黏马桶，自觉怕冷不明显，前几天略上火，面部红疹，有两夜睡眠略差。舌软水滑略暗。脉二五型光滑光秃小豆颗粒，深支韧细条周围疏松少力，按下细条震动较明显，双尺浅凹陷，按下光滑光秃韧条。

方药：

北柴胡6g	桂枝6g	法半夏10g	夏枯草10g
辛夷10g	红芪15g	防风6g	鸡血藤30g
当归12g	南沙参30g	泽兰15g	泽泻15g

4剂

六诊： 2021年1月21日

每夜十一二点自然瞌睡，早7点醒，一觉到天亮。舌暗苔滑腻。脉二五型光秃小豆略不规则，较光滑，按下小颗粒密集，寸尺凹陷按下如泥。大便略黏马桶。自觉头较沉重，后颈部有小硬疮结。

方药：

北柴胡6g	桂枝6g	法半夏10g	夏枯草10g
辛夷10g	红芪15g	防风6g	鸡血藤30g
当归12g	南沙参30g	泽兰15g	泽泻15g
川牛膝10g	瞿麦15g		

4剂

七诊： 2021年1月28日

月经未行，舌暗水气重，有华腻苔，睡眠较好。脉二五型光秃小豆，按下小颗粒震动，双尺浅凹陷，按下软融，久候韧实小颗粒震动，瘀血太重，即使怀孕也要保胎。

方药：

盐菟丝子15g	太子参30g	防风6g	续断15g
当归15g	麸炒白术15g		

3剂

八诊： 2021年1月31日

LMP：1月29日，经量少。1月30日查内膜0.6cm，双侧多囊，LH 18U/L。舌暗胖水气重，脉二五型光秃小豆，按下小颗粒震动。

方一：

北柴胡6g	桂枝6g	法半夏10g	夏枯草10g
辛夷10g	红芪15g	防风6g	鸡血藤30g
当归12g	南沙参30g	菟丝子30g	紫石英30g

6剂

方二：

法半夏10g	夏枯草10g	辛夷10g	红芪15g
防风6g	鸡血藤30g	当归12g	南沙参30g
菟丝子60g	紫石英60g	山药45g	

14剂

九诊： 2021年2月25日

LMP：2月21日，23日结束，25号又有少许出血，月经量少。舌淡暗，前苔有水气，根部少许白腻苔。脉二五型，小光秃，按下软条少许韧实感。睡眠尚可，大便黏马桶不明显。

方药：

北柴胡6g	法半夏10g	夏枯草10g	辛夷10g
红芪15g	防风6g	鸡血藤30g	当归12g
菟丝子30g	紫石英30g	麦冬10g	

6剂

十诊： 2021年3月4日

月经第11天多囊状态，内膜0.8cm，右侧卵泡0.6cm×0.7cm，左侧卵泡0.4cm×0.5cm。睡眠较好。舌淡暗有软腻苔，脉二五型，光滑疏松小豆颗粒。

方药：

北柴胡6g	法半夏10g	夏枯草10g	辛夷10g
红芪15g	防风6g	鸡血藤30g	当归12g
菟丝子30g	紫石英30g	麦冬10g	皂角刺15g

13剂

十一诊：2021年3月18日

内膜一般，卵泡较差，LMP：3月15日，量少，色黑，有血块。舌暗滑利。脉光滑光秃小豆，滑利，周围松软，双尺光滑松弛浅凹陷，按下细条浊亮。

方药：

北柴胡6g	法半夏10g	夏枯草10g	辛夷10g
红芪15g	防风6g	鸡血藤30g	当归12g
菟丝子30g	麦冬10g	皂角刺15g	鬼箭羽30g
生珍珠母60g			

6剂

十二诊：2021年3月25日

月经第14天，双侧多囊，内膜0.9cm，左侧卵巢包膜0.7cm，右侧卵巢包膜0.8cm，右侧卵泡0.9cm×0.8cm，左侧卵泡0.5cm×0.6cm。舌暗胖苔滑有裂纹。脉光滑光秃小豆，略滑。

方药：

北柴胡6g	法半夏10g	夏枯草10g	辛夷10g
红芪15g	防风6g	鸡血藤30g	菟丝子30g
麦冬10g	皂角刺15g	鬼箭羽30g	生珍珠母60g
菊花15g	红花10g		

12剂

十三诊：2021年4月8日

最近睡眠略差，有心事，睡眠不好，梦不多，易醒，入睡困难。最近2天大便不成形。B超双侧卵巢多囊改变，内膜1.1cm。舌暗胖。脉光滑光秃小豆，按下小豆颗粒略浊亮。

方药：

北柴胡6g	法半夏10g	夏枯草10g	辛夷10g
红芪15g	防风6g	鸡血藤30g	菟丝子30g
麦冬10g	皂角刺15g	鬼箭羽30g	生珍珠母60g
菊花15g	红花10g	人参叶6g	红景天6g

7剂

十四诊： 2021年4月15日

服用来曲唑。预计18日排卵。舌淡紫疏松白燥苔，脉光滑光秃小豆，周围疏松凹陷。睡眠最近略差。

方一：

北柴胡6g	法半夏10g	夏枯草10g	辛夷10g
红芪15g	防风6g	鸡血藤30g	菟丝子30g
麦冬10g	皂角刺15g	鬼箭羽30g	生珍珠母60g
菊花15g	红花10g	人参叶6g	红景天6g

5剂

方二：

北柴胡6g	法半夏10g	夏枯草10g	辛夷10g
红芪15g	防风6g	鸡血藤30g	麦冬10g
菊花15g			

12剂

十五诊： 2021年5月9日

月经未行，舌淡紫，脉二五型光秃小豆，督脉按下略疏松，双尺浅凹陷按下脉较空虚，脉略数。

方药：

菟丝子15g	红芪15g	防风6g	炒白术12g
太子参30g			

5剂

十六诊：2021年5月20日

已孕，回家保胎，要求开药一个月。5月14日查：快速hCG 420U/L；5月17日雌二醇620pmol/L，快速hCG 2154U/L，快速孕酮59nmol/L。舌苔水滑淡紫，二五型光秃小督脉，按下韧细条，按下周围略空虚。

方药：

菟丝子15g	红芪15g	防风6g	炒白术12g
太子参30g			

22剂

【专家按语】脉象提示多囊，患者又表现崩漏，最大卵泡7mm，内膜尚可，月经量少、色黑，从癥瘕轻症论治，经期先予桂枝茯苓丸处方。排卵期第一次先予霸道速孕之法，以菟丝子60g、紫石英30g及枸杞15g促进卵泡生长，不效；12月23日行经后，继续桂枝茯苓丸处方，柴桂剂调和，月经变红变多；经后判定卵泡生长将超过9mm以上，依然柔剂重投，菟丝子60g固摄带脉，积累阳精，触发冲脉阳精气，柴桂剂继续调和，二夏化痰散结，枸杞、夜交藤滋填任脉，以助阳精互化；1月28日，月经未行，妊娠待排，提前干预胎停倾向，次日行经；因情绪焦虑失眠，予重镇安神法治疗失眠，继续活血通络并贯穿全程，以利于卵泡外膜松解、排卵时应时破裂。因病人急于怀孕，评估卵巢整体状态逐渐好转，内膜合格，辅以来曲唑促卵成功怀孕。

谢某，女，47岁。卵巢功能衰减合并LUFS案

初诊：2019年7月7日

二胎试管，宫腔粘连手术3次，孕卵不能着床。脉光滑细腻不规则块状，任督细条周围浅凹陷，按下细条震动。乳宫甲？抗核抗体略高，内膜始终0.7cm，容受性舒张较差。LMP：6月30日，2天净，色淡。前天监测卵泡1.3cm，LUFS，舌暗胖有水气苔薄；7月7日（第8天）0.6cm，右侧卵泡1.1cm×0.8cm，按下阳蹻脉光滑细条无中线略饱满，尿酸？肝脂胆胃食？

二诊：2019年7月14日

7月11日（第12天）内膜0.7cm，右侧卵泡1.4cm×1.2cm；7月14日（第15天）内膜0.7cm，右侧卵泡1.0cm×1.2cm。脉光滑细腻略微凸起，任脉小弓形，寸脉有并条，四五型，按下周围光滑细腻脉管略震动，阳蹻脉四型贯通略不规则。大便成形，日1次。舌略胖略暗。

三诊：2019年7月28日

脉光滑细腻颗粒不规则，周围光滑细腻无力，按下细条震动，五六型。精神体力尚可。LMP：7月27日，行经量少，褐色。

四诊：2019年8月4日

服药后精神体力尚可，睡眠满意，脉光滑细腻，颗粒较多不规则，血虚血瘀，阳蹻脉长弓饱满有力，双尺浅凹陷按下软满有力。舌软略有前苔。

方药：

黄芪15g	红芪15g	防风6g（后下）	白术12g
三棱9g	莪术9g	路路通12g	皂角刺9g
红花9g	当归12g	地龙12g	夏枯草12g（后下）

12剂

五诊：2019年8月18日

脉阳蹻脉光滑细腻长条，按下有颗粒感，双尺浅凹陷光滑细腻，任脉光秃，任冲脉细条扭曲，冲脉浅凹陷，按下细条光滑细腻无中线，接线略饱满。舌有前苔，光滑细腻有水气。服上剂精神体力尚可，刚开始空腹略有恶心感，握拳脉管略细，头晕？气虚水饮上冲。

方药：

泽泻30g	红芪15g	黄芪15g	党参15g
白术30g	路路通12g	夏枯草15g（后下）	皂角刺15g
红花12g	地龙15g	当归12g	制首乌15g
菟丝子15g	桑葚子12g	黄精15g	防风6g（后下）
侧柏叶12g			

6剂

六诊：2019年8月25日

LMP：8月23日，量少。脉光滑细腻不规则颗粒，按下软细条光滑细腻颗粒感。大便略不成形，舌软略淡红。

方药：

瞿麦15g	花粉15g	川牛膝12g
泽泻15g	泽兰15g	黄芪15g
防风16g（后下）	太子参30g	凌霄花15g

3剂

熟地黄12g	制首乌15g	女贞子12g
桑葚子15g	菟丝子15g	覆盆子15g（打碎）
红芪15g	生白术15g	生白芍15g
黄精15g	百合15g	北沙参15g

4剂

七诊：2019年9月1日

9月1日（第10天）内膜0.65cm，脉光滑细腻略光秃，周围松软少力。

八诊：2019年9月8日

自觉本周乏力，未上火。9月2日查（第11天）内膜0.7cm，左侧卵泡2.1cm×1.6cm。9月3日内膜0.7cm，卵泡已经排。脉光滑细腻细条，略不规则长条，阴跷脉五六型，水饮上冲，气虚两虚。舌胖软有前苔吃质，经常头晕，脱发。

方药：

制首乌15g	泽泻30g	天麻15g	续断15g
桑葚子15g	女贞子15g	山药30g	葛根30g
红芪15g	黄芪15g	防风6g（后下）	白术15g
党参15g			

6剂

九诊：2019年9月15日

脉光滑细腻细条略凸起，双尺略虚震动明显。头晕乏力略有，困意略有。预计20号行经，昨天查未孕。

十诊：2019年9月22日

LMP：9月16日，提前5天，量少，1天干净。9月18日B超查内膜0.62cm。头晕好转，双尺浅凹陷光滑细腻，舌暗少苔，大便略黑，不成形，最近梦多。

【专家按语】患者47岁，卵巢功能衰减，试管2次失败，抗核抗体略高，内膜始终7mm，容受性舒张较差，LUFS。以常规益精散结通络法，调整容受性，改善黄体后续行试管成功。

李某，女，44岁。卵巢功能衰竭案

初诊：2019年1月31日

2次人工授精未成功，曾取卵2次，第一次6个配2移1，第二次10余个配成10个胚胎移植腹腔妊娠。2017年现取卵1次10个配2囊2动，一代试管。脉光滑细腻及指震动有力，阳跷脉四型略不规则。2017年试管前曾行宫腹腔镜切除息肉术，左输卵管？（有一侧输卵管切除）大便可，阴精气亏，阳精气亏，血虚血瘀入络，高凝状态？（现查出高血脂胰岛素抵抗）PCOS?医嘱：查AMH。舌质暗中间沟长，舌苔韧较光滑，血瘀水饮，鼻咽左？左耳？LMP分别为：1月10日，5天/12月13日，6天/11月15日，10月16日，9月19日。周期28~30天。

二诊：2019年2月16日

纤维蛋白原略高，球蛋白升高，总胆红素升高，血小板分布宽度略低。脉光滑细腻脉韧细条略及指，震动明显，胆肺燥热。面部血管扩张暗红，营血燥热，入睡难，入睡慢，眼困，脑略兴奋。月经第20天内膜为1.1cm（2018年12月4日），月经第8天提示有小肌瘤。LMP：2月11日。大便稀，舌暗中间沟明显，怕冷懒散，右输卵管切除，左侧子宫内膜异位症，左大腿偶尔发麻。

方药：

凌霄花10g	鬼箭羽30g	三棱10g	莪术10g
红芪10g	川牛膝10g	肉桂3g	红花10g
路路通16g	皂角刺16g	鸡血藤90g	川芎10g

10剂

三诊：2019年3月2日

脉周围光滑细腻松软，任脉光滑壳状，营血郁热，阳跷脉光滑较细腻壳状，按下细条较震动，阴精亏5，阳精亏3。脚冷好转。大便可。舌暗艳，双条白沫苔略浊。

方药：

鬼箭羽30g	鸡血藤30g	牡丹皮10g	丹参30g
菟丝子30g	红景天6g	桑叶15g	制何首乌15g
菊花10g	枸杞15g	地黄15g	熟地黄10g

14剂

四诊： 2019年3月16日

服上剂，精神好，眼睛疲劳好转。3月14日出现褐色分泌物，15日量逐渐增加，今日呈鲜红色，量大。小腹部胀，痛经。昨日于同济医院查B超，内膜0.9cm。脉光滑细腻，略坚韧，脉管偏硬。

方药：

熟地黄15g	生地黄12g	菟丝子15g	当归12g
制何首乌15g	炒白芍9g	鸡血藤30g	

2剂

五诊： 2019年3月30日

3月25日（第11天）内膜0.56cm，右侧卵泡0.78cm×0.50cm，第9天意外生长多个卵泡（22个）准备试管，打促排针后大卵泡2个。脉光秃较细腻，周围均匀疏松有一定张力。纳旺，大便频繁或略软，舌苔白满布较疏松。

方药：

党参15g	红芪10g	防风6g	白术10g
鬼箭羽30g	鸡血藤30g	红景天6g	紫河车10g

13剂

六诊：2019年4月27日

2019年3月23日（第9天）内膜0.43cm，右侧卵泡0.79cm×0.75cm×0.78cm；3月25日内膜0.56cm，打4天促排针后3月29日B超见2个大卵泡；4月2日内膜0.7cm，卵泡1.68cm×1.39cm×1.54cm（有人建议服用达英）；4月18日B超查内膜0.56cm，卵泡0.5cm左右;4月22日内膜0.64cm，舌暗中间沟。

方药：

鸡血藤30g	鬼箭羽20g	红芪20g	防风6g
白术15g	三棱6g	紫河车10g	当归12g
川芎6g	北沙参15g	菟丝子15g	枸杞15g
覆盆子15g	女贞子10g		

14剂

七诊：2019年5月6日

脉光秃按下细条无力。前几天有黑色咖啡色分泌物，5月2日量较多，今天有鲜红色分泌物，4月22日开始服用达英，预计5月12日月经停止。

八诊：2019年11月10日

已孕。脉光滑细腻凸起，双寸浅凹陷，周围略无力，按下细条。略便秘，晨起6点出汗。

【专家按语】患者卵巢功能衰竭、左侧输卵管切除，多次人工授精不成功。以益精通络法持续调整，用散结通管常规套路，治疗5个月，停药2个月余后自然怀孕，后生一女。

张某某，女，36岁。子宫肌瘤及巧克力囊肿不孕案

初诊：2021年8月30日

诊见：8月18日行清宫手术，右侧腰腹疼痛剧烈，曾误诊为阑尾炎而手术，腹痛时有腹泻，四次试管未成功，两次胎停。舌周围淡紫红，软白苔满布。备孕。肚子痛。

辅助检查：2021年8月18日在协和医院B超检查出：1.子宫肌瘤。2.宫腔积血。3.紧贴子宫右后壁所见，性质待查，内膜异位病灶不排除。4.右卵巢非纯液性囊肿，巧克力囊肿待排。食欲一般，胚胎停育后肚子周围疼痛严重，痛的睡不着。在吃止痛药。

LMP：6月11日，经期肚子痛严重。怕冷。出汗正常。脉光滑光秃督脉，二五型，按下光秃浊亮，寸尺凹陷。ER敏感？宫乳甲？

方药：

土鳖虫12g	三棱12g	乌药12g	醋延胡索30g
炒白芍30g	小茴香6g	醋五灵脂10g	生蒲黄30g
红芪15g	防风6g	红花12g	

6剂

二诊：2021年9月13日

诊见：服上剂后大便较好，服药后略有腹痛，停药后再服药不再腹痛，但有少量出血。最近面部痤疮。舌暗红胖，软白苔。清宫术后9月10日少量出血，无腹痛、腹泻。

辅助检查：9月13日在协和医院体检结果：hCG 9.74U/L，孕酮0.18nmol/L，

雌二醇42.87pmol/L，促黄体激素3.35U/L，促卵泡成熟素13.75U/L。超声提示：子宫肌瘤？双附件包块性质待查。

脉诊：脉光滑光秃，左手弓形大督脉，按下软细条。

方药：

土鳖虫12g	三棱12g	乌药12g	醋延胡索30g
炒白芍30g	小茴香6g	醋五灵脂10g	生蒲黄30g
红芪15g	防风6g	红花12g	炒路路通12g

5剂

三诊：2021年9月20日

舌紫红艳丽，舌根部软白苔。9月10日出血至今，点滴淋漓不尽。上班觉得累，想睡觉，没精神。偶尔肚子痛。面部痤疮无变化。脉光滑光秃大督脉，寸尺凹陷，光滑松软，按下有分凹。

方药：

乌药12g	醋延胡索30g	炒白芍30g	生蒲黄30g
红芪15g	防风6g	生牡蛎60g	仙鹤草30g
墨旱莲30g	花蕊石30g	桑叶30g	黄芪30g

6剂

四诊：2021年10月2日

略有干咳，怕冷风，舌软黄苔舌尖发红，服药第一天出血停止。精神状况尚可。劳累时腰酸。多梦。最近唇周有小红疹。二五型光滑光秃大督脉，寸尺凹陷，按下细条。

方药：

炒白芍30g	红芪15g	防风6g	黄芪30g
女贞子15g	枇杷叶10g	桑白皮10g	皂角刺12g
凌霄花10g	红花12g	川牛膝10g	

6剂

五诊：2021年10月23日

B超提示有卵泡待排，巧克力囊肿没有继续长大。舌前段略软胖，有软白苔。LMP：10月8日，前4~5天肚子疼，量大，停药。腰酸，唇周痘痘同前。脉光滑娇嫩督脉，按下阳跷脉长条，光滑细腻。

方药：

红芪15g	防风6g	炒白术15g	三棱12g
莪术12g	鸡血藤30g	鬼箭羽30g	

6剂

六诊：2021年10月31日

舌软白厚，前端胖大发紫。脉光滑娇嫩，小督脉光滑光秃，按下软细条，双尺松弛凹陷。

方药：

红芪3g	防风6g	炒白术15g	三棱12g
莪术12g	鸡血藤45g	鬼箭羽30g	盐巴戟天30g
肉桂6g	川牛膝15g		

6剂

七诊：2021年11月14日

查尿潜血（+），11月14日查内膜0.8cm，左侧卵泡1.5cm×1.5cm，未服用西药。舌尖略红艳。LMP：11月5日，本次月经痛经，量大，昨天晚上开始右胁肋疼痛。脉光滑光秃，六七型细条松软，周围光滑松软。脚冷缓解，嘴唇较干。

方药：

红芪3g	防风6g	生白术15g	炒枳壳10g
海金沙15g	金钱草30g	炒白芍30g	甘草10g
三棱10g			

6剂

八诊：2021年11月20日

过去服药治疗后卵泡较大较扁。脉二五型光滑光秃娇嫩，豆状小督脉，周围光滑软细条。11月16日（第12天）查左侧卵泡21mm×15mm，右侧卵泡18mm×14mm。今查已排。舌尖边软淡紫反光潮湿，根部软白苔。患者自诉近几天有右下腹疼痛，难以入睡，服用止痛药可缓解，现仍有右下腹疼痛。2021年11月20日（第16天）进行卵泡监测，子宫大小73mm×60mm×61mm，内膜9mm，C型，右侧卵巢49mm×34mm，左侧卵巢33mm×25mm，右侧卵泡2mm×2mm×2mm，左侧卵泡4mm×3mm×2mm，右侧卵巢可见32mm×24mm非纯液性暗区，提示：子宫肌瘤？右附件包块性质待查。

方药：

红芪15g	防风6g	乌药30g	炒白芍60g
甘草3g	甘草12g	三棱20g	莪术10g
醋五灵脂10g	乳香12g	没药12g	

5剂

九诊： 2021年12月4日

脉光滑细腻光秃，舌暗胖软燥苔。已怀孕。11月30日轻微出血。2021年12月1日查hCG 95.84U/L，雌二醇152.5pmol/L，孕酮31.8nmol/L；2021年12月3日查hCG 273.3U/L，雌二醇233pmol/L，孕酮44nmol/L。12月2日晚上睡觉腹痛痛醒，隔天出现红褐色分泌物。今天下午腹痛出血。

方药：

红芪15g	防风6g	生白术60g	苎麻根60g
麦冬30g	太子参30g	陈皮30g	

6剂

十诊： 2021年12月11日

出现先兆流产，12月8日查确认宫内妊娠。

脉诊：二五型光秃大督脉，寸尺大凹陷，按下脉软细条震动，久候仍然光秃软细条略及指，握拳仍然软细条，无明显滑泡。舌尖边暗红软白苔。

辅助检查：子宫切面形态正常，边界清，肌层光点分布不均匀。底后壁可见4.5cm×5.4cm×3.6cm的稍高回声，可见不规则液性暗区，其中一处范围约2.1cm×0.9cm。内膜可显示，可见0.4cm×0.5cm×0.5cm的无回声。双侧卵巢可显示。左侧卵巢内可见2.7cm×1.6cm的无回声，可见密集的光点。2021年12月8日在妇幼保健医院检查报告：子宫声像图改变（子宫肌瘤伴液化可能），子宫内膜增厚，回声改变，左侧卵巢囊肿（巧克力囊肿可能），建议监测血β-hCG，复查。11月12日，孕酮53.52nmol/L，雌二醇339.4pmol/L，hCG 3571U/L。褐色分泌物，近期粉色分泌物不多。下腹不适。

方药：

红芪15g	防风6g	苎麻根30g	生白术30g
菟丝子30g	续断30g		

5剂

十一诊：2021年12月18日

每天恶心但吐不出，口泛酸水，食欲睡眠差，腹部不适，腰痛，嘴唇干起皮。出血不止，血深红，少许黑血块，今天血减少。舌苔极重，舌根苔极厚。

辅助检查：2021年12月14日查：hCG 10 519U/L，雌二醇444.8pmol/L，孕酮57.8nmol/L。超声提示：1.子宫肌瘤可能。2.宫内无回声。3.左侧卵巢囊肿。2021年12月17日查：hCG 20 147U/L，雌二醇476.2pmol/L，孕酮＞60nmol/L；超声提示：1.子宫肌瘤并液化可能。2.宫内妊娠。

方药：

红芪15g	防风6g	生白术60g	麦冬30g
菟丝子30g	续断30g	煅瓦楞子60g	黄连6g
紫苏叶10g			

4剂

十二诊：2021年12月29日

面部生疮，最近两天晨起呕吐不止。便秘，用力出血，自觉肠道蠕动带动宫缩。上午出现褐色分泌物，下午不出血。服药后想吐。2021年12月24日省妇幼查：子宫8.8cm×9cm×5.8cm，左卵巢4.3cm×1.8cm，右卵巢3.1cm×1.9cm。

提示：1.子宫声像图改变（子宫腺肌瘤、肌瘤可能）。2.宫内妊娠（胚胎存活）。3.宫内无回声（双胎妊娠之一胎停育？/出血）。

方药：

颗粒剂：制吴茱萸6g　　　炮姜6g

3剂

玄参30g　　　　北沙参60g　　　南沙参60g　　　麦冬60g

黄精20g　　　　枸杞子10g　　　菟丝子60g

4剂

十三诊： 2022年2月9日

吃鸡蛋想吐。舌尖红艳。2022年1月26日提示：1.子宫腺肌瘤。2.左侧卵巢囊肿（巧克力囊肿可能）。3.宫内妊娠单活胎（相当于孕12周$^{+0}$），胎儿NT值在正常范围内。脉光滑细腻娇嫩，督脉周围光滑燥亮，寸尺凹陷，冲脉松弛凹陷。

方药：

黄连12g　　　　紫苏叶10g

5剂

炮姜15g　　　　制吴茱萸12g

6剂

十四诊： 2022年2月16日

方药：

舌舔：黄连12g　　紫苏叶10g　　菟丝子60g

5剂

外用：炮姜15g　　制吴茱萸12g

6剂

【**专家按语**】本案因子宫肌瘤及巧克力囊肿不孕，卵泡偏偏，兼有崩漏，试管4次，2次不着床，2次胎停。以破血散结通络重法中剂，以土鳖虫、三棱、莪术、五灵脂、蒲黄、乳香、没药、桃仁、红花等少腹逐瘀汤之意为主，崩漏时以花蕊石、牡蛎散结止血；后期以玉屏风顾护阳维，通络散结促排，孕后迅速进入保胎，因呕吐剧烈，以舔舐法、敷脐法服药止呕；以苎麻根常法应对先兆流产；以通络法保持母子先天冲脉通畅，玉屏风、菟丝子固摄带维精气，预防胎停育现象发生。目前顺利进入安全期。

医案3

排卵障碍输卵管堵塞不孕免疫胎停验案

曹某，女，33岁。

初诊： 2018年4月11日

此前诊断为双侧输卵管堵塞、排卵障碍，伴有子宫血流异常、肿瘤坏死因子数值异常增高（TNF-α 78.56pg/ml）等。初潮时间十岁。结婚四年未孕。因输卵管不通及排卵障碍，行试管三次，两次未着床，试管受孕一次而胎停育。北医三院风湿科处治疗十个月余未孕，未能形成合格卵泡，故而一直未能再次试管怀孕。该患者身材矮小，坚实而胖，面色暗红。乳房中等，腺管少，乳头无毛。声音高细，声线略硬。脉六七型，脉涩滞不流畅，按下较饱满，癥瘕积聚，血瘀入络。肾精不足？双尺转厚，痰内结？关尺？

辅助检查： 2017年8月24日查封闭抗体阴性。曾查多项自身免疫抗体异常。

治法： 先凉血化瘀通络，后益精促卵生膜促排。

方一：

丹参30g	水蛭6g	土鳖虫15g	生地黄30g
生桃仁24g	葛根30g	红花30g	柴胡12g
枳壳9g	桔梗9g	川牛膝12g	肉桂1.5g
路路通15g	川芎12g		

6剂，二次/日

方二

路路通15g　　皂角刺30g　　穿山甲3g　　虎杖30g

忍冬藤15g　　红花30g　　　川牛膝30g　　莪术30g

三棱30g

3剂，二次/日，灌肠

全景学徒： 近几十年来，不孕不育的发病率越来越高，固然有与现代修改不孕诊断标准有关，但人类本身生育能力的下降也是不争的事实。本例患者，从病史来说，应该算是不孕不育患者群里偏疑难的。

【专家按语】 本案为不孕及不育。当以输卵管不通及潜在免疫异常、抗磷脂抗体综合征等为首要治疗目标，其次为治疗排卵障碍，故使用水蛭、土鳖，活血通络通管；即使常用化瘀药亦均予重用，如红花30g、桃仁24g，以强化活血化瘀通络；外用穿山甲，重剂莪术外用灌肠。

二诊：2018年4月18日

服上剂无明显不适。

治法： 破血通络通管。守方重剂。

方药：

丹参30g　　　制水蛭6g　　　土鳖虫15g　　生地3g

生桃仁24g　　葛根30g　　　红花30g　　　柴胡12g

炒枳壳9g　　　桔梗9g　　　　川牛膝12g　　肉桂1.5g

路路通15g　　川芎12g

7剂，二次/日

路路通15g	皂角刺30g	穿三甲3g	虎杖30g
忍冬藤15g	红花30g	川牛膝30g	三棱30g
莪术30g			

1剂，灌肠方

三诊：2018年4月25日

腰酸腿沉，或为经期将近。右关寸多凸，不规则分裂为棱，按下转条，及指，双尺，脉浮粗转长，按下实变转乏略凹？

治法：补益精气，化瘀解毒促排。

方药：

山茱萸18g	熟地黄15g	菟丝子15g	路路通15g
忍冬藤15g	马鞭草12g	炒山药15g	仙鹤草24g
墨旱莲15g	党参15g	生黄芪15g	

10付，二次/日

生黄芪18g	路路通15g	川牛膝12g	生鸡内金30g
凌霄花9g	益母草12g	瞿麦12g	忍冬藤15g
莪术9g	三棱9g	太子参15g	

4剂，二次/日

全景学徒：为何此诊补精药较多呢？还有马鞭草的用意何在？

【专家按语】腰酸腿疼提示精气不足，暂停重剂重法破血化瘀通络，添加菟药萸地；另外活血化瘀通经，并予经期清热解毒改善慢性盆腔炎症，改善孕育环境。一般月经期五天之内，可以积极治疗急慢性盆腔疾病。

4月25日开始补益阳精气，滋补阴精气以通络，经前经期则活血化瘀清热解毒，促进内膜脱落，治疗慢性盆腔炎症。

四诊：2018年5月9日

体重减1kg，LMP：5月9日。昨天分泌物带血丝，腹泻一次，腰痛。脉管松弛，内容空虚，略有充实震动感。

治法：经期先予活血化瘀通络解毒，经后及排卵期益精促卵，生膜促排。

方一（经期）

路路通12g	莪术9g	三棱9g	忍冬藤24g
土茯苓15g	益母草12g	皂角刺12g	蒲公英18g

3付，二次/日

方二

菟丝子90g	枸杞子15g	煅紫石英24g	五味子6g
生黄芪15g	太子参18g	熟地黄12g	酒山茱萸12g
女贞子12g	续断15g	覆盆子15g	路路通30g

11剂，二次/日

全景学徒：此诊，经后用药又有较大变化，且菟丝子用量极大，是何深意？

【专家按语】5月9日针对卵泡及内膜予以针对性用药，重剂菟丝子90g及部分阴精气叠加促进卵泡发育，兼顾通络改善输卵管堵塞及保证排卵顺畅。

五诊：2018年5月23日

大便不成形。面部有脓头。自觉昨日排卵。LMP：5月9日。脉关尺凸，类条毛，周转实，按下略乏。

治法：活血通络，通管益精。

方药：

皂角刺15g	黄芪24g	当归9g	路路通15g
丹参24g	巴戟天15g	菟丝子15g	鬼箭羽30g
陈皮15g	凌霄花12g	三棱9g	莪术9g
鸡血藤60g	益母草12g		

14剂，二次/日

全景学徒：此诊属排卵后黄体期用药，补精凉血，化瘀通络多法并行。

【**专家按语**】5月23日温补阳精气为主，并行凉血化瘀通络法重剂改善输卵管堵塞及调节免疫异常，促进成熟卵泡继续生长。

六诊：2018年6月6日

6月4日始有少许点状及咖啡色分泌物。LMP：5月9日。

治法：活血化瘀，通络通管，促进卵泡发育排出。

方药：

瞿麦24g	炒王不留行24g	红花9g	香附6g
丹参24g	鬼箭羽30g	川芎9g	当归9g
路路通15g	黄芪16g	牛膝18g	鸡血藤45g
凌霄花12g	三棱12g		

5剂，二次/日

当归15g	川芎6g	鸡血藤60g	巴戟天15g
菟丝子30g	紫石英30g	地骨皮15g	鬼箭羽30g
醋三棱12g	莪术9g	皂角刺15g	丹参30g

7剂，二次/日

全景学徒：经期化瘀，经后补养加化瘀，似是调治的大法。

【**专家按语**】6月6日活血化瘀破血通络，继续疏通输卵管，改善免疫异常状态，促进卵泡发育及排出。

七诊：2018年6月20日

已经妊娠。

治法：保胎。

方药：

菟丝子15g	杜仲9g	苎麻根9g	黄芩12g
桑寄生15g	枳壳9g	陈皮9g	竹茹12g
太子参15g	紫苏梗6g	黄连3g	续断30g
仙鹤草60g			

8剂，二次／日

【**专家按语**】此为北中医国医堂病人，癥瘕积聚，血瘀入络。先用凉血化瘀通络法，疏通输卵管堵塞、降低肿瘤坏死因子，改善子宫血流，同时调整免疫异常，提高怀孕率及胚胎存活概率。补益精气，促进卵泡生长发育排出。

6月20日确诊怀孕后，予以保胎，连续保胎至4个月，其中孕酮及hCG（雌二醇）数值较低，继续保胎4个月。于2019年1月30日生一女。3个月后再次怀孕。

医案 4

排卵障碍不孕免疫胎停伴荨麻疹验案

张某，女，30岁。

初诊： 2018年08月29日

病人曾诊为子宫内膜血管细、排卵障碍及桥本氏甲状腺炎。怀孕三次均胎停育，其中两次胚胎停止发育后，数月未能怀孕，查为排卵障碍，最后一次行三代试管，取七配六，移植当天仍为卵泡发育较差，之后第80天胎儿仍无胎心及胚芽，停止发育。此后数月未能怀孕，曾使用地屈孕酮（芬玛通）、补佳乐，均不能使内膜生长。月经量少，两到三天干净，试管前月经周期26~27天，之后月经紊乱。长期有慢性荨麻疹，吃中药极容易过敏，经过多名中医诊治，均因服药后荨麻疹暴发而停药，病人认为已经无法再服用中药。大便时干时稀，便秘腹泻交替。

脉软松厚融不规则，营分软肉结、软燥结，冲弱任肉。1.肝胃？2.卵降，月经量少？3.结石？右侧为主？已查出肾结石。4.二鼻？痿证、腿乏麻木？5.二敏？多梦。6.阴精亏损，营血燥结，血热卫虚风热。

治法： 助冲固带，凉血通络。

方药：

炒山药30g	炒白术15g	丹参30g	海金沙15g
蝉蜕9g	郁金9g	黄芩9g	党参15g
茯苓9g	全蝎6g	丹皮9g	生黄芪15g
僵蚕9g	凌霄花15g	鬼箭羽30g	茜草24g
鸡血藤45g	鳖甲15g		

13剂，二次/日

全景学徒：患者对中药易过敏，处方使用动物药蝉蜕、全蝎、僵蚕，确实冒较大风险。茜草剂量24g，为我所仅见，一般6～9g居多。

【专家按语】本案难点在于病人因高敏体质不能接受中药治疗，故而首在调节过敏状态。其次，调节卵巢功能，促进卵泡生长，结合治疗潜在免疫异常，以求怀孕并保障胎儿正常发育。

全景脉学分析认为，病人以阴精亏损为主，兼有阳精不足，血虚血瘀，络脉阻滞，营分燥结，气虚痰阻，卫分风寒风热并存。通过脉象知道该病人有潜在的免疫异常，进而导致胎停育，这与她的频发荨麻疹过敏状态属于一体两面。

对于中医而言，高敏体质大致都可以归属于血热血瘀的范畴，因而处方上以蝉衣、黄芩、僵蚕、全蝎、茜草、黄芪，益皮肉二体气分（黄芪）、凉皮筋膜血分（茜草）、清筋皮气营分热（黄芩）、散营分血分络脉结滞（蝉衣营血分皮膜络脉、僵蚕营血分筋肉结络脉、全蝎入血分络脉、蜈蚣自营分络脉外窜），调节体液免疫为主即所谓抗过敏药味；鬼箭羽、鸡血藤、凌霄花及郁金，凉血化瘀通络，以调节细胞免疫为主；山药、白术、黄芪、党参是直接提高天然免疫即过去所谓非特异性免疫，也就是通常所说的提高免疫力。

过去单纯强调提高免疫力以帮助人体减少对部分食物和物品的过敏，为今后免疫性疾病的发生埋下祸根。我们总结出一些通过脉象发现免疫异常的经验，在临床诊疗中也治疗了很多疑难杂症。

我们在使用膏方的时候常常会过于强调提高天然免疫能力，导致免疫性疾病的发生，所以使用膏方时需要掌握尺度；如果单纯以抑制免疫的中药来阻断、预防免疫性疾病的发生，我们面临的问题是：这些具有免疫抑制的中药往往不是传统意义上的补药，甚至这些免疫抑制性药物的长期服用会导致患者出现肝、肾、胃的药源性疾病。而膏方又恰好是需要长期服用的制剂，所以我们需要选择既能够提高天然免疫能力，又能抑制不良免疫反应的药物和处方，例如覆盆子、女贞子、制首乌、黄精、玉竹、菟丝子。

二诊：2018年9月12日

药后大片荨麻疹变为小片，手足心发热减轻，食后胃胀，大便开始成形，但仍然易泻。瘀斑消失，LMP：8月27日，服药后月经仍少。脉小软滑泡。

方药：

炒山药30g	炒白术15g	丹参30g	海金沙15g
蝉蜕9g	郁金9g	黄芩9g	党参15g
茯苓9g	全蝎9g	牡丹皮12g	生黄芪15g
炒僵蚕9g	凌霄花30g	鬼箭羽45g	茜草30g
鸡血藤45g	醋鳖甲30g	徐长卿18g	乌梅9g
防风9g	地骨皮15g	枳实12g	

13剂，二次/日

全景学徒：曾经服中药极易使过敏加重，本次不仅未加重，且本身荨麻疹有明显改善，殊为难得。

三诊：2018年9月26日

服后胃胀气已明显减轻，大便成形，伴有耳鸣，双腿自觉发凉，唇角有裂口，或为甲状腺疾病之咽喉肿胀感，有微痛，受冷风仍有上臂、脖子、腿部荨麻疹，但有所减轻，去年入冬时荨麻疹发作，满布全身。PMP：8月27日，LMP：9月25日。

治法：使用经期调节法之散结法。

方药：

炒山药30g	熟地黄15g	山茱萸12g	丹皮9g
地骨皮15g	菟丝子18g	覆盆子15g	枸杞子15g
五味子6g	防风6g	炒白术12g	生黄芪15g
墨旱莲20g	茜草12g	紫草12g	全蝎6g
蝉蜕12g	炒僵蚕12g	徐长卿18g	鸡血藤30g
鬼箭羽30g			

8剂，二次／日

肉桂6g	枳实12g	茜草30g	三棱9g
莪术9g	路路通12g	瞿麦15g	益母草12g
当归12g	全蝎6g	土鳖虫12g	生黄芪30g
丹参24g	鬼箭羽30g	徐长卿30g	蝉蜕9g
炒僵蚕12g	防风12g	炒白术12g	鸡血藤30g
胆南星9g			

5剂，二次／日

全景学徒： 经期借以祛瘀散结通络。

【专家按语】 本诊首方继续调节以体液免疫为主的过敏状态，以助病人能够接受中药持续服用，控制荨麻疹发生，以保证治疗的连续性；调节免疫促孕并为怀孕后的胎儿打好基础。促进经期排泄。次方于月经后益精养卵促卵、滋养内膜生长，促进怀孕。

四诊： 2018年10月10日

本周开始荨麻疹又出现，LMP：9月25日。大便一天一次，较软。疲乏感大减。脉软，略及指，左手尺缘细。

治法： 强化卫分阳气运动，以助排卵及控制荨麻疹。

方药：

肉桂6g	枳实12g	茜草30g	三棱9g
莪术9g	路路通12g	当归12g	全蝎6g
土鳖虫12g	生黄芪30g	丹参24g	鬼箭羽30g
徐长卿30g	蝉蜕9g	炒僵蚕12g	炒白术12g
鸡血藤30g	炙麻黄3g	附子3g	炙甘草6g
赤小豆15g	熟地黄15g	北沙参24g	

13剂，二次/日

五诊：2018年10月24日

LMP：10月10日，一直未有性生活，服上剂精神体力可，睡眠欠佳、多梦，入睡慢，每晚11点才能入睡，仍有大片划痕过敏，怕冷风，大便成形。脉软韧条按下细。

方药：

肉桂6g	枳实12g	茜草30g	三棱9g
莪术9g	当归12g	全蝎6g	土鳖虫12g
生黄芪30g	丹参30g	鬼箭羽30g	徐长卿30g
蝉蜕9g	炒僵蚕12g	炒白术12g	鸡血藤30g
炙麻黄3g	附子3g	炙甘草6g	赤小豆15g
北沙参24g	川牛膝15g	瞿麦15g	路路通30g

14剂，二次/日

六诊：2018年11月7日

荨麻疹明显减轻，查抗磷脂抗体阳性，LMP：10月27日。经量开始增加，仍然两天干净。白天精神较佳，大便成形。

脉卫虚燥，风热并风寒，气津略燥，营分软燥结。郁而化热，血分郁热，精亏，结石？

方药：

枳实12g	茜草30g	三棱9g	莪术9g
当归12g	全蝎6g	土鳖虫12g	生黄芪30g
丹参30g	鬼箭羽30g	徐长卿30g	蝉蜕9g
炒僵蚕12g	炒白术12g	鸡血藤30g	炙麻黄3g
附子3g	炙甘草6g	赤小豆15g	北沙参24g
路路通30g	山茱萸15g	炒山药24g	

14剂，二次/日

七诊： 2018年11月21日

方药：

三棱12g	莪术12g	路路通15g	鸡血藤60g
川芎9g	丹参30g	凌霄花18g	益母草15g
川牛膝12g	瞿麦15g		

3剂，二次/日

三棱12g	莪术12g	路路通15g	鸡血藤60g
当归12g	全蝎6g	土鳖虫12g	生黄芪30g
徐长卿30g	乌梅12g	丹参30g	山茱萸15g
枳实12g	茜草30g	凌霄花12g	丹参9g
北沙参15g	菟丝子30g	鬼箭羽30g	覆盆子15g
熟地黄15g			

10剂，二次/日

八诊：2018年12月5日

方药：

生黄芪24g	防风9g	炒白术15g	炒山药15g
路路通15g	鸡血藤60g	巴戟天9g	徐长卿15g
肉桂1.5g	乌梅15g	全蝎6g	枳实9g
三棱9g	莪术6g	鬼箭羽30g	覆盆子15g
党参15g	黄精15g	丹参15g	

14剂，二次／日

九诊：2018年12月19日

方一

鸡血藤30g	三棱9g	莪术6g	肉桂3g
丹参18g	川牛膝15g	鬼箭羽30g	益母草15g
泽兰12g	泽泻30g	凌霄花12g	枳实12g
茜草30g	荷叶30g		

3剂，二次／日

方二

生黄芪15g	防风6g	炒白术12g	炒山药15g
枳实15g	路路通15g	鸡血藤60g	巴戟天12g
徐长卿15g	乌梅15g	全蝎6g	三棱9g
莪术6g	鬼箭羽30g	覆盆子15g	党参15g
丹参15g	荷叶30g	泽泻30g	

12剂，二次／日

十诊：2019年1月2日

方药：

丹参18g	鬼箭羽18g	鸡血藤30g	丹皮9g
北沙参18g	黄连3g	黄芩12g	葛根30g
炒白扁豆15g	仙鹤草18g	炒薏苡仁30g	凌霄花15g
生地黄12g	生地榆18g	生黄芪15g	防风6g
炒白术12g			

14剂，二次/日

十一诊：2019年1月16日

LMP：1月12日。

方一

女贞子12g	墨旱莲15g	制何首乌15g	生侧柏叶15g
熟地黄15g	生黄芪18g	防风9g	炒白术15g
紫草12g	凌霄花12g	茜草12g	生地榆15g
仙鹤草24g	生地黄9g	菟丝子15g	紫河车粉6g
炒槐花9g	金钱草15g	桑叶9g	

20剂，二次/日

方二（经前、经中）

三棱9g	莪术6g	鬼箭羽30g	鸡血藤30g
丹参18g	丹皮9g	北沙参15g	黄连3g
黄芩9g	葛根30g	茵陈9g	炒薏苡仁45g
炒白扁豆18g	凌霄花15g	生黄芪18g	防风9g
炒白术15g	茜草24g	射干9g	鳖甲15g
土鳖虫9g	续断15g	桑寄生30g	

7剂，二次/日

十二诊：2019年2月20日

LMP：2月14日，月经第4天查性激素六项正常，月经量少，痛经一天。B超提示内膜薄卵泡小。脉软融，无中线，有不规则细条点，为涩脉，结石？按下细条不规则，为高凝状态。

方药：

制何首乌15g	当归12g	生侧柏叶15g	防风6g
菟丝子30g	紫河车粉6g	桑叶12g	白蒺藜12g
凌霄花12g	熟地黄15g	生地黄15g	炒山药24g
炒白芍12g	炒白术12g	鬼箭羽30g	鸡血藤30g
炒白扁豆18g	丹参18g	葛根30g	黄连3g
黄芩9g			

14剂，二次/日

十三诊：2019年3月6日

LMP：2月14日，D15内膜0.7cm，卵泡2.3cm×1.5cm。预计3月13日行经。脉软燥结。

方药：

方一

吴茱萸3g	玫瑰花6g	制何首乌15g	当归15g
旋覆花9g	生地榆15g	黄连3g	党参15g
炒白蒺藜15g	菊花12g	防风6g	生侧柏叶15g
炒山药30g	鸡血藤30g	鬼箭羽30g	炒白扁豆18g
凌霄花15g	炒白术15g	紫河车粉6g	生黄芪15g
川芎6g			

9剂，二次/日

方二（经期）

三棱9g	莪术6g	凌霄花15g	鬼箭羽30g
鸡血藤30g	川牛膝18g	茜草30g	吴茱萸3g
丹参30g			

4剂，二次/日

十四诊： 2019年3月20日

LMP：3月16日，4天干净。经量略增，未痛经，过敏未做，反酸作呕消失，大便成形。头发脱落明显减少。脉软肉结，按下乏力，左尺软，略乏，有软条。

辅助检查： 血小板聚集率（pAgT）：77.9%。

方药：

制何首乌15g	生地黄15g	当归12g	炒白芍12g
女贞子12g	鬼箭羽30g	鸡血藤30g	莪术6g
凌霄花15g	生白术15g	炒白扁豆15g	紫河车粉6g
炒白蒺藜15g	菊花9g	防风6g	熟地黄15g
生侧柏叶15g	生山药30g		

13剂，二次/日

十五诊： 2019年4月3日

LMP：3月16日，四天干净。乳房胀痛，内膜薄。脉光秃软，肉皮结，卫虚怕冷。卵泡2.3cm×1.7cm，连续多个月左侧排卵。

方药：

防风6g	生白术18g	川芎9g	当归9g
党参18g	莪术15g	菟丝子30g	巴戟天30g
鸡血藤30g	黄芪24g	附子6g	

13剂，二次/日

十六诊： 2019年4月17日

近期无过敏，胃正常，无腹泻。LMP：4月15日。脉软融略乏，内膜欠佳。

方药：

菟丝子30g	续断30g	紫石英18g	女贞子15g
墨旱莲15g	制何首乌15g	熟地黄12g	生山药30g
党参15g	紫河车粉6g	鸡血藤45g	覆盆子15g

15剂，二次/日

十七诊： 2019年4月29日

方药：

菟丝子15g	覆盆子12g	川断15g	生阿胶9g
紫河车12g	山药15g	熟地黄9g	山茱萸9g
红芪20g	防风6g	生白术9g	太子参18g
红花6g			

10剂，二次/日

十八诊： 2019年5月15日

LMP：5月12日，月经量少，出血两天。二型督脉无中线、光秃中位，边界软乏或为白细胞低？卫虚风寒化热，风湿热。曾使用地屈孕酮（芬吗通）、补佳乐，均不能生长内膜。

方药：

方一（先）

丹参30g	瞿麦15g	红花6g	凌霄花12g
荆芥6g	鸡血藤60g	炒王不留行9g	

2剂，二次／日

方二

紫河车粉6g	熟地黄9g	菟丝子60g	红芪15g
防风6g	生麦芽60g	鸡血藤90g	黄精15g
徐长卿30g	郁金12g	丹参30g	党参18g
香附6g	鬼箭羽30g	土鳖虫12g	全蝎6g
水蛭6g	生白术9g	生山药30g	

12剂，二次／日

十九诊：2019年5月29日

LMP：5月12日，第10天内膜0.5cm，左侧卵泡1.4cm×1.1cm，过敏症状基本未发作，胃症状基本未发作。脉光秃软融，右豆软，边界软少力，WBC下降？督脉周围软，滑利无中线，ER受体敏感？结石？营分软肉节，息肉或囊肿？

辅助检查：2019年5月7日诊为免疫凝血性不良妊娠。

方药：

黄芪24g	党参18g	菟丝子18g	补骨脂12g
肉苁蓉15g	巴戟天15g	紫河车6g	熟地12g
生白术15g	山药30g		

13剂，二次／日

【专家按语】本案经保胎6个月后生一女。难点在于病人因为高敏体质不能接受中药治疗，故而首在调节过敏状态。其次，调节卵巢功能并促进卵泡生长，结合治疗潜在免疫异常，以求怀孕并保障胎儿正常发育。

全景脉学分析认为，病人以阴精亏损为主，兼有阳精不足，血虚血瘀，络脉阻滞，营分燥结，气虚痰阻，卫分风寒风热并存。通过脉象知道病人有潜在的免疫异常，可能是由于潜在的免疫因素导致胎停育，这与其频发荨麻疹过敏状态属于一体两面。其后化验证明为免疫凝血不良妊娠。

附案　流产保胎医案数则

柴某，女，33岁。免疫胎停继发早衰不孕案

初诊：2018年12月1日

胎停育。卵巢功能下降，最低半年调整卵巢功能，然后试孕兼顾其他。鼻咽支（鼻炎，打喷嚏，鼻堵）？肝胆胃？卵乳宫？脉粗糙。阳跷脉细条粗糙，任脉凸不规则饱满，双尺凹陷。近日感冒鼻塞严重。LMP：10月27日。月经周期33~37天，8月2日行经一次（男方性功能障碍？）。9月15日孕酮正常，hCG 3000U/L；9月16日、17日连续加两天班。9月28日出血，为停经第46天，孕酮较低，hCG 5000U/L；29日行人流术，清宫，未见明显炎症，无不适症状。精亏，血虚，营燥结，津液亏，气亢气虚，卫虚风寒化热，不怕冷，大便正常成形。

方药：

红芪6g	防风6g	荆芥10g	辛夷10g
苍耳子6g	路路通16g	丹参15g	桔梗6g
甘草6g	川芎6g		

6剂

二诊：2018年12月8日

咽喉干燥。任脉不规则，略枯燥。LMP：12月7日。经量正常，无痛经，阳跷脉细条，略密集，略枯燥。

方药：

鸡血藤30g	三棱9g	莪术6g	丹参30g
当归15g	酒川芎6g	牡丹皮6g	黄芪15g
瞿麦15g	泽兰12g	泽泻12g	

3剂

三诊：2018年12月15日

持续呛咳1周，基础雌二醇偏低，AMH 3.5ng/ml，LMP：12月7日，合格量3天。

方药：

菟丝子15g	红芪6g	防风6g	生白术10g
蝉蜕6g	僵蚕6g	丹参15g	地黄15g
当归15g	红景天6g		

13剂

四诊：2018年12月19日

仍咳嗽不减，干咳无痰，一天1～2次，阵发性，喷嚏好转，入睡快，略浅，12月16日月经第10天：内膜0.5cm，卵泡1.0cm×0.7cm；12月19日月经第13天：内膜0.6cm，左侧卵泡0.6cm×0.6cm，右侧卵泡0.9cm×0.9cm，12月22日月经第16天：内膜0.7cm，卵泡0.11cm×0.7cm。LUFS？冲脉小凹陷，任冲扁条韧，按下细条韧实略饱满，略及指，血虚水饮，握拳细条仍有力。上次怀孕卵泡为左侧23mm×16mm，右侧27mm×20mm。此前1年未孕，丈夫射精障碍？

方药：

菟丝子15g	红芪6g	防风6g	生白术10g
蝉蜕6g	僵蚕6g	丹参15g	地黄15g
当归15g	红景天6g	徐长卿15g	法半夏10g
紫苏梗10g			

6剂

五诊：2019年1月5日

右侧头痛昏3天，睡时甚，中午睡觉后头重。任脉圆盘略光滑，冲脉小凹陷，按下细条韧及指，较充实。咳嗽已经消失。脉略数。舌红。月经未行。

方药：

凌霄花10g	泽兰15g	泽泻15g	瞿麦15g
川牛膝15g	鸡血藤30g	红景天12g	川芎10g
益母草15g	当归15g	车前子10g	

6剂

六诊：2019年1月12日

头昏，月经未行。阳跷脉，细条略僵硬，略及指，震动较明显，有颗粒为涩脉，周围无力，任冲脉融合粗凸略无力。昨晚1点睡5点起，大便略干。

方药：

瓜蒌皮15g	太子参30g	苦杏仁10g	凌霄花16g
红景天6g	瞿麦15g	川牛膝15g	地黄12g
地黄15g			

5剂

七诊： 2019年1月19日

LMP：1月15日，量少。阳跷脉长条，震动，略不规则。舌疏略红。

方药：

地黄15g	熟地黄15g	菟丝子15g	当归12g
紫河车10g	黄精16g	白术10g	红芪6g
防风6g			

6剂

八诊： 2019年1月26日

最近不喜油腻，喜清淡。阳跷脉，略及指，震动有力，任脉小凸起，小督脉，略无力，周围略光滑，软无力。

方药：

巴戟天15g	菟丝子15g	覆盆子15g	红景天6g
红芪6g	防风6g	白术10g	地黄12g
熟地黄12g	山茱萸15g	辛夷6g	路路通6g

20剂

九诊： 2019年2月23日

停药3天，咽喉不适一周，痰难以咳出。周围光滑，脉管细条。月经未行，按下脉管细条不规则。1月23日（第9天），内膜0.43cm，1月29日（第15天），内膜0.5cm。

方药：

巴戟天15g	菟丝子15g	覆盆子15g	射干10g
红景天6g	红芪6g	防风6g	白术10g
山茱萸15g	辛夷6g	路路通6g	桔梗10g
三棱10g	莪术10g		

6剂

人胎盘片1盒。

十诊： 2019年3月1日

LMP：2月25日。双尺软凹陷。光滑略无力，按下细条略无力，周围略松，软有震动感，为气滞水饮。大便晨起一次，喉咙正常。

方药：

熟地黄12g	地黄12g	菟丝子30g	红芪6g
防风6g	白术10g	山茱萸15g	紫石英10g
山药15g	红景天6g		

14剂

十一诊： 2019年3月16日

阳跷脉长条震动较有力，不规则，为涩脉。3月10日查内膜0.56cm，右侧卵泡1.5cm×1.1cm，左侧卵泡1.0cm×1.3cm。3月13日（第17天）内膜0.7cm，右侧卵泡1.4cm×1.2cm。大便近日略稀。

方药：

党参15g	红芪6g	防风6g	白术15g
当归12g	熟地黄12g	巴戟天15g	菟丝子15g
续断15g			

6剂

十二诊：2019年3月30日

LMP：3月30日，今晨行经。细条颗粒不规则。今天量不多，预计明天量多。大便一天一次成形。血瘀血虚，气略虚。

方药：

当归15g	酒川芎6g	川牛膝12g	鸡血藤30g
益母草15g	太子参30g	黄芪18g	泽泻9g

2剂，先服

方药：

熟地黄12g	山药15g	山茱萸15g	菟丝子30g
紫河车15g	覆盆子30g	红芪6g	

4剂

十三诊：2019年4月6日

右尺软凹陷，阳跷脉，略枯燥不规则，按下震动较明显。

方药：

紫河车15g	红芪12g	紫石英30g	防风6g
鹿角胶15g	白术10g	熟地黄12g	菟丝子30g

6剂

十四诊：2019年4月13日

周围疏松软略无力，双尺浅凹陷略无力，阳跷脉颗粒不规则。4月8日（第10天）测内膜0.3cm，4月11日（第13天）内膜0.45cm，右侧卵泡1.2cm×1.1cm。按下细条枯燥不规则，有震动感。舌软有前苔。

方药：

紫河车15g	红芪12g	红花6g	防风6g
鹿角胶15g	白术10g	熟地黄12g	菟丝子30g
紫石英30g	巴戟天15g	三棱6g	

7剂

十五诊：2019年4月20日

4月14日（第16天）内膜8cm，左侧卵泡1.4cm×1.3cm；4月16日（第18天）查内膜0.9cm，b级，左侧卵泡2.0cm×1.4cm，较扁。阳跷脉，不规则细条少许震动，双尺软凹陷，尺鱼少许颗粒，按下细条略无力。

方药：

紫河车15g	红芪12g	防风6g	白术10g
熟地黄12g	菟丝子30g	紫石英30g	巴戟天15g
三棱6g	鸡血藤30g	党参15g	

7剂

十六诊：2019年4月27日

阳跷脉少许震动，细条无力，双尺略凹陷。LMP：3月30日。任冲软条不规则，按下无力。

方药：

紫河车15g	红芪12g	防风6g	白术10g
紫石英30g	巴戟天15g	三棱6g	鸡血藤30g
党参15g			

5剂

十七诊：2019年5月4日

准期，LMP：4月30日，今将净，量正常，2～3天。双尺浅凹陷。大便一天一次成形。

方药：

紫河车15g	红芪12g	防风12g	白术10g
紫石英30g	巴戟天15g	三棱6g	鸡血藤30g
党参15g	菟丝子30g		

7剂

十八诊：2019年5月11日

双尺浅凹陷略无力，阳跷脉光滑疏松细条，少许震动，任脉小颗粒。精神体力可。5月11日（第12天）内膜0.4cm，右侧卵泡1.0cm×1.9cm。

方药：

紫河车15g	红芪12g	防风6g	白术10g
巴戟天15g	三棱6g	鸡血藤30g	党参15g
菟丝子60g	紫石英60g		

5剂

十九诊：2019年5月18日

面部似乎有长疱。阳跷脉震动，周围疏松无力，双尺凹陷，任脉较疏松，按下细条震动无力。5月18日（第19天）内膜0.74cm，卵泡1.41cm×1.3cm，大便一次，成形，量少。

方药：

紫河车15g	红芪12g	防风6g	白术10g
巴戟天15g	三棱6g	鸡血藤30g	党参15g
菟丝子60g	紫石英60g		

5剂

二十诊：2019年5月25日

双尺凹陷，松软无力，阳跷脉细条无中线略融合，按下震动有力。

方药：

紫河车15g	红芪12g	防风6g	白术10g
巴戟天15g	三棱6g	鸡血藤30g	党参15g
川牛膝10g	益母草10g	泽兰10g	泽泻10g
路路通12g	皂角刺12g	当归15g	川芎6g

6剂

二十一诊：2019年6月3日

双尺浅凹陷，粗条融合，按下细条震动，寸关按下细条震动。舌红小乳突。大便量少，睡眠浅，容易醒。

方药：

| 菟丝子15g | 续断15g | 紫苏梗6g | 红芪18g |
| 防风6g | 生白术15g | | |

5剂

二十二诊：2019年6月8日

阳跷脉细条不规则，为涩脉，少许震动，双寸浅凹无力。舌暗红。大便日1次。

方药：

| 菟丝子30g | 续断15g | 紫苏梗9g | 红芪18g |
| 防风6g | 生白术15g | | |

5剂

黄体酮胶囊×1盒

二十三诊：2019年6月15日

全身乏力，上次查孕酮较低，舌软，暗红。

方药：

| 菟丝子30g | 续断15g | 紫苏梗9g | 红芪18g |
| 防风6g | 生白术15g | 黄芪15g | 紫河车10g |

5剂

二十四诊：2019年6月22日

复查孕酮仍较低。舌胖红有前凹。大便略干。

方药：

菟丝子30g	续断15g	紫苏梗9g	红芪18g
防风6g	生白术30g	北沙参15g	

5剂

黄体酮胶囊2盒

二十五诊：2019年6月29日

阳跷脉，略密集滑泡过指，周围融合略无力，任脉壳状，右尺凹陷，任冲粗条，按下细条略不及指。今晨少许褐色分泌物，右侧厥阴脉，左侧不明显近2个月。舌暗红，面色较淡。

方药：

菟丝子30g	红芪18g	生白术30g	北沙参15g
党参30g	黄精10g		

5剂

二十六诊：2019年7月6日

多食易饥。脉有泡动，阳跷脉，45型，按下细条少力，任脉小豆空泡。舌暗红。

方药：

菟丝子30g	红芪18g	生白术30g	北沙参15g
党参30g	黄精30g	黄芩10g	

5剂

二十七诊：2019年7月15日

右颧骨红肿包块一枚。舌中间粗凹。

方药：

菟丝子30g	红芪18g	生白术30g	北沙参15g
黄精30g	黄芩10g	续断15g	红参片6g

5剂

二十八诊：2019年7月20日

舌中间略凹陷。大便日一次，纳一般。

方药：

菟丝子30g	红芪18g	生白术30g	北沙参15g
黄精30g	黄芩10g	续断15g	红参片6g
太子参15g			

5剂

二十九诊：2019年7月27日

脉略宽略疏松，按下有震动感，周围疏松无力，双尺浅凹陷。精神体力尚可，较之前好转，大便一次成形。

方药：

红芪18g	黄芪15g	黄精16g	党参15g
太子参15g	菟丝子15g		

5剂

【专家按语】此为卵巢功能下降、内膜薄、月经不调及胎停育案，初诊评脉确定其怀孕概率较低，预计需治疗半年以上才能考虑怀孕，且相对容易保胎成功。果然于第六月怀孕并进入保胎。经过保胎后得以生产。

孕前以益精破血法，改善妊娠环境，瘦小之躯仍以三棱、莪术等破血散结，叠加鸡血藤、红花、路路通、皂角刺、泽兰、益母草等活血通络。以阳精气叠加法为主，党参、白术、巴戟天为基础，叠加菟丝子、覆盆子、紫河车、紫石英，有陈士铎火龙法之意。辅以熟地、枣皮、当归、白芍等阴精气叠加法。另以玉屏风与活血法调节免疫，强化天然免疫、抑制体液免疫的思路，针对其胎停育病理。

王某（江夏），女，30岁。多囊免疫胎停不孕案

初诊： 2020年7月5日

多囊，宫腔粘连，FSH 3.9U/L，生化流产两次，胎停一次，Ⅰ型单纯疱疹IgG 84.25g/L。LMP：7月6日（7～9日）。周期27天左右，上个月月经量很少，舌软淡，少许泡沫苔，脉光滑细腻扁豆，按下中线不明显，颗粒略密集，双尺浅凹陷，按下细条震动。乳下胀痛，自经后一周开始疼痛，自行经后停止已经三四个月。2019年10月最后一次生化流产后，血虚水饮，白带略有黄色，腹部非常怕冷，经期有腹泻，偶尔便秘。

方药：

当归15g	川芎6g	泽泻30g	鬼箭羽15g
鸡血藤30g	红芪15g	防风6g（后下）	生白术30g
路路通12g	夏枯草12g（后下）	红花9g	枣仁15g（打碎）

7剂

二诊： 2020年7月9日

LMP：6月8日，已孕，舌软苔薄，连续大便不成形，睡眠较差，脉光滑细腻，细条震动，按下中线不明显，尿意频繁。

方药:

红芪15g	防风6g	白术30g	菟丝子15g
续断15g	乌药9g	覆盆子15g(打碎)	党参15g

6剂

三诊: 2020年7月15日

湖北省人民医院,D-二聚体0.66μg/L,孕酮11.28nmol/L,hCG 6861U/L,舌淡苔白腻,脉光秃细条颗粒震动,白带褐色3天,二五型小豆,寸尺凹陷按下细条无力。

方药:

菟丝子30g	续断30g	鸡血藤60g	鬼箭羽30g
山药60g	茯神60g	红芪12g	防风6g

5剂

紫河车粉5g×5剂。

四诊: 2020年7月19日

湖北省人民医院查雌二醇276pmol/L,孕酮28nmol/L,hCG 24 000U/L,D-二聚体0.58μg/L,7月18日B超提示孕囊1.25cm×0.67cm×1.19cm,内可见卵黄囊,未见心管搏动。

五诊: 2020年7月26日

7月25日宫内早孕,胚胎存活,宫腔内低回声带,子宫肌瘤,左侧附件区无回声区,D-二聚体0.71μg/L,纤维蛋白3.95g/L,A型血,RhD阳性,不规则抗体筛选阴性,绒毛膜促性激素123 255U/L,孕酮25.25ng/ml,雌二醇925.19pmol/

L。前几天有便秘，最近大便不成形，口中无味，口腔略溃疡，血虚血瘀水饮，脉光秃小豆，颗粒略密集，但不饱满。

方药：

红芪15g	黄芪15g	鸡血藤60g	鬼箭羽15g
茯神30g	党参15g	白术15g	桔梗9g
枳壳9g	菟丝子30g	杜仲12g	续断30g
生蒲黄15g			

包煎

六诊：2020年8月2日

7月29日宫内早孕，胚胎存活，子宫肌瘤（肌壁间）。hCG 20万U/L。D-二聚体升高（0.94μg/L），舌有三凹，软白苔满布，脉光滑细腻无力，大便3～4次，不成形，口中无味，偶有手麻。

方药：

红芪15g	红景天12g	菟丝子15g	射干9g
枇杷叶10g	竹茹15g	苏梗9g	五味子15g（打碎）
山药30g	党参15g	茯神15g	

5剂

七诊：2020年8月8日

进入第8周，舌暗红有突起，小颗粒略钝，不规则瘀血，大便两天一次，不成形，夜间睡眠略烦躁，白带褐色。

方药:

菟丝子30g	续断30g	鸡血藤60g	鬼箭羽30g
山药60g	茯神60g	红芪12g	防风6g
红景天12g	白术30g		

6剂

八诊: 2020年8月16日

8月15日宫内早孕,胚胎存活,孕囊内高回声区,左侧输卵管系膜囊肿,9周$^{+4}$,查D-二聚体0.33μg/L,已正常,舌暗软白苔略多,脉光秃扁豆,按下略宽,瘀血有所减轻,本周大便不成形。

方药:

红芪15g	红景天12g	菟丝子15g	枇杷叶10g
竹茹15g	紫苏梗9g	醋五味子15g	山药30g
党参片15g	茯神15g	炒白术30g	

5付

九诊: 2020年8月23日

8月16日查孕酮38.08nmol/L,正在服用黄体酮,雌二醇2521.52pmol/L,hCG大于200 000U/L,D-二聚体0.33μg/L,正在打肝素,舌略暗有软泡沫,脉光秃细腻细条,但较之前略微增宽,按下软细条。反胃恶心症状不明显,大便一周二次,一次成形,另外一次不成形。久候软细条,有少许泡感震动,内容物偏稀。精神尚可,左肩背前几天有疼痛。

方药: 前方去枇杷、竹茹、紫苏梗、山药。5剂。

十诊: 2020年8月30日

本周三内裤少许出血，白带黄色，舌暗软泡沫，双寸浅凹陷，按下软凸略乏，久候脉略饱满，有过指感。7天有5天大便，大便不成形。基本未吐，换方子那一天有呕吐，服药后打嗝。

方药：

山药30g	炒白扁豆30g	醋五味子16g	菟丝子15g
覆盆子15g	红芪15g	红景天12g	

4剂

十一诊： 2020年9月6日

9月7日到13周，D-二聚体0.51μg/L，已经正常，纤维蛋白原升高4.32g/L，三体综合征评估正常，最近有褐色白带伴瘙痒感，舌略暗软白苔，脉光滑细腻，小颗粒略密集，双尺浅凹陷，光滑细腻均匀，久候较饱满，7天有5次大便，4天成形，一天不成形。

十二诊： 2020年9月13日

手心脚心有汗，舌略暗有水汽，苔白腻，脉软凸略不规则，大便一直不成形。

方药：

红景天12g	鸡血藤30g	炮姜6g	党参片30g
炙甘草6g	炒白扁豆30g		

3剂

【专家按语】此为PCOS不孕胎停育3次后保胎成功案例。其D-二聚体0.66μg/L（0～0.55μg/L），孕酮仅11nmol/L左右，hCG翻倍欠佳，最高时D-二聚体0.94μg/L。以玉屏风散固摄阳维脉、带脉阳气，鸡血藤、鬼箭羽、生蒲黄活血通络，调节免疫，降低D-二聚体值，改善高凝的妊娠状态，提高胎儿血供。结合寿胎丸法等传统保胎法，用菟丝子等益精通络，叠加覆盆子、五味子、山药、白术、扁豆、黄芪等，自冲脉、带脉而阳维脉固摄精气，保胎成功。益精固精，活血通络，正是先天精络论的实际运用。

舒某，女，32岁。多囊胎停3次案

初诊：2020年11年29日

内膜1.0cm，未见卵泡，左侧卵巢3.0cm×1.5cm。多次胎停育，与卵巢有关。LMP：11月9日，胎停育3次，分别为2018年6月，2019年2月，2020年1月。11月11日查内膜0.44cm，右侧卵泡0.9cm×0.7cm，多囊状态，宫腔粘连？子宫肌瘤？舌薄娇嫩，淡红，小方形；三二型女脉光滑光秃，略有干燥感，小颗粒密集，卵降45级？肝支胆胃食？精亏血瘀痰饮结，怕冷较明显，乳甲宫？大便2天1次，面部有时发烫，但手脚冰凉。

方药：

红芪15g	防风6g	生白术15g	鸡血藤30g
鬼箭羽30g	北沙参30g	泽泻30g	夏枯草10g

12剂

二诊：2020年12月17日

因故停宫内早早孕，宫腔可见1.4cm×1.1cm孕囊回声，舌淡，根部苔软白，脉光滑光秃，小块状小豆，ER敏感？按下颗粒密集，瘀血重，双尺枯燥长条，按下颗粒密集。

方药：

红芪15g	防风6g	生白术15g	北沙参30g
菟丝子15g	续断15g	桑寄生15g	太子参30g

10剂

颗粒：

防风6g	生白术15g	北沙参30g	盐菟丝子15g
续断15g	桑寄生15g	太子参30g	

1剂

三诊： 2020年12月21日

孕酮16.17nmol/L，雌二醇565pmol/L，hCG 45 000U/L，舌暗艳，白燥苔，脉颗粒密集震动，双尺松软少力。

方药：

苎麻根30g	菟丝子30g	红芪10g	防风6g
乌梅10g	山茱萸15g	阿胶珠10g	

4剂

四诊： 2020年12月28日

3天前孕酮15.16nmol/L，hCG突然下降，舌淡红。继续服药后，目前查孕酮＞40nmol/L，hCG＞7万U/L，脉粗大督脉，按下空或少许滑泡感。

方药：

菟丝子30g	红芪10g	防风6g	乌梅10g
山茱萸15g	阿胶珠10g	鸡血藤30g	

7剂

五诊： 2021年1月18日

孕10周，舌淡，右歪颤抖明显，脉光滑细腻小豆，冲脉略浅凹陷，按下阳跷脉督脉，颗粒震动，脉周围光滑细腻，大便略便秘。

方药：

红芪10g	乌梅10g	山茱萸15g	阿胶珠10g
黄精30g			

4剂

六诊： 2021年2月1日

大便略便秘，周四做NT，纳呆，酸辣不喜，舌胖大，根部白燥苔，脉光滑小豆小督脉，按下震动明显较之前有力，双尺软条，按下右手较完整，右手厥阴脉。

方药：

红芪10g	乌梅10g	山茱萸15g	阿胶珠10g
黄精30g	石斛15g	麦冬10g	

10剂

七诊： 2021年3月6日

孕17周，舌软白厚，二五型光滑小豆枯燥，周围软满，按下颗粒饱满。

【专家按语】此为多囊胎停育3次保胎案，与王维案可互看，初始保胎方法相类似，以玉屏风合活血通络固摄冲带法保胎，之后病情骤变，hCG下降显著，以至弃胎边缘，改以阴精气固摄叠加法合止血法，保胎成功，而王维案为阳精气固摄叠加法保胎成功。

邹某某，女，31岁。免疫胎停继发不孕案

初诊：2019年1月7日

鼻咽支肺，卵乳宫甲？阳跷脉五型，光滑小豆略凸起，任脉小豆光滑细腻，小2型凸起。12月22日因胎停育而行流产手术，平时月经周期25～28天。人工授精（查双方都没有问题）。2016年10月怀孕后生化流产，12月份又一次生化流产；2018年4月在中南医院检测卵泡，7月份、8月份各一次人工授精；11月9日人工授精，14天怀孕成功；11月24日在武大中南医院查hCG 431.63U/L，11月26日hCG 1295.71U/L，孕酮大于42.60nmol/L，雌二醇1020pmol/L；12月9日宫内早孕，超声孕周相当于5周$^{+6}$，右侧附件区囊肿，子宫肌层低回声光团；12月16日宫内早孕，一直较怕冷，大便可。

方药：缺如。

二诊：2019年1月17日

手凉脚凉，自觉服药后无明显改变，舌胖大，月经未行，右侧舌下静脉曲张，大便1天1次不干，1月16日查内膜中段不规则。

方药：缺如。

三诊：2019年1月27日

LMP：1月17日至1月23日，一般提前5天。预计2月12日行经，量较大。1月26日查内膜0.6cm，左侧卵巢囊肿。周围光滑细腻瘦薄，任脉略粗凸起，略震动，按下细条较有力，寸脉凹陷，阳跷脉六型光滑细腻略震动，双尺略凹陷。

服药后饭量减少，有呕吐感，晚上易醒，出汗较严重，怕冷好转。

方药： 缺如。

2019年2月17日

LMP：2月16日，药后胃尚可，出汗好转，怕冷，任脉短条略软无中线，七型。阴跷脉六型略无力有震动。预计3月11日行经，17日才有时间复诊。

方药： 缺如。

四诊： 2019年3月24日

胃尚可，出汗正常，精神体力尚可。阴跷脉细条少许震动，3月14日至3月20日行经，任脉小颗粒，周围瘦乏无力，略有张力。服药后略拉肚子，一日3次。

方药： 缺如。

五诊： 2019年4月7日

阳跷脉光滑长条，任脉小豆略凸起，药后仍有少许腹泻，按下细条有震动，苔白浊略厚根齿痕，舌胖。

方药： 缺如。

六诊： 2010年4月14日

任脉小凸起光滑二型，周围松软无力，按下细条震动，阳跷脉长条光滑细腻融合无中线，双尺凹陷略无力，按下有震动感。LMP：4月10日。行经7～8天，有5天量合格。

方药： 缺如。

七诊： 2019年5月12日

精神体力略差，上班精神差，LMP：5月9日，量合格3天。脉光滑细腻细条六型，脉震动明显。

方药： 缺如。

八诊： 2019年5月23日

5月23日内膜0.7cm，左侧卵巢3.6cm×2.4cm，右侧卵巢3.7cm×2.5cm，右侧卵泡0.9cm×1.0cm，左侧卵泡1.8cm×1.9cm，子宫及附件未见明显异常，脉软细条长条震动，周围略无力，精神体力尚可。

方药： 缺如。

九诊： 2019年5月26日

六型阴跷脉长条光秃，无中线略融合，略及指，有震动感，任脉小凸七型脉，略无力，大便一次成形，舌胖淡红略暗。

方药： 缺如。

十诊： 2019年6月9日

阴跷脉长条光滑细腻，任脉从小凸起较饱满。LMP：6月7日。大便一次，成形。双尺浅凹陷按下有张力。

方药： 缺如。

十一诊： 2019年6月23日

已安排同房，6月20日（第14天）内膜0.68cm，右侧卵泡2.0cm×1.7cm，任脉光滑细腻小凸起，中线略弱，周围光滑细腻略瘦乏，阳跷脉粗条四型，光滑细腻略融合2线征，张力明显略弱。

方药： 缺如。

十二诊： 2019年6月30日

脉光滑细腻细条七型，张力略低，双尺凹陷，舌尖边略红。

方药：缺如。

十三诊：2019年7月7日

LMP：7月4日。豆状二六型周围瘦乏凹陷，略韧，阴跷脉细条有3线征，四型，略及指，饱满，双尺凹陷按下有张力略乏。

方药：缺如。

十四诊：2019年7月14日

脉光滑细腻细条，中线略减，任脉小豆，任冲脉扭曲细条，寸脉浅凹陷六七型，阴跷脉张力明显，双尺浅凹陷周围瘦乏张力。大便一次，成形。7月13日（第11天）内膜0.68cm，右侧卵泡1.3cm×1.2cm，左侧卵泡1.7cm×1.4cm。

方药：缺如。

十五诊：2019年7月21日

双尺凹陷任脉小豆，7月16日（第13天）左侧卵泡1.8cm×2.4cm。当天同房，内膜0.68cm。阳跷脉四型光滑细腻扁，舌胖有前凹，营分预热，腰酸。大便一次，成形。

方药：缺如。

十六诊：2019年8月4日

LMP：7月31日，量少。脉光滑细腻，关尺小扁豆。自觉痤疮较多，下巴、胸部、手臂痤疮较多。双尺浅凹陷，双侧腰酸，晨起腰痛，血虚血瘀高凝状态，卵降？右手二五型凸起小督脉，按下略软中线不明显，舌胖尖边有齿痕。

方药：缺如。

十七诊：2019年8月18日

脉光滑细腻细条，任脉小圆豆，任冲脉细条略扭曲六七型，五六型阴跷脉，光滑细腻多颗粒，按下细条颗粒。大便一次，成形。睡眠可。

方药：

菟丝子15g	红芪15g	防风6g（后下）	生白芍12g
生白术15g	当归12g	制首乌15g	枇杷叶10g
侧柏叶12g	桑白皮9g		

7剂

十八诊：2019年8月25日

阴跷脉光滑细腻细条，任脉圆盘小豆，模糊有颗粒，七八型。舌胖燥亮舌尖略暗艳，大便一次成形。

方药：缺如。

十九诊：2019年9月1日

LMP：8月28日，量极少。已停药2天，脉软细条六七型，较长，中线不明显，大便日一次，成形。

方药：

当归15g	瞿麦12g	鸡血藤30g	鬼箭羽30g
三棱9g	莪术9g	路路通12g	泽兰12g
太子参30g	黄芪15g		

二剂颗粒剂

二十诊：2019年9月8日

第12天内膜0.73cm，右侧卵泡1.5cm×1.2cm，左侧多囊。最近腹泻。脉光滑细腻细条，较无力。

二十一诊： 2019年9月15日

9月12日（第16天）内膜0.7cm，右侧卵泡2.1cm×1.8cm。上周腹泻3天。脉光滑细腻长条周围瘦乏六七型，任脉二七型小颗粒，舌胖略燥亮。

二十二诊： 2019年9月22日

自觉本周上火，脉光滑细条略僵硬，周围略瘦乏，双尺凹陷按下少许张力。右侧面部痘痘55颗，嘴唇似乎干裂。大便日一次，成形。

二十三诊： 2019年9月29日

LMP：9月25日。脉光滑细腻细条震动，舌胖苔白燥齿痕。

二十四诊： 2019年10月13日

10月12日内膜0.73cm，右侧卵泡2.4cm×1.5cm，左侧卵泡1.3cm×1.0cm；10月8日内膜0.7cm，左侧卵泡1.3cm×0.7cm，右侧卵泡1.0cm×0.8cm；10月10日内膜0.73cm，右侧卵泡1.9cm×1.5cm，左侧卵泡1.2cm×0.9cm；10月13日内膜内膜0.73cm，右侧卵泡1.0cm×0.8cm，左侧卵泡1.2cm×0.8cm。脉光滑细腻二五型凸起，脉光滑细腻；阴跷脉细条五六型，按下有张力，周围光滑细腻，按下少力有张力，舌胖尖边红。

方药：

红芪15g	防风6g	生白术15g	制何首乌15g
女贞子15g	鸡血藤30g	覆盆子15g	白芍15g
当归15g			

二十五诊： 2019年10月27日

LMP：10月26日（一般为25～28日，但是每次B超第13，14天孕卵才成熟）。脉光滑细腻凸起震动明显，二五型光滑细腻小豆，周围浅凹陷，按下细条有软泡，周围光滑细腻凹陷，双尺浅凹陷，舌尖红艳略胖。玉屏风+活血通经通管窍。

二十六诊：2019年11月3日

D9，尺鱼光秃，空壳跳动明显，周围光滑细腻细条，五六型，二五型疏松小颗粒，周围瘦乏。卵泡1.1cm×1.0cm，内膜0.63cm。

二十七诊：2019年11月7日

D13，内膜0.6cm，右侧卵泡1.6cm×1.1cm，左侧卵泡1.8cm×1.5cm，左侧卵巢多小囊状改变。未开药。

二十八诊：2019年11月10日

11月10日B超：右侧卵泡1.3cm×1.3cm，左侧卵泡2.1cm×1.8cm，内膜0.6cm，脉光秃细条不规则六七型，周围瘦乏。

二十九诊：2019年11月17日

11月10日至11月11日同房，脉软条有力，阳跷脉软条融合饱满，冲脉略凹陷明显二五型小豆凸起，周围瘦乏，按下有张力，有震动感。

方药：

南沙参30g	麦冬15g	白芍12g	红曲6g
桑寄生30g	枇杷叶10g	鸡内金15g	桑白皮12g
侧柏叶12g			

5剂

三十诊：2019年11月24日

已孕，11月24日查hCG 56.72U/L，孕酮26.8nmol/L，雌二醇380pmol/L，脉光秃不规则，按下软条有震动感，服上剂仍然上火，痤疮多发，反胃不明显，脉偏静止，周围松软略枯燥。大便日一次，成形。舌燥胖。

方药：

南沙参30g	麦冬15g	白芍12g	红曲6g
桑寄生30g	枇杷叶10g	鸡内金15g	桑白皮12g
侧柏叶12g	菟丝子30g	苎麻根30g	

5剂

三十一诊：2019年11月30日

孕酮仍较低。

方药：

石斛15g	麦冬15g	枇杷叶10g	鸡内金（生）30g
谷芽30g	乌梅10g	红芪15g	防风6g
生白术15g	人参叶6g	龙胆草15g	

5剂

三十二诊：2019年12月8日

前天晚上出血少许，曾注射hCG，脉软条较扁，任脉小豆，周围瘦乏疏松，纳少，舌淡较胖，大便仍然干。

方药：前方加苎麻根30g，桑寄生30g，菟丝子15g。

三十三诊：2019年12月15日

12月7日开始出血，断续出血，脉光秃细条，周围光滑细腻少力，孕酮

16.9nmol/L，纳呆，完全无食欲，呕吐明显，舌胖苔白齿痕。

三十四诊：2019年12月26日

8周余，脉软条按下略疏松，周围光滑细腻，按下细条无力，呕吐明显，怕冷不明显，舌胖。

方药：

枇杷叶10g	竹茹15g	黄连6g	苏梗9g
麦冬18g	知母15g	北沙参15g	菟丝子12g
苎麻根15g	红芪10g	防风6g（后下）	谷芽30g
麦芽30g	五味子6g（打碎）		

5剂

三十五诊：2020年1月5日

孕吐明显，食后半小时即吐，夜间明显，10周$^{+2}$，孕酮39nmol/L。大便两天一次。

方剂：上方竹茹加至60g，黄连加至10g，紫苏梗加至15g，麦冬加至60g。

【专家按语】此为多囊、胎停、不孕案，人工授精后三次均生化流产，后胎停1次。于我处治疗，孕后又以凉润保胎法成功，尤其后期呕吐明显，予大剂竹茹止吐。素体精亏，津液燥结，依靠人工授精怀孕，又多次流产，精亏更甚，燥结化热，受药困难，所以本案用药法一再突出益精润燥，药味平和，剂量偏小，调节五体之皮体为主，待络脉中燥结松、和，再以凉血通络。王道无近功，与一般速孕用法迥异。

医案 5

懈㑊惵卑验案

曹某，女，38岁。

初诊： 2018年3月21日

病人自述因失眠就诊精神科，服抗抑郁药米氮平两年余，现已停药两年余。现见头晕头痛，心慌气短，时有恐惧感，乏力，休息后无好转，上眼皮无力上抬。自觉左膝、右肘鹰嘴窝、右臀会吸凉气。夏天空调环境觉胃部会吸凉气而胃痛，食冷则胃不痛。近5～6年间月经量少，色浅，月经第一天痛经。面色灰白，双眼无神，看诊过程中几欲闭眼低头俯案，皮肤干燥。声音略沙哑，怯弱。右手关脉有较大的结节，接近肉象。结节中间隆起，边缘锐利且与周围组织有高度差。左手关脉亦有结节。

治法： 益精冲阳解郁，滋阴强筋。

方药：

生黄芪18g	党参15g	黄连3g	葛根30g
益智仁6g（打碎）	川芎6g	淫羊藿15g	仙茅9g
仙鹤草30g	炙麻黄3g	黑顺片（先煎）6g	细辛3g
当归12g	防风9g	杜仲12g	炒白术12g
生鸡内金18g	酒山茱萸12g	紫河车粉（吞粉）6g	

7剂，二次/日

全景学徒： 本患者西医明确考虑抑郁症，从本门全景中医角度，如何来看待此病呢？

【专家按语】此病人诊为懈㑊合慄卑，其精虚冲脉弱，精营气卫四分阳气亏损，窍络不开，奇恒之府脑窍不明，胆气不用，五脏神志失常，故可见恐惧心慌；魂魄意志不利，则可见气短乏力、筋肉难用。

病人表现当为懈㑊，当以温补阳精气，自督脉冲阳阳跷脉而阳维脉，强壮精神。

二诊：2018年3月21日

病人自述头晕、心慌气短及乏力缓解，头疼及上眼皮无力上抬症状消失，精神状态大为好转，但体力欠佳（中午做一顿炒饭后即感疲劳），腰部似有隐痛。LMP：3月10日，色淡，量少（月经前两天不超过两片卫生巾，后期只用护垫即可），行经3～4天半，情绪波动后经量明显减少。劳累则经期错后半个月。精神尚可，表情平和。脉边界缓和，双内凸，右关尺处小肉结，而边界之消失。按下转条。

治法：补冲伸跷宣维窍，兼顾气分三焦湿热。

方药：

黄芪24g	党参24g	当归12g	炙麻黄3g
附子12g（先煎）	细辛3g	桂枝3g	防风6g
川芎6g	葛根24g	黄连3g	仙灵脾15g
仙茅9g	仙鹤叶30g	狗脊12g	山萸肉12g
鸡内金24g	白术12g	益智仁6g（打碎）	藿香3g
石菖蒲3g	紫河车粉6g（吞）		

5剂，二次/日

前3剂每日早晚各一次，后两剂药隔日服一剂。

全景学徒：师以麻附辛、三仙合用，是为一定法？具体作用如何？

【专家按语】冲阳法补益督阳，鼓动冲阳，伸展阳跷，宣通阳维脉、关窍。宣卫之外郁，通窍孔之蒙蔽，为宣通。伸展阳跷即横行经络。

三诊：2018年4月11日

经前乳房略胀，经前下午大便略软，但过去经前多为痛泻，口中甜腻感。服上剂仍可旺盛精神，但不能持久，站立后臀部及大腿易疲劳，但休息后可迅速恢复，不上火，早上3、4点偶尔热醒，尿敏感大减，但仍有遇凉则咽喉不适（用温通法，则益智仁、乌药），如咳浓痰块，曾一度消失，此次又有少许痰，咽喉发紧。右关尺韧豆，略颤，余部软匀融，按下系条略空（今晨行经），左尺鱼尺缘细涩，关部条不匀，按下细条震动。

方一

生黄芪24g	当归9g	炒白芍9g	鸡血藤18g
川芎6g	益智仁6g	乌药6g	淫羊藿12g
仙茅6g	附子6g	细辛3g	炙麻黄1g
防风6g	桔梗6g	射干3g	生鸡内金18g
炒山药15g	葛根18g	党参15g	川牛膝9g
益母草12g	炒苍术12g	焦白术12g	

3剂，二次/日

方二

炒山药14g	茯苓12g	当归6g	淫羊藿15g
仙茅12g	仙鹤草45g	枣皮8g	续断15g
紫河车粉6g	生鸡内金18g	益智仁6g	菟丝子15g
枸杞子12g	黄连3g	黄芩6g	葛根30g
炙麻黄1g	附子6g	细辛1g	炒白芍9g

3剂，二次/日

全景学徒：尿敏感为人群常见之不适，男性似乎更多见，但女性于绝经后亦常见，且不仅敏感，又常伴遗尿、尿不禁，一般如何认识及治疗呢？

【专家按语】《尿敏感说》1.温调：对窍、膜、维、冲发水象，用乌药、智仁，或用肉桂。2.清调：阴维脉之体膜、肉发火象，用知母、黄柏，或加肉桂；虚损略重，用生地、玄参、麦冬、石斛、桑叶，火再重，用茅根、芦根。3.疏调：跷脉其体之筋、膜不伸，用白芍、柴胡，或加五味子；火重，用柴胡、丹皮、栀子、薄荷，气滞化热，用柴胡、川楝子。4.调渗：砂仁、黄柏，阴维脉之渗加甘草，及封髓丹。5.一般利淋法：滑石、甘草梢、车前草，明显尿涩，加瞿麦、扁蓄，明显堵塞，加王不留行。6.重镇法：降敛冲，固带维，在常法上叠用白芍。7.冲阳法：治督脉，冲通冲脉、跷脉、维脉。8.解毒法：用金银花、黄芩、龙胆草、忍冬藤、海金沙。9.通络法。10.化瘀法。11.散结法。12.安神解郁法，用合欢皮、百合、柏子仁。

四诊：2018年4月18日

比上周更好转，精神体力大好，情绪稳定，未见上火，左膝伤后痛，现已有力，有一点吸凉感，但已大减，右肘右臂吸凉感大好，近乎消失。LMP：4月11日，月经量少。受凉风而喉发紧减轻。大便成形，略软。右寸桡粗融静即指，桡线乏力，右关尺不规则突起，左关尺软韧短条，双尺挺起，长、融、界缓。

方药：

生黄芪24g	当归6g	党参18g	炒白术12g
炒山药24g	山茱萸15g	菟丝子15g	枸杞子15,
覆盆子12g	续断18g	仙鹤草30g	生鸡内金15g
五味子6g	黄连3g	黄芩6g	葛根30g
炙麻黄1g	附子6g	细辛1g	炒白芍9g
茯苓9g	桔梗9g	炒白扁豆12g	

5剂，二次/日

夏枯草45g	法半夏45g	益智仁6g	生薏苡仁45g
附子3g	炒苍术30g	败酱草18g	徐长卿30g
黄柏12g			

2剂，二次/日

五诊：2018年4月25日

LMP：4月11日。白天精神佳，一如常人，久行略累，略歇即缓解，仍有左膝、右臂有吸风感，饮水即尿感减轻，能吃。右关寸略凸不规则而韧，双尺略乏力，按下软凸不虚。

治法：益精冲阳，振奋精神。

方药：

黄芪24g	党参15g	白术12g	巴戟天18g
仙茅12g	仙鹤草45g	山萸肉18g	紫河车6g
鸡内金15g	益智仁6g	菟丝子15g	葛根30g
炙麻黄1.5g	鹿茸3g	肉桂12g	乌药6g

10剂，二次/日

六诊：2018年5月9日

精神面貌、体力极佳，接近常人，言语流利有力，右臂吸风感消失，左膝偶有吸风感。脉双尺略软，按下软条，双寸融韧软饱满，冲脉有力。

治法：益精冲阳，兼顾清热化湿。

方药：

生黄芪18g	党参18g	生白术12g	当归6g
巴戟天12g	淫羊藿15g	仙茅9g	仙鹤草24g
生鸡内金15g	益智仁3g	菟丝子15g	葛根18g
黄连3g	黄芩6g	乌药6g	

7剂，二次/日

七诊：2018年10月24日

方药：

生黄芪15g	桂枝6g	附子3g	白芍12g
炙甘草6g	党参15g	当归9g	防风6g
炒白术12g	黄精15g	炒山药18g	黄芩6g
补骨脂9g	丹皮9g		

7剂，二次/日

全景学徒： 师所指懈㑊、惵卑，分别所指为何？治疗上是一致的吗？

【专家按语】全景脉学体系将一般所谓抑郁症划分为出懈㑊和惵卑。惵卑指主体精神情绪抑制性表现即忧悲恐惊思及怒，属于传统中医之七情太过；懈㑊指躯体抑制性症状表现即肌肉筋骨懈怠，包括松弛或紧张无力及伴随部分痛痒不适。

懈㑊源自《内经素问·刺疟》，惵卑源自《伤寒杂病论·平脉法》："卫气弱，名曰惵；荣气弱，名曰卑；惵卑相搏，名曰损"。本案属于传统疾病中懈㑊合惵卑，为精神阳气不足，以冲阳法自精分、营分、气分、卫分而入窍，振奋精神，恐惧忧虑消失；督阳冲阳阳跷，充实振奋神魂魄意志，因而精神饱满，阳跷脉及其筋骨有力，懈㑊得以有效缓解。

医案6

懈㑊失眠验案

时某，女，25岁

初诊：2018年9月26日

病人自述睡眠欠佳，疲乏，困顿，嗜睡。汗少，月经量可。面容晦暗无神。脉周围软丰融合，扁豆无中线，双二型豆软护界线韧。1.肺心鼻？2.胃肝？3.白细胞下降？幼年扁桃体容易发炎？4.中等ER敏感。月经量可。5.宫乳甲？LMP：9月21日。6.尿酸？脑心血栓？7.右膝盖？痿证？或柔痉？冲弱督平任脉筋结。

治法： 益精冲阳，强筋壮骨。

方药：

生黄芪24g	当归12g	肉桂3g（后下）	炙麻黄3g
附子9g	细辛3g	淫羊藿15g	仙茅9g
炒鸡内金12g	仙鹤草30g	党参15g	陈皮12g
巴戟天12g	续断18g		

7剂，二次/日

全景学徒： 失眠一症，历来基本从血虚、血热、肝火、心火、心肾不交而治，少数有"胃不和则卧不安"。师何以一派温补肾阳之药？

【专家按语】 本懈㑊案在北中医国医堂就诊的患者，体力衰减明显，难以投入日常工作，伴有失眠，此为精虚冲脉弱，精营气卫四分阳气亏损，窍络不开，奇恒之府，脑窍不明，胆气不用，魂魄意志不利，则气短乏力、筋肉难用，此为懈侏，故于益精冲阳盛神基础上加入强筋健骨药味。

二诊：2018年10月10日

服上剂前三天效佳，神佳有力，上火，手指有豆，怕冷好转，睡眠大好，胃口好。服药三天之后白天或停药当天精神略差，但较未服药前明显好转。夜晚睡眠较好，十分钟入睡，睡眠深沉无梦，可从晚上十点半至次日清晨六点半。LMP：9月21日，经期白天中午思睡，不睡有乏力感。大便成形不干，苔白燥满布。脉软如泥，豆凸小韧有毛震动，有尖顶按下细条，力弱。

治法：益精冲阳，强精壮骨兼化水饮。

方药：

生黄芪24g	当归12g	肉桂3g（后下）	炙麻黄3g
附子9g	细辛3g	淫羊藿15g	仙茅9g
炒鸡内金12g	仙鹤草30g	党参15g	陈皮12g
巴戟天12g	续断18g	太子参24g	茯苓12g

7付，二次/日

全景学徒：细思安眠中成药安神补脑液，其组方用干姜、熟地、仙灵脾，从前不解其意，今日始渐懵知。服药疗效已显，师又加茯苓、太子参，有何深意？

【专家按语】气虚，舌淡水饮化燥加茯苓，太子参为肺病之大药，疑难病例，超常规剂量，往往有特效。

三诊：2018年10月24日

预计9月22日行经，至今未行，服药前两天精神大好，之后略减，但明显较治疗之前振奋，纳可。脉软略饱满，有敛角，按下条状（原来扁豆无中线）。

治法：先催月经，促月经各4剂。

方一（经期）

益母草12g	瞿麦15g	川牛膝12g	当归15g
生黄芪24g	淫羊藿15g		

4剂，二次/日

方二（经后期）

黄芪24g	当归12g	肉桂3g	仙鹤草30g
淫羊藿15g	仙茅6g	熟地12g	山茱萸12g
党参15g	鸡内金15g	炙麻黄3g	附子6g
细辛3g			

4剂，二次/日，隔日服

病机分析：病人主要病理倾向在精分营分气分卫分，阳气不足，在经后期略补阴精气后继续使用火龙丹法纯阳之剂。

全景学徒：不知师父所说"火龙丹法"，具体为哪一经典处方？

师曰：火龙丹源自陈士铎《辨证录》，为阳精气叠加法的典型方剂。

四诊：2018年11月7日

LMP：10月31日，左颈有淋巴结。

方药：

生黄芪24g	当归12g	肉桂3g	仙鹤草30g
淫羊藿15g	仙茅6g	熟地黄12g	山茱萸12g
党参15g	生鸡内金15g	炙麻黄3g	附子6g
细辛3g			

5剂，二次/日

【专家按语】月经之后，精血不足，兼顾阴精气，叠加熟地、枣皮。

五诊：2018年12月5日

服上剂精神大好。

方药：

党参18g	炒白术12g	茯苓12g	生黄芪18g
防风6g	淫羊藿15g	仙茅9g	仙鹤草30g
桂枝3g	肉桂3g	巴戟天15g	附子9g

5剂，二次/日

【病机分析】病人主要病理倾向在精分营分气分卫分，阳气不足，在经后期略补阴精气后继续使用火龙丹法纯阳之剂。

全景学徒：观前处方，皆有麻附辛方元，此次处方何以去掉？

师曰：阳维脉玄府络窍开放，汗出较多，故不宜麻、辛散泄。

六诊：2018年12月19日

自觉体重增加、腹部有沉重感，则予第二方。脉象提示卵巢状态欠佳。

方一（经期）

鸡血藤30g	益母草15g	泽兰15g	泽泻15g
生黄芪30g	吴茱萸3g	玫瑰花6g	瞿麦15g

3剂，二次/日

方二（经后期，兼顾降脂）

党参18g	炒白术9g	茯苓9g	生黄芪18g
桂枝3g	防风6g	淫羊藿15g	仙茅6g
仙鹤草30g	肉桂3g	巴戟天15g	附子9g
荷叶30g	大腹皮15g	泽泻15g	冬瓜皮18g
炙麻黄3g	细辛3g		

4剂，二次/日

方三（平时用药，兼顾卵泡发育）

党参15g	炒白术9g	黄精24g	仙鹤草30g
菟丝子15g	当归12g	生黄芪18g	覆盆子15g
淫羊藿15g	仙茅6g	附子6g	

5剂，二次/日

七诊： 2019年1月2日

药方：

炙麻黄3g	附子6g	桂枝3g	肉桂3g
当归15g	淫羊藿15g	仙茅9g	仙鹤草30g
生黄芪18g	太子参30g	麦冬9g	五味子3g
巴戟天12g			

7剂，二次/日

八诊：2019年2月20日

方药：

炙麻黄3g	石菖蒲6g	附子6g	细辛3g
淫羊藿18g	仙茅9g	益母草12g	巴戟天18g
生黄芪18g	当归15g	川芎6g	香附6g
吴茱萸3g	太子参30g	麦冬12g	鸡血藤30g

7剂，二次/日

九诊：2019年3月6日

方药：

防风6g（后下）	生黄芪18g	葛根30g	石菖蒲6g
当归12g	麦冬9g	党参15g	淫羊藿15g
巴戟天15g	炒白术12g	黄连3g	川芎6g
香附6			

10剂，二次/日

十诊：2019年3月20日

方药：

生黄芪24g	防风6g	党参18g	生白术15g
墨旱莲24g	淫羊藿12g	仙鹤草30g	三七粉6g（吞服）
升麻3g	柴胡3g	太子参30g	附子6g
炙麻黄3g	鹿衔草24g		

7剂，二次/日

十一诊：2019年4月17日

LMP：4月3日，心情大好。早9点乏力，睡眠一夜皆梦。二型扁大豆，震动可。

方药：

合欢皮15g	首乌藤60g	仙鹤草30g	三七粉6g
香附6g	淫羊藿15g	仙茅6g	生白术15g
防风6g	茯神15g	山茱萸15g	泽泻9g
续断30g	绞股蓝12g		

10剂，二次/日

十二诊：2019年5月15日

梦大减，但上午9～10点乏力。LMP：5月10日。

方药：

生黄芪15g	防风6g	生白术9g	淫羊藿15g
凌霄花12g	川牛膝12g	仙茅6g	太子参15g
附子3g	细辛3g	炙麻黄1.5g	制何首乌15g
远志6g	合欢皮15g		

10剂，二次/日

十三诊：2019年5月29日

不怕热。

方药:

生黄芪30g	当归9g	炒白术18g	制何首乌15g
淫羊藿15g	仙茅6g	仙鹤草30g	附子6g
细辛3g	炙麻黄3g	远志6g	合欢皮15g
党参15g	石菖蒲6g		

10剂,二次/日

十四诊: 2019年6月12日

方药:

生黄芪30g	当归9g	炒白术18g	制何首乌15g
淫羊藿15g	仙茅6g	仙鹤草30g	附子6g
细辛3g	炙麻黄3g	远志6g	合欢皮15g
党参15g	石菖蒲6g	白豆蔻6g	

10剂,二次/日

十五诊: 2019年8月7日

乏力,LMP:7月23日,7月10日至7月16日点滴出血。

方药:

生黄芪30g	当归9g	炒白术12g	制何首乌15g
淫羊藿15g	仙茅6g	仙鹤草12g	附子6g
细辛3g	生麻黄3g	远志6g	合欢皮15g
党参15g	石菖蒲9g	川牛膝12g	益母草15g
肉桂3g			

10剂,二次/日

十六诊：2019年9月18日

方药：

丹参30g	川芎6g	生黄芪18g	防风6g
焦白术30g	葛根30g	首乌藤60g	琥珀粉6g
合欢花15g	茯神30g	生山药30g	

6剂，二次／日

全景学徒： 一般认为，《伤寒论》中"少阴病，脉微细，但欲寐"是少阴病的提纲，主方乃麻黄附子细辛汤，师拟扩大其应用，用于杂病懈㑊，类比于西医抑郁症。通常的认识，抑郁症应从肝郁气结考虑，但师以补阳为主，不知麻附辛与三仙各自用意何在？

【专家按语】此后病人于北中医国医堂持续复诊十多次，精神体力较未服药前均有明显好转，其中多以养精冲阳针对精营气卫四分，及督冲跷维四阳气不足为主要病机。使用仙鹤草、淫羊藿、仙茅、麻黄、细辛等，其中仙鹤草强化丰厚肉体样组织使之强壮有力，仙灵脾强壮薄脆皮膜体以及强壮血脉，仙茅强壮筋骨组织，麻黄宣通阳维之窍及脑窍，细辛引导诸阳药冲入关窍尤其脑窍之间，使病人精神振奋且持久。此法对阳气不足的懈㑊病人取效颇能得心应手，并可结合病人具体变化，如筋骨不强，加入巴戟天、续断强化筋骨加减治疗。

医案 7

宫颈癌变再生障碍性贫血验案

王某，女，60岁

初诊： 2018年11月21日

当地诊为宫颈癌变？再生障碍性贫血？自觉头晕乏力，白天精神较差，需卧床休息，走路不到达1分钟即气短乏力、自汗。平素畏寒肢冷，手脚冰凉，喜温热饮，遇冷则不舒。纳呆，反酸烧心。眠差，夜间盗汗明显。大便一日多行，质地溏稀。病人步履蹒跚，面色略显枯燥萎黄，憔悴貌，嘴唇干瘪，人中折叠纹。对谈过程精神萎靡。舌色淡瘦小。声线细而模糊，怯弱，少语。脉管软，支撑力弱，按下无力，任督略弱略虚，阴阳精气亏虚，冲脉凹陷不足。

辅助检查： 2018年7月25日病理提示宫颈高度鳞状上皮病变。

电子阴道镜下所见： 检查充分，阴道残端愈合好，残端顶部可见颗粒样隆起，直径约2cm，表面多处点状、短线状异型血管。醋酸后，该处浓厚醋白上皮，阴道右侧壁距穹窿0.5～1cm处厚粗白上皮，碘染上述部位不着色。于阴道右侧壁、阴道顶端下方、阴道顶端上方左侧角、阴道顶端上方右侧角取活检。

治法： 温补阴阳精气，温卫降逆健胃解郁。

方药：

生黄芪24g	防风6g（后下）	炒白术15g	熟地黄12g
淫羊藿12g	山茱萸15g	鸡血藤30g	桑叶18g
桂枝9g	石韦15g	虎杖6g	升麻6g
延胡索12g	吴茱萸3g	玫瑰花6g	浮小麦45g
炒谷芽15g	炒麦芽15g	仙鹤草90g	炒山药30g
炒白扁豆15g			

10剂，2次/日

全景学徒：*初诊处理，并未从当前一般对癌变的处理出发，而是以补益为出发点。*

【**专家按语**】按照全景脉学三分五体病理来分析，脉象提示任督阴阳精气俱不足，则冲脉所生化之血营气津液均有不足，故用熟地、山茱萸、山药、淫羊藿、白术、黄芪次第补益先天精气以助后天生化；卫分阳维脉精虚生风寒而畏冷，病为虚损，补益阳精气生化营卫用黄芪、仙鹤草，祛风寒用桂枝，承接先天精气；冲脉气虚气分津液化浊带脉不摄而后天脾胃积滞，故用白术、山药、扁豆、仙鹤草补益带脉阳精气化浊消积；兼有水饮上逆而反酸，以吴茱萸而化饮降逆制酸；久病治疗无效心情抑郁而气郁，玫瑰花解之；用二芽促进药物消化吸收。

二诊：2018年12月5日

病人自述服上剂后反酸烧心减轻，基本消失，但仍然自觉腹胀不舒，自汗、盗汗以及乏力感未见明显好转。复查全血细胞化验，报告提示白细胞、中性粒细胞、血小板偏低。舌淡，脉诊提示冲脉以及阴阳精气仍不足。

辅助检查：11月29日血常规：WBC 2.47×10^9/L，中性粒细胞0.75×10^9/L，PLT 138×10^9/L，PCT 0.106%，P–LCC 14.0，P–LCR 10.2%。

治法：于上方基础上剂量加倍。

方药：

生黄芪60g	防风12g（后下）	炒白术30g	熟地黄15g
淫羊藿15g	山茱萸30g	鸡血藤30g	桑叶30g
酒黄精30g	石韦12g	生牡蛎45g（先煎）	升麻6g
延胡索12g	佛手15g	茯苓30g	浮小麦90g
炒谷芽18g	炒麦芽18g	仙鹤草120g	炒山药60g
炒白扁豆30g	竹茹15g	补骨脂30g	

10剂，2次/日

三诊： 2018年12月19日

病人自述服上剂后精神体力明显好转，平常白天卧床减少，可短暂步行，腹部胀满不适感基本消失，自汗盗汗症状缓减。自觉较为怕冷，饭量增多，但早晨饥饿感不明显。舌淡，脉象提示冲脉仍不足，阴阳精气不足，督脉松软，但较之前有力。

治法： 在上方基础上剂量加大合并使用冲阳法及通阳法。

方药：

生黄芪90g	党参60g	炒白术60g	山茱萸30g
炒鸡内金30g	浮小麦90g	鸡血藤90g	黄精60g
升麻9g	补骨脂30g	杜仲15g	续断30g
柴胡9g	淫羊藿30g	枸杞子30g	炒山药30g
乌药15g	生蒲黄18g（包煎）	巴戟天30g	枇杷叶12g
炙麻黄3g	附子9g（先煎）	细辛3g	石韦15g
五味子9g			

10剂，2次/日

【专家按语】一诊辨治无误而效果不彰，二诊加倍用量，三诊可见明显疗效。

四诊：2019年1月2日

诸症继续改善，守方服用。

方药：

生黄芪90g	党参60g	炒白术60g	山萸萸24g
炒鸡内金30g	浮小麦90g	鸡血藤90g	黄精30g
升麻12g	补骨脂30g	仙茅15g	仙鹤草60g
柴胡12g	淫羊藿30g	桔梗9g	炒山药30g
枳壳15g	炙麻黄9g	附子15g（先煎）	细辛3g
当归15g			

10剂，2次/日

五诊：2019年2月20日

自觉精神体力大好，复查白细胞、中性粒细胞、血小板仍然较低。

辅助检查：WBC 2.8×10^9/L，中性粒细胞 1.07×10^9/L，PLT 139×10^9/L，PCT 0.10%，P–LCC：12.0，P–LCR：12.0%。

方药：

生黄芪90g	防风6g（后下）	炒白术45g	生地榆30g
覆盆子15g	山萸萸30g	生鸡内金45g	虎杖9g
鸡血藤90g	酒黄精30g	升麻9g	补骨脂30g
柴胡9g	淫羊藿30g	枸杞子30g	炒山药45g
附子9g（先煎）	仙茅9g	仙鹤草90g	当归15g
炒白芍30g	菟丝子30g	党参60g	熟地黄30g

5剂，2次/日

全景学徒：用药多非峻补之品，但以量大而逐渐取效，白细胞、中性粒细胞已有上升趋势。

六诊：2019年3月6日

诸症良好，复查血常规逐渐正常。

辅助检查：WBC 4.06×10^9/L，中性粒细胞2.33×10^9/L，PLT 135×10^9/L，PCT 0.11%，P–LCC：17.0，P–LCR：12.9%。

方药：

生黄芪90g	防风6g（后下）	白术45g	生地榆30g
覆盆子15g	山茱萸30g	生鸡内金45g	虎杖9g
鸡血藤90g	酒黄精30g	升麻9g	补骨脂30g
柴胡9g	淫羊藿30g	枸杞子30g	炒山药45g
附子9g（先煎）	仙茅9g	仙鹤草90g	当归15g
炒白芍30g	菟丝子30g	党参60g	熟地黄15g
石苇15g	五味子9g	紫河车粉6g（吞服）	

6剂，2次/日

【专家按语】 按照全景脉学三分五体病理来分析，脉象提示任督阴阳精气俱不足，则冲脉所生化之血营气津液均有不足，故用熟地、山茱萸、山药、白术、黄芪次第补益先天精气以助后天生化；卫分阳维脉精虚生风寒而畏冷，病为虚损，补益阳精气生化营卫用黄芪、仙鹤草，祛风寒用桂枝，承接先天精气。

七诊：2019年3月20日

感冒鼻塞，咳嗽，先解其外。

方药：

辛夷9g	桔梗9g	荆芥6g	甘草6g
苍耳子6g	徐长卿15g	炙麻黄3g	

3剂，2次/日

八诊： 2019年4月17日

咳嗽有痰，先解其外。感冒后停药，血小板降低。

辅助检查： WBC 4.43×10^9/L，中性粒细胞2.44×10^9/L，PLT 131×10^9/L，PCT 0.10%，P–LCC：11.0，P–LCR：8.6%。

方药：

苏梗9g	杏仁12g	前胡9g	炙麻黄3g
辛夷9g	荆芥6g	甘草6g	

3剂，2次/日（原始记录仅到此止。）

【专家按语】当前中医治疗的恶性肿瘤，多为治疗手术、放化疗、靶向治疗后的后遗症、并发症，发挥减负增效的作用，缓解不适症状，延迟舒适生存期。本案即针对性治疗后骨髓抑制，我们对此有一套相对稳定可重复的经验，立足三分五体，自精分而卫分，自脑髓骨而脉胆，调整奇恒之腑，补益先天奇经八脉，流溢敷布于十二经络，充养后天脏腑气血，正是先天精络论的具体实践。

附　案

杨某，女，38岁。化疗后骨髓抑制放射性肠炎案

初诊： 2021年3月2日

盆腔恶性肿瘤，周围神经鞘膜瘤，化疗后骨髓抑制，贫血，粒细胞减少、血小板减少。2020年12月3日查CA125 143。盆腔黏液性纤维肉瘤。脉二六型，

不规则，小块，周围疏松瘦乏，凹陷，双尺明显，深支细条略扭曲。皮肤黯黑，手部明显。面色黯黄，唇色淡黯贫血貌。自觉双腿尤其无力。经常输血浆。怕冷无汗。消铄。大便日1次，成形。前两次化疗后便秘。自觉咽喉有痰，吞吐难出，为梅核气。有时口干。不能吃硬食。刷牙有出血。

方药：

红芪30g	防风6g	桂枝9g	炒白芍15g
鸡血藤90g	朱麦冬15g	石韦30g	太子参90g
山茱萸30g	黄芪30g	党参15g	人参5g
当归15g	熟地15g	石斛15g	五味子6g
赤芝18g	红景天15g	菟丝子30g	枸杞30g
山药15g	仙灵脾15g	仙鹤草300g	骨碎补15g

6剂

二诊： 2021年3月9日

服药前几日腹泻，后又自行缓解，自觉气力较之前充足，腿较前有劲。二六型，小颗粒，有震动感，周围松软凹陷，较之前略微充实，双尺凹陷，按下软细条。晚上睡得着。舌暗红微微凸起。

方药：

红芪30g	防风6g	桂枝9g	炒白芍15g
鸡血藤90g	石韦30g	太子参90g	山茱萸30g
黄芪30g	党参15g	人参5g	当归15g
熟地15g	五味子6g	赤芝18g	红景天15g
菟丝子30g	枸杞30g	山药15g	仙灵脾15g
仙鹤草300g	骨碎补15g	蛇舌草15g	杜仲叶10g

6剂

三诊：2021年3月16日

手掌黑斑有所减少、变淡，尤其手臂明显变白。面色明显黄润，依然有黑斑。精神较好。二六型，小颗粒，按下软实，握拳依然有软细条。嘴唇有红色出现，略微干枯，较之前滋润，依然口干。面部明显长肉。精神明显好转，有时易怒。不想化疗。怕冷不明显。已经可以走路，不再需要轮椅，母亲觉其劲很大。

方药：

防风6g	桂枝9g	炒白芍15g	鸡血藤90g
石韦30g	太子参90g	山茱萸30g	党参15g
人参5g	当归15g	熟地15g	五味子6g
赤芝18g	红景天15g	菟丝子30g	枸杞30g
山药15g	仙灵脾15g	仙鹤草300g	骨碎补15g
鹿角胶15g	阿胶9g		

6剂

四诊：2021年3月23日

自觉各方面大好，行走劲力较前改善，但仍不想出门。自觉手比之前白，面色也变白。偶尔鼻黏膜干燥。口偶尔干燥，唇色较前红。在意脱发。脉光秃，韧实小豆，双尺细条。不怕冷。未化疗前腹部胀大，顶到剑突。自觉食欲可。

方药：

防风6g	桂枝9g	炒白芍15g	鸡血藤90g
石韦30g	太子参90g	山茱萸30g	党参15g
人参5g	当归15g	熟地15g	五味子6g
赤芝18g	红景天15g	菟丝子30g	枸杞30g

山药15g	仙灵脾15g	仙鹤草300g	旱莲草15g
蔓荆子6g	骨碎补15g	阿胶珠9g	龟甲胶15g
丹参15g			

6剂

五诊：2021年3月30日

患者较抵触化疗，目前单纯使用中药治疗。二四型，光秃小豆，双尺凹陷，按下软条，阴跷脉，不怕冷。药后略有胀气感。舌淡红。

方药：

防风6g	桂枝9g	炒白芍15g	鸡血藤90g
石韦30g	太子参90g	山茱萸30g	党参15g
人参5g	当归15g	五味子6g	赤芝18g
红景天15g	菟丝子30g	枸杞30g	山药15g
仙灵脾15g	仙鹤草300g	旱莲草15g	蔓荆子6g
骨碎补15g	阿胶珠9g	龟甲胶15g	侧柏叶15g

6剂

六诊：2021年4月6日

脉松软，小督脉，按下软条，按下仍然偏软。已自己做饭。开始出现热感，自觉不怕冷。上楼腿没劲。自觉说话声音明显变大，精神体力明显改善。服药后肠鸣明显。舌逐渐变红。

方药：

防风6g	桂枝9g	炒白芍15g	鸡血藤90g
石韦30g	太子参90g	山茱萸30g	党参15g
人参5g	当归15g	五味子6g	赤芝18g
红景天15g	菟丝子30g	枸杞30g	山药15g
仙灵脾15g	仙鹤草300g	旱莲草15g	蔓荆子6g
骨碎补15g	阿胶珠9g	龟甲胶15g	侧柏叶15g
黄芪30g	枳实15g		

6剂

七诊：2021年4月13日

声音较洪亮，行动明显敏捷，坐立挺立有精神。上下楼腿已明显有劲。服药后偶尔肠鸣，尤其冷服时容易腹泻。有时特别想吃辣椒。手黑色残留少许，手背肤色已正常。脉疏松小豆，略僵硬。头发生长较慢，可见短黑发。舌暗紫。

方药：

防风6g	桂枝9g	炒白芍15g	鸡血藤90g
石韦30g	太子参90g	山茱萸30g	党参15g
人参5g	当归15g	五味子6g	赤芝18g
红景天15g	菟丝子30g	枸杞30g	山药15g
仙灵脾15g	仙鹤草300g	旱莲草15g	蔓荆子6g
骨碎补15g	阿胶珠9g	龟甲胶15g	侧柏叶15g
黄芪30g	鸡内金15g	松针自备	

6剂

八诊： 2021年4月20日

眼睫毛已长出，头发较短，但均长出。体重增加10余斤。按下软条较饱满。已无明显怕冷。

方药：

防风6g	桂枝9g	炒白芍15g	鸡血藤60g
石韦30g	太子参90g	山茱萸30g	党参15g
人参5g	当归15g	五味子6g	赤芝18g
红景天15g	菟丝子30g	枸杞30g	山药15g
仙灵脾15g	仙鹤草300g	旱莲草15g	蔓荆子6g
骨碎补15g	阿胶珠9g	龟甲胶15g	侧柏叶15g
黄芪30g	鸡内金15g	松针自备	

7剂

九诊： 2021年4月27日

二四型，软条，周围略松。目前出现梦多，精神体力较好，头发已基本全部长出，手部皮肤黑色完全消失，嘴唇红色已较明显，自觉能喝能吃能睡，目前已不怕冷。

方药：

防风6g	炒白芍15g	鸡血藤60g	石韦30g
太子参90g	夜交藤60g	合欢花15g	党参15g
赤芝18g	红景天15g	菟丝子30g	枸杞30g
山药15g	女贞子15g	旱莲草15g	蔓荆子6g
骨碎补15g	侧柏叶15g	黄芪30g	鸡内金15g
松针自备			

7剂

十诊：2021年5月22日

昨天凌晨2点入睡，今天略疲劳，头发全部生根，嘴唇红艳，下唇略暗，饭量增加。二四型小豆，周围疏松有小颗粒，密集，按下周围松软。手掌颜色正常，今天可一人就诊，睡眠较好。复查血象正常，白细胞、红细胞正常。舌尖红艳，根部少许软白苔。

方药：

防风6g	炒白芍15g	鸡血藤60g	石韦30g
太子参90g	夜交藤60g	合欢花15g	党参15g
赤芝18g	红景天15g	菟丝子30g	枸杞30g
山药15g	女贞子15g	旱莲草15g	蔓荆子6g
骨碎补15g	侧柏叶15g	黄芪30g	鸡内金15g
松针自备			

7剂

二四型，小豆略不规则，双尺凹陷，按下韧条。嘴唇接近自然颜色，睡眠尚可，头发满布，今晨舌头略麻。大便不软。

方药：

防风6g	炒白芍15g	鸡血藤60g	石韦30g
太子参90g	夜交藤60g	合欢花15g	党参15g
赤芝18g	红景天15g	菟丝子30g	枸杞30g
山药15g	女贞子15g	旱莲草15g	蔓荆子6g
骨碎补15g	侧柏叶15g	黄芪30g	鸡内金15g
炒扁豆15g	松针自备		

7剂

【专家按语】本案为卵巢恶性肿瘤综合治疗后，化疗后生存状态极差，通体黧黑，黑斑满布，极度乏力，初诊家属以轮椅推行而来，头脑牵拉，拒绝继续西医治疗。治法以补益精气、阴阳并举，以期精足络通，任脉浊气自化，先天血分癥瘕随之逐渐散化。针对化疗后遗症，治标则骨髓抑制得到迅速改善，体黑、脱发、神衰、体弱明显好转，治本则先天络脉中浊气逐渐消散，6月25日复查CEA、AFP、CA125均已正常。黄芪建中法以顾护卫分阳维脉以御外，中大剂量菟丝子、山茱萸、枸杞子等阴阳精气复合叠加，超重剂仙鹤草300g填精通络化浊，鸡血藤90g活血通络兼顾精气，也是先天精络论的具体实践。服药1周诸即明显改善。另外，针对放化疗后生发法，常以松针为引。

杨某某，女，58岁。癌性发热伴剧烈瘙痒案

初诊：2020年12月1日。

脉光滑光秃，督脉较细腻，略浊亮，凸起按下细条震动，冲脉凹陷明显，双尺粗长条，光滑细腻，按下无中线，肝胆胰？乳宫？癌？肝胀肿，胰腺中分化腺癌，贫血，低蛋白血症，腹腔积液，残胃炎，乳肺甲？口不渴但口干明显，嘴唇干发暗，大便一天1～2次，腹胀不能多食。8月27日于协和医院手术切除胰腺胆管胃十二指肠。最近消瘦明显，久候小颗粒震动略密集，饭量极小，手术后胃轻瘫两个月，异常怕冷。

方药：

北柴胡9g	炒枳壳12g	醋香附9g	佛手12g
香橼9g	赤芝12g	郁金6g	生鸡内金15g
当归15g	炒白芍12g	桂枝9g	炒六神曲15g
太子参30g	大黄1g	龙胆草1g	

5剂

二诊：2020年12月8日

前几天曾有发烧，腹胀明显减轻，饭量仍然较小，服药前三天食欲有改善，发烧后食欲受影响。二五型，光滑光秃，督脉不规则小块，深支光秃韧条，按下细条震动，身上似乎隐隐有汗，颈项以上汗少，头发湿透，怕冷尚可，嘴唇仍然较干，大便略不成形，自觉全身较痒，皮肤干燥，腿无力。舌苔黄厚，舌淡紫有瘀斑。

方药：

北柴胡9g	炒枳壳12g	醋香附9g	佛手12g
香橼9g	赤芝2g	赤芍15g	郁金6g
生鸡内金15g	当归15g	炒白芍12g	桂枝3g
桂枝6g	红曲12g	太子参30g	大黄1g
龙胆草1g			

6剂

三诊：2020年12月15日

自觉各方面均较好，但颈椎左侧及左颈背按压极痛，旁人观察消瘦，食欲增加，多食则胀，头发多汗明显减少，怕冷见好。全身痒减轻，脉光滑小豆。舌苔白厚燥黄，舌质紫，有瘀斑。

方药：

北柴胡9g	炒枳壳12g	醋香附9g	佛手12g
香橼9g	赤芝2g	赤芍15g	郁金6g
生鸡内金15g	当归15g	炒白芍12g	桂枝3g
桂枝6g	红曲12g	太子参30g	大黄1g
龙胆草1g			

6剂

四诊：2020年12月22日

周五、周六出现全身关节疼痛，发烧，昨天开始发烧减退，今天人乏力，主要吃面条稀饭，全身痒减轻。脉光滑软融，周围融合无边界小扁豆，饭量仍然较差，多食饱胀。舌苔黄厚，中有黑苔少许。

方药：

北柴胡9g	炒枳壳12g	醋香附9g	佛手12g
香橼9g	赤芝12g	赤芍15g	郁金6g
生鸡内金30g	当归15g	炒白芍12g	桂枝3g
桂枝6g	红曲12g	太子参30g	大黄1g
龙胆草2g	大黄2g	连翘12g	

6剂

五诊：2021年1月5日

未发烧，人觉轻松，自觉变瘦，姐姐觉得她精神状况较好，身痒未作。软白苔略厚，粉红色。

方药：

北柴胡9g	炒枳壳12g	醋香附9g	佛手12g
香橼9g	赤芝12g	赤芍15g	郁金6g
生鸡内金30g	当归15g	炒白芍12g	黑附片6
桂枝6g	红曲12g	太子参30g	大黄1g
龙胆草2g	大黄2g	连翘12g	

13剂

六诊：2021年1月19日

饭量逐渐增加，精神开始好转，舌淡暗，软白苔。脉软条，不规则凸起。

双侧颈肩胀痛。

方药：

北柴胡9g	炒枳壳12g	醋香附9g	佛手12g
香橼9g	赤芝18g	赤芍15g	生鸡内金30g
当归15g	炒白芍12g	黑附片6g	桂枝6g
红曲12g	太子参30g	大黄1g	龙胆草2g
大黄2g	连翘12g	红芪20g	防风6g

13剂

七诊： 2021年2月2日

精神有改善。二五型光秃，按下软韧条。已可自行下楼，不需搀扶。声音说话较有力。想吃。怕冷尚可。舌苔白，满布。

方药：

北柴胡9g	炒枳壳12g	醋香附9g	佛手12g
香橼9g	赤芝18g	赤芍15g	生鸡内金30g
当归15g	炒白芍12g	黑附片6g	桂枝6g
太子参30g	龙胆草2g	大黄1g	连翘12g
红芪20g	防风6g		

18剂

八诊： 2021年2月23日

二五型光秃小豆，按下无力，寸尺松弛无力，略光滑。2月7日开始又出现纳呆、无力，发烧连续到初七，期间初二未烧，初四发烧较轻，初一最高，烧到39℃。语音较低，说话无力，略说多即喘息、叹气。眼睛雾。察两目深陷。又出现身体瘙痒，初三最明显。大便隔日1次，偏干燥。梦多如放电影，但醒来又不记得。舌苔软白有雪花样，舌紫暗。

方药：

柴胡12g	法半夏12g	枳壳12g	香附9g
佛手12g	香橼9g	赤芝18g	生鸡内金30g
当归15 g	炒白芍12g	附子6g	桂枝6g
太子参60g	龙胆草2g	大黄1g	红芪20g
防风6g	石斛15g	乌梅15g	酸枣仁30g
玫瑰花6g	夜交藤30g	生山楂15g	党参15g
生白术30g	合欢花15g	蛇舌草30g	

6剂

九诊： 2021年3月2日

精神体力好转，服药前两天有高烧。做梦明显减少，睡眠变好。饭量增加，说话开始有力。脉光滑光秃小豆，按下较松软。服上剂似乎有硌喉感，药中似乎有渣。身痒减轻。入睡较好。脚略冷。舌暗淡，软白苔，厚。

方药：

柴胡12g	枳壳12g	香附9g	佛手12g
香橼9g	赤芝18g	生鸡内金30g	当归15g
炒白芍12g	附子6g	桂枝6g	太子参60g
龙胆草2g	大黄1g	红芪20g	防风6g
石斛15g	乌梅15g	酸枣仁30g	玫瑰花6g
夜交藤30g	生山楂15g	党参15g	生白术30g
合欢花15g	蛇舌草30g	肉桂6g	巴戟天30g
鸡血藤30g	白豆蔻9g	人参5g	连翘9g

12剂

十诊：2021年3月16日

家属代诉及视频沟通：似乎每次出门即发烧，上次就诊后回家又发烧。自觉异常无力，不能站立，不能说话。连续发烧4次。食欲极差，知饥饿。怕冷，但汗出不止，量少。大便成形。睡眠尚可，一天可睡5小时左右，梦不多。最近几天身上偶尔作痒。

方药：

柴胡12g	赤芝18g	桂枝18g	炒白芍15g
枳壳12g	生鸡内金30g	山茱萸30g	乌梅15g
太子参90g	黄芪30g	防风12g	生白术30
石斛15g	麦冬15g	鹿角胶9g	巴戟天15g
菟丝子15g	仙灵脾15g	鸡血藤30g	人参5g
大黄1g	龙胆草1g	附子15g	赤芍15g

6剂

十一诊：2021年3月23日

家属代诉：最近两三天发烧一次，发作较前频繁，发烧则出汗，食欲差。说话有气无力，叹息样呼吸，呻吟。一般是下午、晚上烧，昨天为早上烧。怕冷，睡觉必须穿袜子。全身痒。不想吃饭，略反胃。

方药：

附子30g	桂枝30g	连翘30g	赤小豆15g
荆芥6g	炙麻黄6g	甘草6g	赤芍30g
人参5g	佛手15g	赤芝18g	柴胡30g
太子参30g	大枣5枚	党参15g	生姜4片
黄芩15g	法半夏15g		

5剂 少量频服，热退暂停或减量

十二诊：2021年4月6日

家属代诉：3月25日因发烧住院5天，入院输液后即不再发烧，回家后1天又开始发烧。动则喘气，隔三两天即发烧，发烧即出汗。睡觉时脚不热，需穿厚袜子。大便干。腹胀不明显。

方药：

附子30g	桂枝30g	连翘30g	赤小豆30g
荆芥6g	柴胡60g	炙甘草12g	人参5g
太子参60g	杏仁30g	党参15g	赤芝18g
桑白皮15g	生姜4片		

7剂 少量频繁，热退暂停或减量

十三诊：2021年4月13日

家属代诉：出汗较多。全身痒。上洗手间觉阑尾下坠。没胃口。嘴唇已起皮，但不欲饮水。

方药：

地骨皮30g	竹叶30g	丝瓜络30g	太子参60g
连翘30g	甘草15g	附子30g	乌梅30g
桂枝30g	鹿衔草90g	鸡内金30g	麻黄根9g
赤芝18g	升麻30g	肿节风15g	枳实30g

5剂

十四诊：2021年4月20日

家属代诉：低烧，发烧前怕冷。

方药：

附子30g	肿节风30g	柴胡30g	桂枝30g
赤芝18g	青蒿30g	连翘30g	地骨皮60g
丝瓜络15g	川木通6g	竹叶15g	芦根30g

5剂

十五诊：2021年4月27日

每天下午发烧，右少腹坠痛，没胃口，想吃冷的、喝冷水，但入胃后则有胃不适。脉扁韧小豆条，光秃，伏位，小颗粒略密集。有时发烧前发冷，有时仅不适而嗜睡感。自觉目前阑尾疼痛难以忍受，下坠感，躺下尚可。痛苦呻吟。昨晚服止痛药今晨尚可，刻下又加重。中药不能退烧，必须退热栓，用后大汗出而热减。饥饿较快，但吃不进饭，似乎不消化。

方药：

黄芪30g	枳实40g	石斛30g	蛇莓30g
地骨皮60g	竹叶30g	丝瓜络30g	炒白芍90g
鸡血藤60g	升麻30g	赤芝18g	柴胡30g
元胡30g	太子参60g	乳香12g	没药12g
炙甘草30g			

7剂

十六诊：2021年5月15日

发烧，大便干，全身发痒，目前疼痛有所控制，口干尚可。不发烧时精神较好，最近晨起发烧。家属代诉：原来晚上发烧，用退热栓后退烧。

方药：

地骨皮60g	赤芍60g	肿节风30g	太子参60g
赤芝18g	黄芪30g	枳实40g	竹叶15g

十七诊： 2021年5月22日

家属代诉：不怕冷，大便2～3天一次。

方药：

黑附片30g	柴胡30g	桂枝30g	赤芝18g
青礞石30g	连翘30g	地骨皮60g	鸡内金60g
丝瓜络15g	木通6g	太子参60g	竹叶15g
芦根30g			

十八诊： 2021年5月31日

家属代诉：发烧一直未作，能吃，量少，目前身上巨痒，无力。坐立气喘。

方药：

赤芍90g	赤芝18g	太子参90g	大黄2g
龙胆草2g	夜交藤90g	茜草15g	鸡内金90g
芦根30g	生牡蛎60g	珍珠母60g	肿节风15g
茵陈30g			

6剂

十九诊： 痒已止。

【专家按语】本案脉象提示胰腺和肝脏有肿瘤相关信息，询问病情及住院资料，确诊为胰腺癌，且曾经有肝脓肿。本案目的在于减轻患者痛苦，提高生存质量，延长生存期。本案主要不适在于梗阻性黄疸导致巨痒、腹胀不食、癌性高热反复、剧痛、极端乏力以及抑郁悲观、失眠，初诊以四逆散合小建中汤法为底，叠加中小剂量行气通络，缓解腹胀，运用开胃叠加法增加食欲。后发热频繁，以柴胡桂枝汤、麻黄连翘赤小豆汤、小柴胡汤加入透热转气法，加减调整，重用地骨皮，逐渐控制发热，经方，疾医也。赤芍90g，疏通淤胆，剧痒消失。去杖汤合乳香、没药、延胡索，癌痛得以控制。肿节风为胰腺癌唯一专药，已经使用二十余年，目前仍在观察中。

医案 8

萎缩性胃炎早衰不孕案

伍某某，某中药厂职工。2018年5月14日武汉大学中南医院胃窦活检提示：慢性萎缩性胃炎伴中度肠上皮化生。服药1年多后复查萎缩性胃炎、肠上皮化生消失。

初诊： 2018年9月1日

因早衰、不孕求诊。白天乏力，月经提前。

方药：

黄芪20g	桂枝6g	淫羊藿15g	仙茅6g
仙鹤草30g	太子参15g	蒲公英10g	桔梗10g
鸡血藤30g	当归12g	黑附片10g	甘草6g
舌草15g	益智仁6g		

7剂

二诊： 2018年9月8日

自觉乏力有所好转，背后痤疮较多，LMP：8月25日。周软不移，管韧不滑（左右少许滑，右细僵软），双尺软乏按下不虚，左一型四型，条动及指，按下有力，胃中如进冷食样不适，反酸胃堵隔，疲乏。

方药：

黄芪20g	桂枝6g	淫羊藿15g	仙茅6g
仙鹤草30g	枇杷叶10g	旋覆花10g	竹茹10g
枳壳10g	红曲6g	泽泻10g	续断15g
女贞子15g			

5剂

三诊：2018年9月13日

畏冷好转，胃寒略减，脚踝略冷，舌痛、乏力减轻，大便成形，咽痰消失。右周软乏滑关小软凸顶，冲脉凹乏，督条软韧细，按下及指，细条无力略数，左条略及指，软僵，震动少力，双尺软乏略满，细条及指略数。

方药：

黄芪20g	桂枝6g	淫羊藿15g	仙茅6g
仙鹤草30g	枇杷叶10g	旋覆花10g	枳壳10g
红曲6g	泽泻10g	续断15g	女贞子15g
吴茱萸3g	炙甘草6g	甘草6g	炮姜3g

5剂

四诊：2018年9月22日

进空调房间，出现胃部不适。服上剂未上火，怕冷较6月时有改善。LMP：8月25日。服桂枝易咽痛，本次服桂枝未痛。大便黏。督脉及指，软满无力，无中线，冲脉凹乏，任脉软小尖，按下略及指，细条少力略数，胃胆？苔薄白略燥。

方药：

黄芪20g	桂枝6g	淫羊藿15g	仙茅6g
仙鹤草30g	旋覆花10g	枳壳10g	红曲6g
泽泻10g	续断15g	女贞子15g	吴茱萸3g
炙甘草6g	甘草6g	炮姜3g	白芷6g
桔梗10g	黄芩6g	肉桂3g	葛根10g
黄连6g			

10剂

五诊： 2018年10月6日

精神、乏力好转，仍怕冷，乳房胀痛，最近3～4天整夜多梦，吃两口冷稀饭则胃不适。左阴跷脉及指，细条有力，按下细条动略，入指有力，无中线，右任脉圆，有尖头，无中线，界限无力，浅支督脉无中线。

方药：

北柴胡16g	黄芩6g	川楝子6g	太子参15g
瞿麦15g	川牛膝15g	丹参15g	益母草15g
凌霄花16g	黄芪15g	肉桂3g	黄连3g
干姜3g			

7剂

六诊： 2018年10月13日

阴跷脉细条及指略有力，按下细条及指略震动，夹有毛脉（轻微感冒2～3日），左寸脉凹陷无力，深支细条短少力略虚，任脉条豆少力韧硬无中线，双尺软如泥，按下细条略及指略震动。LMP：10月7日，月经量未增加，偏少。仍怕冷，精神、体力改善。整夜多梦。胃冷感减轻。背部痤疮少许。乳?

方药：

黄芪15g	当归10g	黑附片3g	益智仁6g
乌药6g	蒲公英10g	桂枝3g	肉桂1g
葛根10g	延胡索10g	枳实6g	甘草6g
淫羊藿10g	锁阳10g	巴戟天15g	红曲6g

8剂

黄芪20g	桂枝6g	淫羊藿15g	仙茅6g
仙鹤草30g	红曲1g	泽泻10g	续断15g
吴茱萸3g	炙甘草6g	甘草6g	菟丝子15g
熟地黄10g	山茱萸15g	砂仁6g	茯苓10g
山药30g	茯神15g	陈皮10g	黄芪15g
当归10g	黑附片3g	益智仁6g	乌药6g
蒲公英10g	桂枝3g	肉桂1g	葛根10g
延胡索10g	枳实6g	甘草6g	淫羊藿10g
锁阳10g	巴戟天15g	红曲6g	

5剂

七诊： 2018年10月28日

10月16日左右感冒加重，咽喉不适，想咳嗽，服用防风通圣丸好转，现在咽喉不适。多梦，入睡可，怕冷。10月7日来月经，周期42天左右。督脉软不规则，略糙。

方药： 缺如

八诊：2018年11月4日

之前鼻涕带血，周四服药结束后流清涕怕冷，周六头痛剧烈，两侧为著，咽喉痒，咳嗽无痰，鼻塞，犯困。阴跷脉长条震动，为风寒化热，病毒脉，任脉小细条软伏，大便不干不稀，胃无不适。萎缩性糜烂性胃炎未见症状。

方药：缺如。

九诊：就诊日期未记录

2次感冒，近8日服用10月13日处方，11月4日服药后有效，感冒大有好转，但间断咽痛、流涕。LMP：11月17日，经行7日。周期40天。现乏力明显。下午下班眼涩，嗜睡。阴跷脉细条，六型。胃部不适，反酸。血营燥结。头闷。任脉小豆模糊，鼻咽不适。精亏5，血虚4，血瘀3，卫分风寒化热。怕冷，易外感，津液燥结。大便先干后软。脉按下细颗粒震动，少力。毛脉。舌头不舒服，类似酸痛感，不灵活。

方药：

荆芥6g	防风6g	红芪10g	生白术10g
吴茱萸3g	玫瑰花6g	桔梗6g	射干6g
僵蚕6g	甘草6g		

5剂

十诊：2018年12月8日

感冒6天，周一晚上洗澡后开始，鼻塞头痛，怕冷，嗓子哑。阳跷脉细条略及指，震动不明显，任脉融合小凸起无力，舌暗苔薄红。现在鼻涕白带黄，夜间出汗，晨起仍然有汗。

方药：

麻黄5g	黑附片10g	细辛3g	红景天6g
桔梗10g	甘草6g		

5剂

十一诊：2018年12月31日

洗澡或冷水洗菜即感冒，上次服药4剂后感冒治愈，停药20天受风寒后又感冒，晨起流鼻血，双肩及上臂冷，不穿袜子晚上脚踝上面一截就发凉。咽喉稍哑，精神差，下午3～4点瞌睡连连。任脉粗糙不规则细条，颗粒燥结小凸起，六型阳跷脉长条及指，震动有力。舌尖红。末次月经：12月16日。腰冷，经常盗汗，多梦，偶早醒，5点不易再入睡。胃痛，口干不欲饮，喜热水。大便1～2次，成形。吃油腻则反酸。

方药：

麻黄3g	黑附片6g	细辛3g	玄参10g
菊花6g	菊花10g	黄芪15g	北沙参15g
淫羊藿15g	仙茅6g	仙鹤草15g	知母10g
黄柏6g	巴戟天10g		

4剂，日服

合欢皮30g	首乌藤60g	肉桂3g	黄连3g
党参12g			

3剂，夜服。

十二诊：2019年1月5日

晚上睡觉多梦好转，夜汗好转，睡眠深沉。咽喉干不欲饮，咳嗽偶有痰，感冒后期咳嗽觉肺疼，怕冷依旧，仍有反酸，但频率较前减少，食油腻后泛酸感。大便可。任脉小圆豆，阴跷脉长条略粗糙，细条及指。

方药：

徐长卿15g	麻黄3g	黑附片10g	细辛3g
麦冬10g	吴茱萸3g	玫瑰花6g	旋覆花10g
淫羊藿10g	仙茅6g	太子参30g	仙鹤草15g
黄芪15g	荆芥6g		

6剂

鸡血藤30g	三棱6g	莪术6g	凌霄花10g
地黄15g	牡丹皮10g	丹参30g	川牛膝15g
当归12g	川芎6g	太子参30g	

7剂

十三诊： 2019年2月16日

LMP：1月20日，经量仍少。过年期间全家发烧一周左右，前天晚上低烧，昨天开始未烧，发烧前4天全身疼痛，咽喉疼，甲流、乙流、禽流感均排除。昨天整天昏沉，走快即有晕厥感。大便1天一次，曾有便秘感。口干不饮，近两天动则出汗。胃一直无不适，最近反而喜吃冷食，前天晚饭后胃有灼烧感。阴跷脉长条略及指，略僵硬少力，任脉细条，尺缘光滑略僵硬，任冲细条略僵硬，按下细条四六型，有一定张力，周围无力。舌苔白燥略胖。

方药：

黑附片13g	细辛3g	淫羊藿25g	槐花10g
仙茅6g	法半夏6g	法半夏10g	玫瑰花6g
茯苓15g	防风6g	生白术10g	佛手10g
太子参15g	麦冬10g		

5剂

十四诊：2019年2月23日

仍有怕冷，咽喉不痛。大便1天1～2次。仍有反酸，2～3天1次，注意饮食则可。最近几天因工作量大，入睡较慢。月经未行，预计推迟十几天。阴跷脉粗糙细条，寸脉略凹陷，任脉埋管略粗糙，尺脉细条粗糙，周围略虚乏。舌尖有几个泡，苔白燥，舌尖红略疏松。

方药：

红芪10g	防风6g	生白术15g	吴茱萸3g
玫瑰花6g	黄连3g	竹茹10g	鸡血藤30g
淫羊藿15g	麦冬10g	金银花15g	栀子6g

10剂

十五诊：2019年3月9日

阳跷脉粗糙细条，少许震动，右尺凹陷，任脉小米寸中并条。梦多，入睡慢，吃甜反酸，又有少许怕冷，曾经夜卧不用穿袜，最近又穿袜。月经未行，乳胀。

方药：

肉桂6g	川牛膝15g	牛膝10g	巴戟天15g
红芪10g	防风6g	生白术15g	吴茱萸3g
玫瑰花6g	法半夏10g	当归10g	黑附片6g
淫羊藿15g			

7剂

十六诊：2019年3月16日

LMP：3月10日，无血块量少，色浅。仍整夜做梦，大便1天1～2次，成形。晚上胃胀，仍反酸。阳跷脉少许震动。任脉小颗粒，按下细条略无力。

方药：

肉桂6g	巴戟天15g	红芪10g	防风6g
生白术15g	吴茱萸3g	玫瑰花6g	法半夏10g
当归10g	黑附片6g	淫羊藿15g	枳壳10g
党参15g	首乌藤60g	远志10g	黄精10g
制何首乌10g			

7剂

十七诊：2019年3月24日

服上剂后大便不成形，量较多，肠鸣。反酸偶有与饮食相关，晚上胃胀，略有怕冷，入睡略难，眼睛睁不开，眼睛硬，眼压略高。阳跷脉长条壳状不规则，任脉不规则光秃，双尺浅凹陷。

方药：缺如

十八诊：2019年4月13日

最近感冒，清鼻涕较多，上班时眼睛昏花，紧闭眼睛有热感。月经未行。阳跷脉疏松长条，任脉埋管，小颗粒，周围疏松无力。

方药：

凌霄花16g	川牛膝15g	益母草10g

4剂

十九诊：2019年5月12日

停药20余天，LMP：4月22日，天凉大便次数增加，胃泛酸，长时间用眼后模糊明显。入睡及做梦尚可。阳跷脉细条小块状不规则，任脉小颗粒饱满，按下周围虚乏，舌暗红稍许剥脱。

方药：丢失。

二十诊：2019年6月2日

犯困2周，胃中发凉，踝上怕冷，喜热饮。LMP：4月22日。阳跷脉光秃壳状，块状无中线，任脉小壳状，按下壳条无力。舌软略疏松暗红，少许前苔。

方药：缺如。

二十一诊：2019年6月9日

上周感冒咽喉有痰，肩部怕冷。脉枯燥细条，略扭曲，二型枯燥小豆，双尺凹陷，略疏松。

方药：缺如。

二十二诊：2019年6月16日

LMP：6月12日，少许血块，量不多。大便每天一次，成形。阳跷脉细条略壳状略饱满有力，任脉六型小壳状，周围软燥，略无力。

方药：缺如。

二十三诊：2019年6月23日

怕冷明显，脚踝冰冷。阳跷脉光滑细腻长条四型脉，任脉小圆颗粒六型脉，双尺浅凹陷，舌暗少苔略腻。

方药：缺如。

二十四诊：2019年7月7日

6月24日武汉大学中南医院复查肠上皮化生消失，逆转为轻度慢性非萎缩性胃炎。怕冷。四型阳跷脉粗条枯燥，略密集，任脉小凸起，舌尖略红。

方药：缺如。

二十五诊：2019年7月14日

胃仍然不能喝凉水，怕冷，月经将行。

方药：缺如。

二十六诊：2019年8月18日

停药1个月余，自觉胃冷，四肢寒冷，手心发热手臂冷。LMP：7月16日。脉光滑细腻，阳跷脉块状不规则，四五型，周围光滑细腻松软，任脉小颗粒七八型，按下细条震动，贴尺阳维脉略虚。舌尖红艳，略暗。

方药：

红参12g	吴茱萸6g	肉桂3g	桂枝6g
麦冬9g	法夏9g（打碎）	三棱6g	莪术9g
当归15g	川芎6g	赤芍12g	干姜6g
甘草6g	瞿麦12g	鸡血藤30g	

5剂

二十七诊：2019年8月25日

臂腿冷、手脚热，手臂怕冷。LMP：8月23日，量少。至今齿衄未作，过去吃馒头时齿衄。脉管不规则软条，周围浅凹陷松软无力，有光滑面，四五型，按下细条浅凹陷。

方药：

菟丝子15g	制首乌15g	党参15g	黄芪15g
防风6g（后下）	白术12g	黄精15g	覆盆子15g（打碎）
桑葚子15g	女贞子12g	熟地黄9g	枣皮12g

4剂，先服

菟丝子30g	制首乌15g	紫石英30g（打碎先煎）
党参15g	黄芪15g	防风6g（后下）
白术12g	黄精15g	覆盆子15g（打碎）
桑葚子15g	女贞子12g	红花9g
路路通15g		

9剂

二十八诊：2019年9月8日

手臂仍怕冷，本周略头晕，眼睛干涩。阳跷脉枯燥长条震动，上尺鱼震动，胃肺？燥结？肠上皮化生暂时控制。喝热水后出汗如雨。

方药：

菟丝子15g	制首乌15g	党参15g	黄芪15g
防风6g（后下）	白术12g	黄精15g	覆盆子15g（打碎）
桑葚子15g	女贞子12g	熟地黄9g	枣皮12g

4剂

菟丝子13g	制首乌15g	党参15g	黄芪15g
防风6g（后下）	白术12g	黄精15g	覆盆子15g（打碎）
桑葚子15g	女贞子12g	红花9g	路路通15g
侧柏叶15g	桑叶9g	生牡蛎30g	

8剂

二十九诊：2019年9月22日

精神体力尚可，服药后大便每天3次，不成形，肠鸣明显，有腹泻感。头昏好转，面部皮肤少许发红痒，牙龈略出血。脉枯燥软条四五型，周围松软少力，周围浅凹陷，阳跷脉壳状四五型，按下细条少许震动感。

方药：缺如。

三十诊：2019年10月7日

面痒消失，肠鸣腹泻消失，瞌睡不足。LMP：10月7日，下午行经。阳跷脉四五型光滑细腻韧实，按下细条无力，周围无力，任脉光滑细腻。

方药：

防风6g	白术15g	三棱6g	黄精6g
黄精10g	山茱萸10g	山药15g	党参15g
菟丝子30g			

7剂

三十一诊：2019年11月10日

LMP：10月7日，月经周期40天左右。最近胃不适，略凉略油反酸，大便略溏。怕冷。脉疏松略粗糙，颗粒感密集，按下五六型细条，少许震动感。

方药：缺如。

三十二诊：2019年11月30日

反酸频繁，大便较稀黏马桶。LMP：11月14日。脉韧略粗糙，有疏松感凸起，按下颗粒细条震动，双尺软凹陷。

方药：

党参15g	白术15g	枳实30g	法半夏6g
法半夏10g	茯神30g	黄连6g	黄芩10g
葛根15g			

6剂

三十三诊：2019年12月8日

最近乳房胀痛，排卵期痛5天。反酸明显，饱腹感，睡眠一般。阳跷脉光秃，韧实，中线略不明显，尺余饱满。任脉任冲饱满有力，双尺浅凹陷，按下细条震动有力。

方药：

柴胡9g	黄芩6g	川楝子6g	玫瑰花6g
佛手12g	栀子3g（打碎）	丹皮9g	蒲公英15g
吴茱萸1g	甘草6g	石菖蒲6g	茵陈12g（后下）

6剂

三十四诊：2019年12月15日

LMP：11月18日？最近胃有灼烧感，仍有少许反酸，残留少许贲张，矢气减少，乳房仍然疼痛。脉枯燥扁凸，周围疏松，按下疏松细条，无中线，少许震动感略及指。舌略红，苔略少，舌尖明显。

方药： 前方去吴茱萸、石菖蒲，加香橼、桔叶、橘核。

三十五诊：2019年12月22日

行经后胃灼烧感减轻，反酸加重，开始服用达喜。额头、眉毛周围红疹散布。LMP：12月19日。脉光滑疏松不规则颗粒，少许粗糙感。

方药：

桑叶15g（后下）	菊花15g	薄荷6g（后下）
连翘9g（打碎）	竹茹12g	瓦楞子30g（打碎）
枇杷叶10g	黄芩12g	黄连3g
茯神15g	薏仁米30g	仙灵脾9g
防风6g（后下）		

6剂

三十六诊：2019年12月29日

昨天中饭后胃开始疼痛，晚上咳嗽，凌晨为主，周二开始感冒，之后流鼻涕，周五晚上头痛鼻堵。舌尖红，舌略暗。脉枯燥不规则壳状，双尺浅凹陷，按下细条震动。

方药：

荆芥6g（后下）	防风6g（后下）	麻黄3g	桂枝6g
甘草6g	法夏12g（打碎）	白芷6g	黄芩9g
杏仁9g（打碎）	射干6g	桔梗6g	

4剂

三十七诊：2020年6月14日

不能进油腻食物，否则整天胃痞胀，右肩臂冰凉刺骨，出汗略多，大便一天1～2次，成形。LMP：5月19日。脉光秃枯燥粗条，按下枯燥细条，周围略无力。舌软舌暗，较疏松，略胖大，根部少许白苔。

方药：

黄芪30g	防风6g	桂枝6g	淫羊藿15g
菟丝子15g	何首乌15g	砂仁9g	豆蔻9g
白术15g	三棱6g	莪术6g	巴戟天30g
川芎6g			

5剂

三十八诊：2021年1月3日

LMP：12月17日。最近二三周出现反酸，有时有烧灼感如吃滚烫食物，今年逐渐不怕冷。脉光秃疏松，少许哑铃状按下略枯燥，按下细条震动有力，小颗粒略密集，胃胆肺？深支粗条光滑，按下小颗粒密集。舌暗略颤抖，少许竖裂纹。

方药：

黄芪30g	防风6g	淫羊藿15g	菟丝子15g
制何首乌15g	砂仁10g	煅瓦楞子30g	炒苍术15g
三棱10g	莪术10g	醋五灵脂10g	北沙参30g

5剂

三十九诊：2021年1月10日

胃胆肺？最近食后胃胀，喝奶茶后易反胃，吃肉丸后有胃胀，大便一天一次，略不成形，黏马桶。脉粗条疏松，冲脉疏松凹陷。舌苔滑腻，舌质暗红。

方药：

黄芪30g	防风6g	淫羊藿15g	菟丝子15g
砂仁10g	煅瓦楞子30g	炒苍术15g	三棱10g
莪术10g	醋五灵脂10g	干姜5g	党参15g

7剂

四十诊：2021年1月24日

月经未行，不能进食油腻，食后反胃有口气，胃怕凉，喝热水舒服。大便偏稀不成形，黏马桶，矢气较多。脉光滑光秃疏松，按下韧实细条，双侧浅凹陷按下疏松软条，周围略松软。

方药：

石菖蒲12g	炒苍术30g	姜厚朴15g	茯神30g
泽泻30g	钩藤15g	桑寄生30g	浮小麦30g
干姜3g	干姜5g	黄连6g	法半夏12g
三棱6g	莪术6g	煅瓦楞子30g	

7剂

【专家按语】本案为萎缩性胃炎伴中度肠上皮化生。本案未使用明显络脉用药，仅偶尔间断使用三棱、莪术、凌霄花、鬼箭羽，且并不单纯治疗胃病，兼含通络调经。病人先天阳精气不足明显，十损七八，而萎缩性胃炎已经病伤精分，所以本案使用阳精气叠加法为主，兼顾寒气，药用黄芪、党参、桂枝、淫羊藿、仙茅、仙鹤草、当归、黑附片、甘草、益智仁、吴茱萸、干姜、菟丝子、巴戟天等，精足络通，正是先天精络论的具体体现。由此反思，古人常以精分用药，补益先天，贯通后天，治疗慢性痼疾，所谓"王道无近功"，是为精足络通的道理。分寸在于，络脉瘀滞是否使用通络药味，而通络常用七法，补益通络是为其一，举凡清热、化湿、化痰、化瘀、祛风、温燥、补益，随机而用。

其早衰不孕经过3年多间断治疗，终于2021年11月底怀孕，因孕酮反复下降进行保胎，目前保胎成功。

附录

已发表的论文

简介一种尺部脉诊法

罗 愚

尺部脉诊法是指通过对尺脉脉象的诊察来诊断病况的一种脉诊技法。随师侍诊，常见有的老先生持脉，以食指定在关后尺上，中指、无名指二指同时排列于后，谓之诊察尺脉。为此曾多方查阅资料，遗憾的是，至今未见任何中医文献明示相关操作技法。于是循此法广涉脉书，临证也深加研摩，历10年略有体会。我认为，脉诊胃气、神气随处可见，根脉诊则不能离开尺脉，尺脉至少是根脉的一种。又由于尺部位置的特殊，如果再施行适当的操作技法，则不仅可以同时检测胃、神、根，对确定平脉，把握先天阴阳的生理、病理消长，进行整体生理、病理的八纲辨证、气血辨证、脏腑辨证，以及诊察尺中其他局部脏腑的生理、病理状况，都有着不同寻常的意义。笔者所掌握的尺脉诊法有比较系统的脉理和操作技法，与各家理法有所不同，现总结出部分相关的脉法脉理，简介于后。

1 四大功用与相关脉理

1.1 确定平脉 尺脉部位介乎尺肤与寸口脉之间，至少有三指的长度，又没有寸、关、尺的浮沉差异，平阔有余，脉动、脉管体、脉内容物与四周组织关系分明，其中个体脉的大小、长短、浮沉、虚实异常，可以一览无遗。由于个体差异如肥瘦高矮造成的操作困难也可以改善。此时运用"自然落指法"（见后）是确定平脉的重要依据。当然，平脉仍然要在整个操作过程中反复比较，以防疏漏。

1.2 把握先天肾中阴阳的生理、病理消长 一般来说，尺部脉法与所谓温补派各家的联系比较大，强调肾命水火阴阳。这里介绍的脉法原来的名称就叫做"阴阳脉法"，除了广义的先天肾中阴阳之外，更突出了狭义生殖阴阳的消长。且主张男女尺脉左右相反，男子左脉主肾中先天阳气和生殖之阳气的消长，主火，又主子处、大肠、膀胱无形之气化；右脉主肾中先天阴精和生殖之精的消长，主水，又主子处、大肠、膀胱有形之物的排泄。女子与男子相反，左阴右阳。

1.3 作为八纲辨证、脏腑辨证和气血辨证依据 八纲辨证对脉位的要求是不高的，浮沉迟数，有力无力，尺脉诊察和一般诊法无异。在这里，尺脉右浮取主肺和大肠无形之气，中取主脾胃，沉取主肾，如前述，左浮取主心与小肠，中取主肝胆，沉取如前述之男女相反。简易的脏腑列法，有一部分可移至尺脉诊中，前人述及较多。至于气血的一般定位，因为右气左血是一个流传应用较广的脉法，明清各家屡见，完全可以移到尺脉诊中来。

1.4 诊察局部脏腑功能的生理、病理 如前所述，尺部脉所主脏腑男女相反。除子处生殖之阴阳定位，膀胱、大肠，即二便的生理、病理状况皆可以从中测出，对脉象的要求较高。而男女左右相反，在实践中结合脉象看，如有女子大便不通，左尺中、沉取独弦滑至关，四周从容，多验，有一定道理。

2 操作步骤与重点说明

自然落指法：以双手拇指同时轻托患者双腕底，双手食、中、无名指三指同时按于关后尺中，先定浮位，然后同时加压，压力大小与脉四周组织张力大小相应，速度缓而匀，自肌肤表层一气下落到筋骨，乃至八指用力扣压久候，整个过程没有刻意停顿和重新返回。要求"指随脉势"，是平脉的重要依据。关键是操作中脉象与部位之间的主次取舍，注意要有几条明确的思路。对比是前者的深入。常用的有左右对比法、浮沉对比法。操作中指法变化较多，要求"指随脉势，脉应指生"，"势象合一，动静兼施"，强调指法的主动。

其他的脉法如以浮测沉法、沉取久候法，历代医家都没有明确具体的操作。此法沉的部位在极底，脉搏已不见搏动，只能凭无名指外端的搏动和三指下静态时的张力来确定虚实。若勉强划分为5度则是强实、饱满、中平、虚乏、空乏，又有硬、软、涩触感之分。可以简单理解为硬是血亏气盛，软是气亏血满，涩为虚或实造成的不通畅病理。然后结合轻度抬指，诊察起伏的高度来估测证候。伏脉也是极沉，但一般认为伏脉有细小的形状，也只有动静相兼的指法可能诊出。个体脉的起伏高低各不相同，须与平脉相权衡，于是轻抬指的高度也就成了一个需要估测的问题，起伏大则抬指高。

对比法往往是与相关脉理分析同时进行的。通过对比确定主要的病理可能，然后结合捕捉各部位的病理共同点，确定主要病理。

求同即归纳总结最主要的病理脉象，以指导处方用药。主要病理，脉象、部位之间一般都有相似之处或出现相互协同的病理提示。虽然有一个诊断顺序，但实际上每一步仍要互相反证。比如对平脉的确定并不能在自然落指法中一次完全确定下来，以后每一步都在反证。另外还有三个需要注意的地方，一是"成形"，即三指同时感触到脉动，此种状态称之为"成形"，在排除了先天脉硬、中医的癥瘕和西医动脉硬化、泌尿系结石等因素之后，一般认为，浮沉之间，指下成形状况所占的比例越大则病理越偏向于实邪重，反之则是虚证。二是双手同时持脉。为了细致探测脉况，一般用时会很长，持脉30分钟是常事。为节约时间，加上为了同时相诊脉，保证尽可能的精确，所以主张双手同时持脉。三是势、象、部、位都可以不同程度地提示病位、病机、病因，因而对势、象、部、位的轻重取舍至关重要，此常为人所忽视。此法又有独特的规律，比如脉细首先考虑是肝病，而脉取浮弦大，中沉明显空乏则是肾中有损。脉沉不紧，虽然《崔氏脉决》说"下手脉沉，便知是气"，实际上在操作过程中已经自然排除了，所以首先诊断为"寒邪"。

尺部诊脉法与阴阳脉诊技法浅析

罗　愚　马红明

摘　要：尺部脉诊法是指通过对尺部脉脉象的诊察来诊断病症的一种脉诊法。阴阳脉法核心是以中医先天阴阳水火肾命的消长出入为对象，重视调整奇经八脉和奇恒之腑，明确并扩展了狭义阴阳理法的具体内容。在男科、妇科、生殖、内分泌、生理、病理领域，具有重要的诊断价值。

关键词：尺部诊脉法；　阴阳脉法

1　尺部脉诊法

尺部诊脉法，是指通过对尺部脉脉象的诊察来诊断病症的一种脉诊法。在《伤寒杂病论》中就有许多关于尺脉确定病证的记载，如《辨脉法》载"尺脉弱，名曰阴不足"，《金匮要略·妇人妊娠病脉并治第二十》亦载有"妇人得平脉，阴脉小弱，其人……名妊娠……"，一般认为此处的"阴脉"指的是尺脉。《脉经·卷四辨三部九候脉证第一》里有"尺脉浮……尺脉虚……尺脉沉而滑……"，《脉经·卷一辨阴阳大法第九》载有"尺脉滑而浮大"，"尺脉牢而长"。郑钦安在《医学三书》中载"况两尺浮大而空。尺为水脏，水性以下流为顺，故脉以沉细而濡为平。今浮大而空，则知阴气太盛，一线之阳光附阴气而上腾，有欲竭之势也。方宜白通汤主之。或潜阳丹亦可"，"肾水泛溢者，两尺必浮滑，不思一切食物，口间觉咸味者多。可与滋肾丸（知母黄柏官桂）、苓桂术甘汤"等。笔者曾经多方实地考察，常有所见闻，所师承的阴阳脉法，也是主要在尺部施行，由此设立了一种专门的尺部脉诊法。

尺部脉诊的持脉法，是以食指定在关后尺上，中、无名二指同时排列于后，然后运指。尺脉首先是根脉的一种，如叔和云："……尺犹不绝……何忧损灭"。另因尺脉位置特殊，若再施以适当的脉诊手法，不仅可以同时检测脉气的胃、神、根，对于确定平脉，把握先天阴阳的生理、病理的消长，作出整体的生理、病理的八纲辨证、脏腑辨证及诊察尺中各个脏腑的生理、病理状况，都有着不同的意义。

1.1 尺部脉法的功用与脉理

1.1.1 确定平脉

尺脉部位介乎尺肤与寸口脉之间，至少有三指的长度，又没有寸、关、尺的浮沉差异，平阔有余，脉动、脉管体、脉内容物与四周组织关系分明，其中个体脉的大小、长短、浮沉、虚实异常，可以一览无遗。此时运用"自然落指法"是确定平脉的重要依据。当然，平脉仍然要在整个操作过程中反复比较，以防疏漏。

1.1.2 把握肾中阴阳的生理、病理消长

一般来说，传统尺部脉法与所谓温补派各家的联系比较大，温补派强调肾命水火阴阳。如薛已指出，左尺脉虚弱而细数者是肾水真阴不足，宜六味丸，右尺迟软或沉细而数欲绝者命火常亏，宜八味丸。《医宗必读》中谓："先天之本在肾……故肾为先天之本……"，"两尺为肾部，沉候之六脉皆肾也……肾水绝也"。这里介绍的脉法主体，原称为"阴阳脉法"，它除了阐述广义的先天肾中阴阳之外，更突出了狭义生殖阴阳的消长，且主张男女尺脉左右相反：男子左脉主肾中先天阳气和生殖之阳气的消长，主火；又主子处、大肠、膀胱无形之气化。右脉主肾中先天阴精和生殖之阴精的消长，主水；又主子处、大肠、膀胱有形之物的排泄。女子与男子相反，左阴右阳。值得关注的是在脉象上，仲景的"男子脉浮弱至涩为无子，精气清冷"和"脉得诸芤动微紧，男子失精，女子梦交"，"……此名为革，妇人半产漏下，男子则亡血失精"的名训，是生殖之阴阳病变脉象的经典。对女子精气变化，包括现代医学有形之经、带甚至排卵，妊娠的生理、病理的审脉确定，男子精气的饱满与漏、遗异常，现代医学的有形之物的消长出入，如不射精、逆行射精的审脉确定，都出于其中。对于大肠无形气化定位是否存在，有待商榷，暂列存疑。

1.1.3 作整体的生理、病理的八纲辨证、脏腑辨证等

八纲辨证对脉位的要求不高，浮沉迟数，有力无力，尺脉诊察和一般诊法

无异。而《难经·五难》中的经文曰，"如三菽之重，……肺部也……按之至骨，举指来疾者，肾部也"则是脏腑浮沉定位法的雏形。在这里，尺脉右浮取主肺和大肠无形之气（与一般大肠只一处定位不同，这里有形无形分列），中取主脾胃，沉取如前述李中梓所言"沉候之六脉皆肾也"，男子主肾中先天阴精和生殖之阴精的消长，主水。右主子处、大肠、膀胱有形之物的排泄。

女子主肾中先天阳气和生殖之阳气的消长，主火；又主子处、大肠、膀胱无形之气化。左浮取主心与小肠，中取主肝胆，沉取如前述之男女相反。简易的脏腑经络分列法，有一部分可移至尺脉诊中，前人述及较多，如郑钦安在《医理真传》说右浮为三阴病，左沉为三阳病等。

1.1.4 诊察局部脏腑功能的生理、病理

前面已经提到，尺部脉所主脏腑男女相反。除子处生殖之阴阳定位，膀胱、大肠，即二便的生理、病理状况，皆可以从中测出，对细察脉象的要求较高。

1.2 操作技法与审脉

1.2.1 自然落指法

自然落指法即以双手拇指同时轻托彼双腕底，双手食、中、无三指同时按于彼关后尺中，先定浮位，然后同时加压，压力大小与彼脉四周组织张力大小相应，速度缓而匀，自肌肤表层一气下落到筋骨，乃至八指用力扣压久候，整个过程没有刻意停顿和重新返回。要求"指随脉势"，是确定平脉的重要依据。传统类似的脉法如："初重指切骨定毕，便渐举指，令指不厚不薄与皮毛相得……以意消息进退举按之宜。"（《千金要方》）这里的"重指"初看不一样，实际上就是强调一气下落，如果在尺脉部位应用，似更便捷有效。

1.2.2 察独对比，察独易懂

《素问·三部九候论》曰"……独小者病、独大者病……独陷下者病。"操作中的关键是脉象与各独立部位之间的主次取舍，注意要有明确的思路。对比是前者的深入，常用的有左右对比法（重点在于双手对比时，双手脉象之间的异同，有病理上相互协同和不同病理同时存在的可能）、浮沉对比法，更针对

浮沉之间的脉象病理协同可能和相异可能，操作中指法变化较多，要求"指随脉势，脉应指生"，"势象合一，动静兼施"，强调指法的主动。按下对比，古医案常记录有按之如何如何，即是指此是浮沉对比的衍生技法，是从上一层位略加压后的指感对比。

1.2.3　其他的脉法

如以浮测沉法（此法认为脉动为浮，而周围组织为沉，只诊浮位就有可能掌握沉位的状况）、沉取久候法。沉取久候法一向为历代医家所倚重，朱丹溪论曰："……若察取至骨，来势有力，且数，以意参之于证，验之形气，但有热证，当作痼热可也。"李中梓指出"……脉又不足凭，当取之沉候"，但都没有明确具体的操作。此法沉的部位，在极底，脉搏已不见搏动，只能凭无名指外端的搏动和三指下静态时的张力来确定虚实。若勉强划分为5度则是强实、饱满、中平、虚乏、空乏，又有硬、软、涩触感之分。可以简单理解为硬是血亏气盛，软是气亏血满，涩为虚或实造成的不通畅的病理变化。然后结合轻度抬指，诊察起伏的高度来估测症候，如周学海所言"肾气虚者，尺中必陷而起伏小也"（《读医随笔》短脉余义）。御医世家赵绍琴教授的沉取重按，常谓按之有力或按之急数，可能就是动静相兼的指法诊察所得，在重压无搏动的情形下，是不可能有24脉之中任何一种脉象出现的。伏脉也是极沉，但一般认为伏脉有细小的形状，也只有动静相兼的指法可以诊出。个体脉的起伏高低各不相同，须与平脉相权衡，于是轻抬指的高度也就成了一个需要估测的问题，起伏大则抬指高。又有极力重压脉仍搏动的，多为气郁，阳亢或有癥瘕。对比法往往是与相关脉理分析同时进行的。通过对比确定主要的病理可能，然后结合捕捉各部位的病理共同点，确定主要病理。

1.2.4　求同审脉

求同审脉即归纳总结最主要的病理现象，以指导处方用药。主要病理脉象、部位之间一般都有相似之处或出现相互协同的病理提示。如前所述，虽然有一个诊断顺序，但实际上每一步仍要互相反证。比如在自然落指法中平脉的确定不能仅凭一次而确定下来，之后进行的每一步都在反证。另外还有三个需要注意的地方，一是关于"成形"的概念，即三指同时感触到脉动，此种状态称之为"成形"，在排除了先天脉管较硬、中医的癥瘕和西医的动脉硬化、泌尿系结石等因素之后，一般认为，浮沉之间，指下成形状况所占的比例越大则病理越偏向于实邪重，反之则是虚证。二是双手同时持脉。为了细致探测脉况，一般用时会很长，持脉三十分钟是常事。为了保证同时相诊脉，节约时间，所以主张双手同时持脉。三为势、象、部、位都可以不同程度地提示病位、病机、病因，因而对势、象、部、位的轻重取舍至关重要，此常为人们所忽视。

2 阴阳脉法

阴阳脉法是一种传统的尺部脉诊技法，其核心是以中医先天阴阳水火肾命的消长出入为对象，重视调整奇经八脉和奇恒之腑，明确并扩展了狭义阴阳理法的具体内容，对脉象的体悟倾向于现场指感，审脉经验独特，并有相应的固定的理法方药。在当代医学的男科、妇科、生殖、内分泌、生理、病理领域，可以发挥一定的作用。

阴阳脉法大约是在上世纪30年代，由一位山东籍中医妇科医生，口述传授给陈仲川先生，50年代末，陈先生传授给业师曹新志老中医，虽然阴阳脉法的理法尚不完备，需要进一步系统规范，但是作为一家之技，仍具有一定特色，现将师承和个人实践心得总结如下：

2.1 对狭义阴阳理法的明确和扩展

如前所述，除了传统广义的先天肾中阴阳之外，它更突出了狭义生殖阴阳的消长。主张男女尺脉左右相反，同时，将狭义阴阳二元成分又进一步细化和扩展，由肾间无形动气和有形精气，分为卫水汽津液胆汁营血精髓十成分，脏腑经脉则涉及奇恒腑和奇经。尤其明确男性左沉取主冲任脉的功能，主相火，储藏精元，右主督带脉功能，为髓，精元和君相火同居。女性左沉取主督带脉功能，为君，相火、精元和髓同居，右主督带脉功能，储藏髓，主相火，生理和病理上还提出浮中取多表示水汽津液变化，中沉取多表示液胆营血变化。

2.2 脉象描述的现场化

在脉象上，仲景的"男子脉浮弱至涩为无子，精气清冷"、"脉得诸芤动微紧，男子失精，女子梦交"及"……此名为革，妇人半产漏下，男子则亡血失精"的名训，不仅是对生殖之阴阳病变脉象的经典描述，更是一种通俗直观的描述，有力、无力、硬、软、旺、空等描述，即使使用虚、弱来描述的部分，也不是经典脉象规定的含义，涩脉往往只是不匀净、不整齐指感的泛化使用。

2.3 审脉经验的丰富而独特

阴阳脉技操作过程之外，根据不同层面的机理，有不同的确认思路。既重视大略的简易直观判断，比如：脉细首先考虑是肝病。而脉浮取弦大，中沉明显空乏则首先考虑是肾中有损。脉沉不紧，虽《崔氏脉诀》中述"下手脉沉，便知是气"，在实际操作过程中大多已经自然排除了，中取多不连续直挺，所以首先诊断为寒邪，同时也注意特异性脉，比如：食中指浮中取，见弦大、实大、洪大，为气血奔涌，用按下对比法就可以对比分析。审脉的专科经验，师承口述有男子射精后，一天内都可能出现气血奔涌现象，曾经观测上千名男子，在前列腺按摩压取前列腺液之前后对比脉象，术后 24 小时内，浮中取有类洪大的气血奔涌现象，占百分之三十以上，其余是虚缓、虚滑，近革芤类，弱化、濡化和豁大脉，可见后天生理性基础代谢变化，在临证凭脉时的重要性，也证明传统"一滴精，十滴血"之说有深意。

2.4 脉方对应和脉药对应

阴阳脉技基本上是将凭脉与方药一体化对应的，辅以四诊合参，这与其属于专科诊脉的关系很大，作为一家之技，同一些临床名家如孔伯华等，有惯用方药套路一样，业师曹新志也有格式化的方药法程。在50多岁到73岁之间，临证方药基本格式，包括治疗女性现代西医学胆系相关疾病，均重用熟地、枣皮、当归、白芍，约占其 60%多的处方量。一派傅青主、陈士铎类方，或用张景岳类方，大补肝肾阴血，灵活合以调肝益气化痰等法，组方崎岖错落，轻重参差，实际就是以养精种玉汤为基础，以左右二归的样式，凭脉权衡，结合形症，如：（1）偏阴血虚畏寒，左尺细柔或细乏或濡或虚大，重按减，熟地45g，枣皮25g，白芍25g，当归30g，枸杞15g，肉桂3g。若有热，或脉细滑，去桂减归，加骨皮15g。（2）妇科经带或生殖系统器质性病变，如经黑量少腹痛，脉急，弦滑或涩，按不弱，多先用宣郁通经汤加减数日，后以养精二归权衡加减。依笔者个人的实践经验，对于男性患者则应以巴戟天、白术、人参等温阳为主，故刻意将傅青主、陈士铎类方纳入，现以秘传宣郁通经汤应用为例。方药组成：白芍15～60g，或赤芍9～60g，当归15～90g，丹皮9g，栀子9～12g，白芥子6～12g，柴胡3～12g，香附3～15g，川郁金3～15g，或广郁金9～30g，黄芩3～18g，粉草3～15g。具体应用，一辨体质类型，指面色黑黄偏深，形质较坚硬，以唇色为准，或白皙或红而唇燥暗红。忌骨肉软乏，及面色赭赤或㿠白。二辨脉诊，指以传统简易表述，脉体弦势敛或按之弦，以双关为准。忌寸尺长大，及虚软如濡虚弱芤。三为变用法，高频率固定使用一方，不过是入手习惯与方便，常用变化已了然于心，如方药寒热润燥调整，多以大小柴胡、益胃、一贯、逍遥合用。四为循经泛用法。中医肝胆经及其系统都可以考虑使用。五为局部辨治法。凡形色暗燥，分泌减少，或分泌物色暗，如带下、痛经、腹泻时，需细查。六为西学病理应用。主要是3个方面：①妇科疾病；②胆囊系疾病；③各部疼痛。

　　总之，传统阴阳脉诊技法，尚不完备，相对于整体性的辨证论治法，显然不如寸口脉有优势，它的优势只在于对原始动气和精血的把握这一部分。实践所得，其对部分肠胃疾病、胆系疾病的诊治也有指导作用。

尺部阴阳脉诊法拾遗

罗 愚

关于师门尺部阴阳脉诊法，已经写有专文简介。该脉法多属师承和个人实践归纳，有侧重脉诊现场描述，和脉治合一的鲜明特色，同时自编的术语较多，既不规范也不容易理解，所以有必要作相关的说明，这里结合阴阳脉法中其他几个重要的核心细节，再撰一文，一并作补充说明，尽量周全细化，同时谈了一些个人对现场脉诊的看法，以期与同道充分地交流，并给予指正。

1 脉诊现场若干指感说明

笔者曾经在长达8年的脉诊艰苦实践中，僵执几家脉学的文字描述规范，心里想象的概念和具体脉象很清楚，但落实到每个病人寸口上，即或认真体会1小时，指头感觉也是一片茫然，更遑论指导论治。1996年，得遇明师，才完全放下文字到文字的描述僵执，回归到原始脉诊现场，继而理解经典规范和各家医案描述的实际所指，区别了描述要素和论治要素，顺利进入脉治合一。这里将相关现场指感连同自编术语说明如下：

1.1 桡动脉管体形态分类

经典脉学规范对管体形态没有作分类，也就没有更多的具体描述，尽管实际上古人肯定比现代人发现了更多的现场脉表象，从最早的《内经》，到金、元、明、清的大量医案就可以看出来，但古人的规范描述却是有选择的。回到脉诊现场，每个人的基础管体形态是不同的，大约可以作二种分类。

A. 非结节型。又细分为椭韧型，算比较常见的正常型，粗细较均匀，质地韧实，位置适中或略靠近尺侧，与周围组织有界限。宽扁型，管体扁，不圆实，位置偏中下层，与周围组织界线略模糊。细韧型，细管体，浮中沉位都可以见到，与周围组织界限明显。肌里韧软型，胖人常见脉，肌层厚，皮肤与管体间距较大，管体位置沉，贴近底部桡骨，管体多韧而软，与周围组织界限较模糊。粗隆型，瘦人多见，管体韧实粗大，位置浅高，贴近皮肤，管内偏空豁，与周围界限分明而陡峭，常简称界陡。管体现场化质感分型虽然来源于脉诊现场，有一般规律可循，但主要是为了方便进一步感知其分表象，包括如部分个体化的脉表象动态从化等，完全可以根据个人指感，确定略有不同的分类，所以各人可以自行归纳，方便就行，这里仅供参考。

B. 结节型。脉诊现场很常见，寸口脉更多见，中老年人近一半可见，结节是管体局部膨起，如果细化，还有颗粒、泡状、膨状等，可见后述。又细分为单结节型，尺部仅见单个膨起的结节。连续结节型，有2个以上膨起的结节，有的结节虽然不是很明显，也仍要注意。另外小儿管皮菲薄，管内代谢旺盛，有可能扪及管体就感觉洪大流利，算特例，尺脉本身应用于小儿也较少。不同的基础管体形态决定了不同的表象变化范围。主观上相同的指感，因为不同的个体基础形态和动态从化，往往对应不同的生理、病理。

1.2 平脉与浮沉层位确定及脉象重点的现场化说明

回归现场，很多经典规范的脉象就不能从文字上僵化死守，规范规定太具体刻板，所以很多平常的脉变得稀有，如涩脉。有很多医案描述为了合乎规范，就一律用高频率、广适应的脉象，既脱离现场描述要素，更脱离了指导治疗的论治要素，因为按规范不好准确认定，常用如弦脉，曾经看到一位近现代名医医案精华专辑，有脉象记录的病案，几乎处处都是弦细。要从原始的指感开始描述，为了方便理解具体操作，先谈二个自编术语，内参照和外参照。外参照指借助皮肤和皮肤以外的标志物来参照确定描述要素，如浮位脉和脉体靠近尺侧或桡侧的确定等。内参照指借助皮肤以内的指感来对比参照确定描述要素，如有力无力和有物空豁等。平脉，是一个假定的脉表象基础标准状态，是通过收集内、外参照所得到的各种描述要素的指感反馈，整合后在持脉人大脑里形成一个动态均衡状态，再传达到指下即有胃气的理想指感，这个收集和形成过程，应该是贯穿脉诊全过程的，因此前面强调了不同管体形态的分类，每种具体管体的平脉是不同的。再谈浮、沉脉的具体现场所指。浮、沉应该有整个管体位置的浮沉倾向和管体内部固定的浮、沉差异化分层，这是两个不同的概念。一部分中医医生，从事多年脉诊仍然不能用语言描述浮、沉脉的原因之一，就是没有区分两者。细致地谈一下，浮位脉，管体与桡骨基本平齐，略低或平齐于腕肌腱，与皮肤贴合，脉动起伏空间较大（随测法是较佳测定法，2004年开始由金氏脉学借鉴而来）。沉位脉，管体贴近骨底部，在桡骨和腕肌腱一半水平线以下，与皮肤间距较大，前面提到的肌里韧软型脉管体即是，脉动起伏空间明显狭小。脉的浮层，指管体的表层，如果本身是浮位脉，则相对容易确定。脉的沉层，指脉管被制动的底层。一般说的脉象，即脉表象的描述要素，单纯传统规范脉象 24、27、28 等其实远远不够。当代客观脉象研究常用的描述要素是可行的，在现场看来略有不同，尺部阴阳脉诊法的现场脉诊更强调脉象的论治要素，管体紧张度紧缓主要是弦化类脉，内容物主要是滑涩，强度主要是虚实，这里的虚实就是有力无力，不是经典规定的虚、实脉，而是指感强弱。混合表象变化，管体与内容物变化主要是芤革散伏牢。节律和速率暂略。尺部阴阳脉诊法的核心指感是通过沉层取获得的，专指先天生存状态，通过沉取久候，察知沉层脉表象，而于浮中层如何洪实滑数，有类似真假的区分，有描述价值，而论治价值就必须鉴别。对于张仲景关于男、女性生殖内分泌病理的芤动微紧、浮弱至涩、名为革等经典描述，阴阳脉法也认为要泛化的理解，如脉诊现场的动脉，主要强调冲击感，具体可以是洪大而实，也可以是滑数而急。紧脉可以是没有明显动势的僵硬管体，进一步按下，管体内明显空豁，就是革，只要有中沉取的空豁指感，包括经典描述的虚脉，一般阴阳脉法都叫做芤革化类脉，这也是合乎脉诊现场实际情况的。看金元明清的各家医案记录，动辄见芤脉，或大脉，而从虚论治，其实是芤革化类脉，远不是规定的那样具体对应。至于濡弱微，就正好直接对应了先天生存状态虚损。对于管体收敛的弦化类脉，类似紧，但是弦脉起伏空间的狭小是鉴别点。至于离心或向心而动的滑、涩脉象，阴阳脉法的特色是分厚薄，厚滑，薄滑，厚涩，薄涩。滑涩的距离也很重要。这里的涩脉，也是泛化的，只要过指下不均匀、不流畅就是涩脉类，不仅合乎现场，在对应生、病理上也更合乎实际，李延罡的《涩脉论》（有专家说是朱丹溪），几乎就涉及了虚实寒热痰瘀等大部分病理，应该可以简单一点，涩即是塞。

还有一类，就是经典规范里基本上没有的脉象。其实前述管体形态分类已经涉及到这样的一些内容。这里更细化一些。从其他专文里节选了小部分，附录在后面：在细化脉象的一些脉象表述体系里，经典的规范内容是需要补足的，笔者认为古人有类似指感，却因为规范诊治体系的需要而省略了。对比《脉经》以后经典脉象规范表述，所谓 24、28、27、32脉等，在实际脉诊现场，由于部位的特殊，或经典描述本身的不完备（对静态象的归纳缺失和象的分裂的细化描述缺失等），存在一些脉的形态的确不好表述，必然就有了非经典的脉象描述。笔者主要习用膨条粒泡四种常见指感加以描述。泡脉的指感，一般人常常是以滑脉表述的，单独列出，主要因为泡脉是近乎静态的，也可以是主脉局部的分裂，而且当它分布在食中指间，关无指间，尤其当时没有一定的滑动距离，或泡与前后间距很远时，它滑的意义太小了，加上笔者对部分客观检测法中波的经验性对应，泡与滑描述也就必须要有所区别（但是两者之间是可以有量化上的连续关系的）。网络上有人以指间异常象为所谓温热病理的，实际上，指间的生理性脉象指感本身就是存在的，如果有循此脉象探索病理传导，应该是指泡滑（缩小形变就是粒）的变形。膨，也是静态，在方圆形之间，较粗而隆起，可长也可能短，或许一般人也是以弦脉来描述表达。笔者以为，弦肤如果泛化（如，定义为管体变化），也可以包括膨，但是膨首先是静态，还可以是弦的细化分裂的组成部分，可以是局部结节状质感的管体表现（将另文高频经典生理三元脉理解清楚了，大家就更容易明白）。膨象，与管体三层内皮如结缔组织的局部组织变形（如豆，扭曲，已经脱离血流和波的作用范围），是有区别的，称为脉象的，都是波与血流状况及管体（纤维）的共同表现。粒象，一般是膨和泡的缩小，质地较坚硬。条，是主体脉之外的长条形脉体（前三种也常在主脉之外），由桡动脉岐支或周围其他小动脉异常扩张形成。

1.3 动态变化

现场脉表象的动态变化十分复杂，它不是医案里简单的记录，应该是左、右手尺部二段脉的动态立体时空，而且有很多具体脉象和分层次的细节，需要专文论述，本文只能略提几句。

（1）动态变化的一般指感规律，一般首先是一元应激反应，即数类化脉，再更旺，然后衰减，弱化，变化单纯，在阴阳脉法里用得多；二元应激，才出现数类化脉并见迟缓脉，寸口脉相关生、病理多见。

（2）基础管体形态不同，具体脉表象的一般变化范围也不同，如细韧型变大脉，再大也比一般宽扁型细的多。每种类型的应变从化也不同，粗隆型的内容物变化不容易显现。结节型中取容易出现刮手的涩滞感。

有3个自编术语，也有必要单独谈一下。

（1）气血奔涌，是师承常用口语，脉象是大浮数动滑等复合的阳合脉，在生、病理作用下产生，在沉取久候之后或按至底层明显黜乏，及整体脉形势变为濡弱类脉，其实是芤革类脉在生殖内分泌系统生病理的特殊情况。

（2）一点神机，是师承常用口语，本指经期、排卵期、孕期、性别等脉象不易辨别，常常依靠意念放大或者灵机一动来确定的情形，后来也泛指很多疑难质感，通过集中到某个很小的一点质感，最终得以确定结论的情形。这一点显得很无奈，但是脉诊现场确实有很多不可以言说的东西，它们有时候甚至是起决定性作用的。

（3）指随脉势，脉应指生。在自然落指法的过程中，主要是确定平脉和发现局部可能异常，不能扰乱自然的脉表象，故指随脉势。为了充分揣测脉表象信息，主动施展指法，加压、外推、内挽，较脉应指生。

2　脉治合一与先天生存状态

脉诊的目的是指导具体治疗，而不是为了吻合诊断的规范结论而诊断，这一点在阴阳脉诊法的应用中表现得比较突出，与尺部主要集中反映相对简单的先天生存状态有关。前面提到的脉象一元化应激反应过程，是论治的主要匹配对象，首辨虚实，虚实对象以精气与阴精为主，细化对象是髓血胆液等，方药由一两味精气或阴精基础药开始累加。说明2个自编术语：

（1）先天生存状态，特指胚胎状态的人体存在状态及相关的胚胎五脏象、奇经八脉、奇恒之腑等，胚胎时期的肺、脾象，是呼吸先天之气，从脐眼吸纳先天饮食，所以后天人体久治不愈的呼吸、消化异常，从先天精气论治。

（2）有一分相火，就有一分精亏。也是师承常用口语，明显是套用的前贤名句样式。在方药上，师承基本是补精气为主，即源于此理。而对应的脉表象，往往如气血奔涌的洪实类脉，关键指法就是沉取久候法。

阴阳尺部脉诊法及其临证应用

罗　愚　张广中

【摘要】尺部脉诊法是通过诊察尺部脉象诊断病证的脉诊法，其核心是以先天阴阳、水火、命门的消长出入为对象，重视奇经八脉和奇恒之腑的生理、病理变化，明确并扩展了狭义阴阳理法的具体内容。笔者对脉象的体悟倾向于现场指感，不拘于脉名规矩，审脉经验独特，并给予相应的方药治疗。

【关键词】阴阳尺部脉诊法；现场指感；先天；奇经八脉

尺部脉诊法，是指通过诊察尺部脉象诊断病证的脉诊法。在《伤寒杂病论》中就有关于尺脉确定病证的记载，如《辨脉法》记载："尺脉弱，名曰阴不足"[1]；《金匮要略》亦有"妇人得平脉，阴脉弱小，其人……名妊娠…"[1]的记载。一般认为此处的"阴脉"指尺脉。《脉经》也载"尺脉浮……尺脉虚……尺脉沉而滑"、"尺脉滑而浮大"、"尺脉牢而长"[2]，郑钦安平脉论治，曾谓"两尺浮大而空……一线之阳光附阴气而上腾，有欲竭之势也"、"肾水泛溢者，两尺必浮滑"[2]等，可见尺部脉诊技法早已存在。20世纪90年代中期，笔者有缘学习了"阴阳尺部脉诊法"，虽然其理法尚不完备，需要进一步系统、规范，但作为一家之技仍有一定特色，现将师承和个人实践心得总结如下。

1　阴阳尺部脉诊法的源流与基本原理

约20世纪30年代，阴阳尺部脉诊法由一位山东籍中医妇科医生，口述传授给陈仲川先生。50年代末，陈先生传授给业师曹新志老中医。其核心是以中医先天阴阳、水火、命门的消长出入为对象，重视奇经八脉和奇恒之腑的生理、病理变化，明确并扩展了狭义阴阳理法的具体内容。该诊脉法对脉象的体悟倾向于现场指感，不拘于脉名规矩，审脉经验独特，并有相应固定的理法方药。

阴阳尺部脉诊法除阐述广义的先天肾中阴阳之外，更突出了狭义生殖阴阳的消长，且主张男女尺脉左右相反：男子左脉主肾中先天阳气和狭义生殖之阳气的消长，主火；又主子处、大肠、膀胱无形之气化。右脉主肾中先天阴精和狭义生殖之阴精的消长，主水；又主子处、大肠、膀胱有形之物的排泄。女子与男子相反，左阴而右阳。同时，将狭义阴阳二元成分又进一步细化和扩展，把肾间无形动气（先天阳气）和有形精气（精元），细分为卫、水、气、津、液、胆汁、营、血、精、髓十部分，脏腑经脉则涉及奇恒之腑和奇经八脉。明确指出男性左沉取主冲任脉的功能，主相火，储藏精元，右主督带脉功能，为髓，精元和君相火同居。女性左沉取主督带脉功能，为相火、精元和髓同居，右主冲任脉功能，藏髓，主相火。生理和病理上还提出浮中取多示卫、水、气、津、液变化，中沉取多示液、胆、营、血变化。

2 操作步骤、指法、审脉及临证经验

2.1 自然落指法 即以双手拇指同时轻托彼双腕底，双手食、中、无名三指同时按于彼关后尺中，先定浮位，然后同时加压，压力大小与脉管四周组织张力大小相应，速度缓而匀，自肌肤表层一气下落到筋骨，乃至八指用力扣压久候，整个过程没有刻意停顿和重新返回。要求"指随脉势"，是确定平脉的重要依据。传统类似的脉法如《千金要方》所谓初重指切骨定毕，便渐举指，令指不厚不薄与皮毛相得，这里的"重指"初看不一样，实际上就是强调一气下落。

2.2 察独对比指法 察独较易懂。正如《素问•三部九候论》云："……独小者病、独大者病……独陷下者病"[3]。操作的关键，是脉象与部、位各自独见之间的主次取舍，注意始终要有明确的逻辑思路。对比是前面操作的深入，常用的有：①左右对比法：重点在于双手对比时，双手脉象指感之间的异同，因为有病理上相互协同和不同病理同时存在的可能；②浮沉对比法：针对浮沉

之间的脉象病理协同可能、相异可能，操作中指法变化较多，要求"指随脉势，脉应指生"、"势象合一，动静兼施"（此为师门语录），强调指法的主动性；③按下对比法：古医案常记载有按之如何的描述，即此类指法，是浮沉对比的衍生技法，是从上一层位略向下加压后的指感对比。

沉取久候法一向为历代医家所倚重，朱丹溪、李中梓有专论，但都没有明确具体的操作方法。这里作为重点介绍一下仅供探讨。此法沉的部位，在极底，脉搏已不见搏动，只能凭无名指外端的搏动和三指下静态时的张力确定虚实。若勉强划分为5度则是强实、饱满、中平、虚乏、空乏，又有硬、软、涩触感之分。可以简单理解为硬是血亏气盛，软是气亏血满，涩为虚或实造成的不通畅等病理变化。之后再结合轻度抬指、充分抬指诊察起伏的高度，动静相兼地估测证候。周学海所言肾气虚者，尺必陷而起伏小，就可归于此法。赵绍琴教授的沉取重按，常谓按之有力或按之急数，可能就是动静相兼的指法诊察所得。伏脉也是极沉，但一般认为伏脉有细小的形状，也只有动静相兼的指法可以诊出。不同个体脉的起伏高低各不相同，须与平脉相权衡，于是轻抬指的高度就成了一个需要估测的问题，起伏大则抬指高。又有极力重压脉仍搏动的，多为气郁、阳亢或有积聚。对比法往往与相关脉理分析同时进行。

2.3　以浮测沉法　即脉动为浮，而周围组织为沉，只诊浮位就可能掌握沉位的状况。

2.4　求同审脉　即归纳总结最主要的病理现象，以指导处方用药。主要病理脉象、部、位之间一般有相似之处或出现相互协同的病理提示。如前所述，文字上是按一个操作顺序描述，但实际临证时，每一步仍需互相反证。操作注意，一是关于"成形"的概念，即三指同时感触到脉动，此种状态称之为"成形"，在排除了先天脉管较硬、癥瘕、动脉硬化等因素后，一般认为，浮沉之间，指下成形状况所占的比例越大则病理越偏向于实邪重，反之则是虚证。二是双手同时持脉。为了细致探测脉况，一般用时会较长。为了保证同时相诊脉、节约时间、方便操作，主张双手同时持脉。三是势、象、部、位的轻重取舍至关重要，此常为人们所忽视。势、象、部、位可以分别对应整体，提示一定程度的病理变化。

审脉时，根据不同层面的机理，有不同的确认思路。就脉象指感规律而言，张仲景的"男子脉浮弱至涩为无子，精气清冷"、"脉得诸芤动微紧，男子失精，女子梦交"，"……此名为革，妇人半产漏下，男子则亡血失精"[4]的名训，是生殖病变所对应脉象的经典指感，在阴阳尺部脉诊法指感的一般描述中，使用较多，是审脉的简易法门。师承经验，重视使用大略的直观判断，如脉浮取弦大，中沉明显空乏则考虑肾中亏损；脉见典型的沉象，或伴紧象，也不是"下手脉沉，便知是气"[4]，因中取多不连续直挺，则主气郁的指感大多已经自然排除了，所以此时首先考虑寒邪，当证据不足时，才考虑气郁。同时要注意精细诊脉，如专科的审脉经验，食中指浮中取时，见弦大、实大、洪大，为气血奔涌现象，通过使用按下对比法、沉取久候法细致地对比分析，才能知道是真性还是假性的强烈搏动。这里顺便谈一下，男子射精后，一天内都可能出现气血奔涌现象，曾经观察上千名男子，在前列腺按摩获取前列腺液之前后对比脉象，术后24小时内，浮中取有类似洪大的气血奔涌现象，其余是虚缓、虚滑，近革芤类、弱化、濡化和豁大脉。

3 临证验案举隅

病例1：患者，女性，26岁，未婚，2005年5月14日初诊。月经先期量多3年。12岁初潮，2002年曾有月经量多，行经10余天不止，服中药控制。此后，月经周期提前7～14天，行经7～9天，最长半个月，量多，色黑红，末次月经为4月28日，断续至初诊。形瘦，神倦无力，心慌气短、腰痛，白带量多，色白质稀，小腹时胀，纳可，大便软，小便正常。舌淡红、苔略剥，舌尖少许红刺。左脉偏沉、细；尺部偏沉弦，按之软细，中取细滑；沉取软乏，制动时指下较空虚。右脉弦软，按下虚弱；尺部虚而软，按下无力，制动时软乏。证属阴阳两亏、冲任不摄、督带虚损、营血郁热。

方药：菟丝子24g、山药15g、芡实24g、桑寄生24g、茯苓15g、覆盆子15g、茜草12g、焦白术9g、炙甘草6g、生地黄9g、白芍9g、车前子9g、黄芩9g、瞿麦6g、柴胡3g、炒芥穗3g。5剂。二诊：血止3天，诸症稍减。尺部明显充实，浮中取略细软，有滑动指感，左尺沉取弦软，少力。郁热尚存，奇经欠充，偏于阴精亏损。处方：熟地黄24g、枣皮15g、覆盆子15g、生地黄15g、白芍9g、茜草12g、黄芩9g、泽泻9g、柴胡3g。5剂。三诊：诸症未见。左关中取双峰滑过，尺浮中细滑，略窜动，制动时仍乏力。右中取弦软，沉取软，不虚。势在营血郁热、阴阳两亏而偏向阴精亏损，或排卵将至。处方：菟丝子24g、熟地黄24g、枸杞子、覆盆子15g、生地黄15g、侧柏叶15g、桑葚12g、茜草12g、白薇9g。7剂，嘱测基础体温。四诊：左脉中取细弦，尺部沉细弦，按下软，尚充实；右脉软，管体界限与周围融合明显，按下少力。证属阴阳两亏、冲任不足。处方：菟丝子、仙鹤草各24g，太子参、枸杞子、覆盆子、生地黄、旱莲草、侧柏叶各15g，巴戟天、桑葚子、茜草各12g，麦冬、益母草各9g。5剂。五诊：月经未至，察连日基础体温记录，提示较数日前有升高趋势，左寸关、右关尺脉中见滑意，双尺沉取均滑软。冲任充盈，月事将作，证属冲任不足，营血郁热，处方：覆盆子15g，生、熟地黄各15g，桑葚子15g，白芍、茜草、黄芩、泽泻、益母草各9g，柴胡3g。六诊：二剂后经至。调整3个月，月经正常，身体轻健。

病例2：患者，男性，31岁，2007年9月14日初诊。主诉婚后4年未育。形肥色暗，易胸闷，食量多变，大便或软或秘，伴腰酸、早泄、遗精，勃起不坚；苔薄白，舌肥暗，边有赤点；精液常规示弱、少精症。脉软细，管体界限与周围组织融合明显；左尺沉细软，按下管内软而搏动模糊，有刮指感，制动时无力；右尺软而偏大，管内滑动感不流畅，制动时略虚。证属阴阳两虚、督带虚损、痰瘀互结，方用：海马9g，熟地黄、菟丝子、山药、丹参各24g，淫羊藿、浙贝母、牡蛎各15g，枸杞子、覆盆子、山茱萸、茯苓、泽泻、牡丹皮、杜仲、金樱子、虎杖、徐长卿各12g。5剂。二诊：尺脉充实，按下软滑，左尺已大。守方加减，服药60余剂。一年后随访，其妻已孕待产。

参考文献

[1]王叔和.脉经[M].北京：科学技术文献出版，1996.

[2]唐步祺.郑钦安医书阐释[M].成都：巴蜀出版社，1996.

[3]王冰（唐）.黄帝内经素问[M].北京：人民卫生出版社，1979.
[4]赵恩俭.中医脉诊学[M].天津：天津科学技术出版社，1998.

三分五体的简要说明

中医学的表述特点是采用归纳法多，取类比象，这其实是过去中国文化的特点。中医一直是在借用其同时代最新思维理论、实践工具及结论之中而不断变化的，例如"六气"由"阴阳风雨晦明"变化为"风寒署湿燥火"。只是2000年来，中国人对世界自然的认知进展缓慢（虽然实操技术经验常常很丰富，乃至现在看来很多依然让人叹为观止），理论表述革新几乎没有，所以也就没有中医的理论体系大更新。由于人类对微观规律的把握依然相对有限，借用所谓"整体观"的撑腰，宏观的看，中医的脏象、五行这种带有朴素系统论的说理工具还可以有一点点生存的空间。而要说到阴阳观，在可预见的人类的未来方面，依然将长期"正确"。

但是，单纯的五行说理距离真正的临床其实很远，民国时的名中医其实已经开始有所微词，例如张山雷就很反感牵强的五行附会。从临床诊断与中医运用天然复杂药物治疗的实际出发，吸纳中国人一直以来处理复杂现象的取类比象的智慧，借用部分自古以来沿袭的名词、概念，对人体生理现象，我们初步摸索出一种相对更贴近临床经验使用的划分，归纳总结为三分五体水火象：三分者，组分、位分、动分是也；五体者，皮、脉、肉、筋、骨是也；水火者,阴阳之征兆也。

组分，基本指组成成分，包括无形之气与有形之津、液、营、血、精。精分，其实过去明确单提很少，基本就仅讨论过"肾藏精"，但我们认为不应该囿于只是肾中藏精，何脏不有精？位分，这是一种层次的划分，首要有表、里之别，其次是里位的卫、气、营、血、精。动分，这是一种态势的描述，伸、缩是动势的基本，延伸出升、开、降、合、转；体现在静态形势上，为缓、急、松、紧。当然，动静本是相对而言，本身松、紧也是伸、缩之后的结果。

显然，三分中组分、位分延续、发展了传统中津液组成的概念，位分糅合、发展了八纲之表里与卫气营血辨证，动分是乃存在之自带属性及其表现，万物恒动。

五体者，皮、脉、肉、筋、骨。原是五行体系中五脏所主之机体结构，这里将之抽象化，一如木、火、土、金、水不再是客观实在有型之木、火、土、金、水。人类能够看得到的终端是解剖那一部分，直观的使用，五体象化，即为皮象、肉象、筋象、脉象、骨象。例如皮肤主体是皮的后天部分，即后天皮象，和内部的上皮组织，大概类比归于上皮组织，薄的组织、外表面或内表面，都称为皮。而肌肉中的很多组织都要分到筋中去，松厚的，肥厚的，不在表的，支撑作用更大，而非保护作用，为后天的肉。坚硬的，有韧性的，它的象是筋，比如肌纤维、肌腱，归入到后天筋里，有延展作用，有伸缩、有微动的机能。骨，以支撑作用为主，有坚韧、厚而硬、涵空的特点。

类似五行层面的物体构造的象概念之间有生发概念，木生火、火生土……五体之间本身也有一个互相生发过程：皮变厚才是肉，肉的表层是属于皮的，筋是肉基础上的变化，所以筋兼具皮与肉的功能，筋是肉的收束，所以它比肉韧。血脉是筋的运动张力的更进一步的升华，涵空中装的活的冲脉动力的极致，是质变中的质变，内涵运动物质的筋。五体的这种互相生发过程，不同于五行的抽象，而是可以上溯于胚胎发育的实象。五体在生发过程中带动三分协同的变化，例如皮有两个状态，皮是具有舒缓和紧张的两个状态，皮除了具有菲薄的特征之外，还有缓急的（松弛和紧张）状态，原始的动分。骨的运动被削弱了，比筋更硬，过极则变，所以产生了涵空的变化，骨膜就是皮。皮主要由卫分和津分组成，最弱的是气分和营分；营津液成肉，肉的卫分是皮；营脉成筋；骨，组成以营筋脉为主。

传统中医其实并没有将临床的细节经验进行很好的总结，多数是以很宏大的模糊函数对应另外的宏大的模糊函数。而借助三分五体，我们期望找到相对清晰、稳定的对应而指导临证用药。

例如风药，治疗皮表和表现在皮表的症状的风药。防风，风药中的肉药，走蓬松的软软的丰厚的地方。桑叶，风药中的皮药，很脆很菲薄，治很薄很薄的荨麻疹，同时汗干不住，细条的脆脆的长细条的，偏筋，震颤、巨痒、紧张象的也可以用桑叶，既筋又皮。荆芥是收束的，没有防风那么丰厚但又不菲薄，红疹一点点不集中，散散的，不厚实，尖尖的，用桑叶。连翘治发病比桑叶更实在一些。脉象收缩的很紧，又很薄，舌头上出现很多红的乳突向外突起的，用薄荷。用薄荷要有津液才能用。印会河曾说，"用薄荷要苔白"。薄荷收敛口腔溃疡是相反相成，刺激后可以收口。又如肝郁，气分的气滞，偏向于气阻滞不动，动分不动，位分在气分，组分在气有余，选药上，青皮走皮，气相对多，凝聚的狠；陈皮相对柔和，作用于粗大的管道；川楝子是条状，单一的收缩的条状——胆道、少腹部狭窄的胀痛。